MANUAL DE ANATOMIA ODONTOLÓGICA

MANUAL DE ANATOMIA ODONTOLÓGICA

Rogério Leone Buchaim

João Paulo Mardegan Issa

Copyright © Editora Manole Ltda., 2022, por meio de contrato com os editores.

Produção editorial   Juliana Waku

Capa   Plinio Ricca
Imagem da capa   Istockphoto.com
Ilustrações   Mary Yamazaki Yorado, Rosemary Alves de Sá
Projeto gráfico   Departamento editorial da Editora Manole
Diagramação   Rafael Zemantauskas
Fotografias   Hermano Teixeira Machado, José Ari Gualberto Junqueira, Luiz Gustavo de Sousa, Ovídio dos Santos Sobrinho, Paulo Batista de Vasconcelos, Romário Moisés de Arruda

---
CIP-BRASIL. CATALOGAÇÃO NA PUBLICAÇÃO
SINDICATO NACIONAL DOS EDITORES DE LIVROS, RJ

B934m

  Buchaim, Rogério Leone
   Manual de anatomia odontológica / Rogério Leone Buchaim, João Paulo Mardegan Issa ; [ilustração Mary Yamazaki Yorado, Rosemary Alves de Sá]. - 1. ed. - Barueri [SP] : Manole, 2018.
   : il. ; 24 cm.

   Inclui bibliografia e índice
   ISBN 9788520454510

   1. Anatomia humana. 2. Odontologia. 3. Dentes - Fisiologia. I. Issa, João Paulo Mardegan. II. Yorado, Mary Yamazaki. III. Título.

18-50526   CDD: 617.643
             CDU: 616.314

Meri Gleice Rodrigues de Souza - Bibliotecária CRB-7/6439

Todos os direitos reservados.
Nenhuma parte deste livro poderá ser reproduzida, por qualquer processo, sem a permissão expressa dos editores. É proibida a reprodução por fotocópia.
A Editora Manole é filiada à ABDR – Associação Brasileira de Direitos Reprográficos.

Reimpressão – 2022

Direitos adquiridos pela:
Editora Manole Ltda.
Alameda América, 876 – Tamboré
Santana de Parnaíba
06543-315 – SP – Brasil
Tel.: (11) 4196-6000
www.manole.com.br | https://atendimento.manole.com.br

Impresso no Brasil | *Printed in Brazil*

Editores

Rogério Leone Buchaim

Graduação em Odontologia pela Universidade de Marília (Unimar). Mestrado em Ciências Biológicas (Anatomia) pela Universidade Estadual Paulista Júlio de Mesquita Filho – Unesp/Botucatu. Doutorado em Ciências da Saúde pela Faculdade de Medicina de São José do Rio Preto (Famerp). Livre-Docência em Anatomia pela Faculdade de Odontologia de Bauru da Universidade de São Paulo (FOB-USP). Foi Professor do Centro Universitário de Rio Preto (Unirp, 2001-2003) e Professor Assistente Doutor da Faculdade de Odontologia da Unesp de Araçatuba, na disciplina de Anatomia (2004-2010). Atualmente é Professor Associado 1 na Disciplina de Anatomia do Departamento de Ciências Biológicas da FOB/USP e da Unimar. É Avaliador de Cursos de Graduação em Odontologia e Avaliador Institucional (presencial e EAD) do INEP/MEC, Membro do Banco Internacional de Pares Evaluadores (BIPE) do Sistema Arcu Sur de Acreditação Internacional de Cursos de Odontologia.

João Paulo Mardegan Issa

Graduado em Odontologia pela Faculdade de Odontologia de Ribeirão Preto da Universidade de São Paulo (FORP-USP). Especialista em Reabilitação Oral pela FORP-USP. Mestrado em Reabilitação Oral pela FORP-USP. Doutorado em Ciências da Saúde pela Faculdade de Medicina de Ribeirão Preto da Universidade de São Paulo (FMRP-USP) com estágio no exterior na McGill University (Canada). Pós-doutorado em Ciências da Saúde pela FMRP-USP. Pós-doutorado no Princess Margaret Hospital, University of Toronto, Canada. Professor Associado do Departamento de Morfologia, Fisiologia e Patologia Básica da FORP-USP.

Durante o processo de edição desta obra, foram tomados todos os cuidados para assegurar a publicação de informações precisas e de práticas geralmente aceitas. Do mesmo modo, foram empregados todos os esforços para garantir a autorização das imagens aqui reproduzidas. Caso algum autor sinta-se prejudicado, favor entrar em contato com a editora. Os autores e os editores eximem-se da responsabilidade por quaisquer erros ou omissões ou por quaisquer consequências decorrentes da aplicação das informações presentes nesta obra. É responsabilidade do profissional, com base em sua experiência e conhecimento, determinar a aplicabilidade das informações em cada situação.

Autores

Antonio Augusto Ferreira Carvalho
Mestre e Doutor em Odontologia pela Faculdade de Odontologia de Araçatuba da Universidade Estadual Paulista (FOA-Unesp). Professor Assistente-Doutor da Disciplina de Radiologia Odontológica e Imaginologia do Departamento de Patologia e Propedêutica Clínica da Faculdade de Odontologia de Araçatuba-Unesp (FOA-Unesp).

Cássio do Nascimento
Cirurgião-dentista graduado pela Faculdade de Odontologia de Ribeirão Preto da Universidade de São Paulo (FORP-USP). Especialista em Prótese Dentária pelo Conselho Federal de Odontologia (CFO). Mestre em Odontologia (área de Reabilitação Oral) pela FORP-USP. Doutor em Ciências (área de Reabilitação Oral) pela FORP-USP com estágio no exterior na Faculté de Médecine Dentaire – Université Laval (Québec, Canada). Pós-doutorado em Reabilitação Oral pela FORP-USP. Pós-Doutorado na Faculty of Dentistry – McGill University (Montreal, Canadá). Professor Doutor do Departamento de Materiais Dentários e Prótese da FORP-USP.

Christie Ramos Andrade Leite-Panissi
Mestre e Doutora em Fisiologia pela Faculdade de Medicina de Ribeirão Preto da Universidade de São Paulo (FMRP-USP). Professora Associada 2 do Departamento de Morfologia, Fisiologia e Patologia Básica da Faculdade de Odontologia de Ribeirão Preto da USP.

Daniela Vieira Buchaim
Graduação em Odontologia pela Universidade de Marília (Unimar). Especialista em Ortodontia pelo Centro Universitário Ingá (Uningá). Mestre em Biologia Oral pela Universidade do Sagrado Coração (USC). Doutora em Ciências pela Faculdade de Odontologia de Bauru da Universidade de São Paulo (FOB-USP). Professora Assistente Doutora da Disciplina de Morfofisiologia Humana/Anatomia Humana da Unimar. Presidente da Liga Acadêmica de Anatomia Clínica e Cirúrgica LAACC (Unimar). Professora Doutora da Disciplina de Anatomia Humana e Neuroanatomia do curso de Medicina do Centro Universitário de Adamantina (UniFAI).

Domingos Donizeti Roque
Graduação em Odontologia pela Universidade de Marília (Unimar). Especialista em Endodontia pela Unimar. Mestre em Anatomia pela Universidade Estadual Paulista (Unesp – Botucatu). Doutor em Cirurgia pela Unesp – Botucatu. Professor Titular da Disciplina de Anatomia e Morfofisiologia Humana da Unimar.

Eduardo Caldeira
Mestre e Doutor em Biologia Celular e Estrutural – Anatomia Humana pela Universidade Estadual de Campinas (Unicamp). Professor Livre-Docente de Anatomia Humana da Disciplina de Anatomia Humana do Departamento de Morfologia e Patologia Básica da Faculdade de Medicina de Jundiaí (FMJ).

Erick Ricardo Silva
Graduado em Odontologia pela Faculdade de Odontologia de Ribeirão Preto da Universidade de São Paulo (FORP-USP). Especialista em Cirurgia e Traumatologia Buco-Maxilo-Faciais pela FORP-USP/Conselho Federal de Odontologia (CFO). Mestre em Cirurgia Buco-Maxilo-Facial pela FORP-USP. Doutorando em Cirurgia Buco-Maxilo-Facial pela FORP-USP. Cirurgião Buco-Maxilo-Facial colaborador do Centro Integrado de Estudos das Deformidades da Face (CIEDEF-USP) do Hospital das Clínicas da Faculdade de Medicina de Ribeirão Preto (HCFMRP-USP).

Glauce Crivelaro do Nascimento
Mestre em Biologia Oral pela Faculdade de Odontologia de Ribeirão Preto da Universidade de São Paulo. Doutora em Psicobiologia pela Faculdade de Filosofia, Ciências e Letras de Ribeirão Preto da Universidade de São Paulo (FFCLRP-USP).

Jeronimo Manço de Oliveira Neto
Graduação em Odontologia pela Universidade de São Paulo, Mestrado em Odontologia (Reabilitação Oral) pela Universidade de São Paulo, Doutorado em Reabilitação Oral pela Universidade de São Paulo (FORP/USP), Especialização em Prótese Dentária e em Acupuntura, Professor do curso de Especialização em Acupuntura da Universidade Federal de Alfenas (MG), Professor do curso de Especialização em Acupuntura da Fundação Odontológica de Ribeirão Preto (FORP/USP).

José Sidney Roque
Especialista em Cirurgia e Traumatologia Buco-Maxilo-Faciais pela Faculdade de Odontologia de Bauru da Universidade de São Paulo. Mestre em Ciências Biológicas – Anatomia – pelo Instituto de Ciências de Botucatu da Universidade Estadual de São Paulo (Unesp). Doutor em Bases Gerais da Cirurgia pela Faculdade de Medicina de Botucatu da Unesp. Professor Assistente de Anatomia e Cirurgia da Universidade Estadual do Norte do Paraná (UENP - Jacarezinho/PR). Ex-Presidente da APCD – Regional de Ourinhos/SP.

Leda Maria Pescinini Salzedas
Mestre e Doutor em Odontologia pela Faculdade de Odontologia de Araraquara da Universidade Estadual Paulista (FOAr-Unesp). Professora Assistente-Doutora da Disciplina de Radiologia Odontológica e Imaginologia do Departamento de Patologia e Propedêutica Clínica da Faculdade de Odontologia de Araçatuba-Unesp (FOA-Unesp).

Marcos Antônio Girotto
Especialista em Endodontia pela Universidade Estadual de São Paulo (USP). Mestre em Ciências pela Universidade Estadual de Campinas (Unicamp). Doutor em Odontologia pela Unicamp. Professor de Farmacologia da Universidade Estadual do Norte do Paraná (Uenp). Professor Colaborador do Programa de Pós-graduação em Medicina da Universidade Federal de São Paulo (Unifesp), do Programa de Mestrado Profissional da Faculdade de Medicina de Marília (Famema) e Parecerista do Comitê de Ética em Pesquisa da Universidade Estadual Paulista (Unesp).

Maria Bernadete Sasso Stuani
Mestre e Doutora em Ortodontia pela Universidade Federal do Rio de Janeiro (UFRJ). Pós-doutorado em Ortodontia pela Aarhus University. Professora Livre-Docente da Disciplina de Ortodontia da Faculdade de Odontologia de Ribeirão Preto da Universidade de São Paulo (FORP-USP).

Maria Cristina Borsatto
Professora Titular de Odontopediatria da Faculdade de Odontologia de Ribeirão Preto da Universidade de São Paulo (FORP-USP). Coordenadora do Curso de Especialização de Acupuntura da FORP-USP. Responsável pela Disciplina Optativa de Acupuntura na Odontologia da FORP-USP.

Miguel Antonio Xavier de Lima
Cirurgião-dentista pela Faculdade de Odontologia de Araçatuba (FOA-Unesp). Doutor em Ciências pelo Instituto de Ciências Biomédicas da Universidade de São Paulo (ICB-USP). Pós-doutorado pelo ICB-USP. Professor voluntário da Disciplina de Anatomia Odontológica e Topográfica do Departamento de Anatomia do ICB-USP.

Murillo Sucena Pita
Cirurgião-dentista graduado pela Faculdade de Odontologia de Araçatuba da Universidade Estadual Paulista "Júlio de Mesquita Filho" (FOA-Unesp). Especialista em Prótese Dentária pelo Conselho Federal de Odontologia (CFO). Mestre em Odontologia (Área de Prótese Dentária) pela FOA-Unesp. Doutor em Ciências (Área de Reabilitação Oral) pela Faculdade de Odontologia de Ribeirão Preto da Universidade de São Paulo (FORP-USP). Pós-doutorado em Reabilitação Oral pela FORP-USP.

Patrícia Maria Monteiro
Especialista em Ortodontia pela Faculdade de Odontologia de Araraquara da Universidade Estadual Paulista (FOAr-Unesp). Mestre e Doutora em Odontopediatria pela Faculdade de Odontologia de Ribeirão Preto da Universidade de São Paulo (FORP-USP).

Paula Barreto Costa
Cirurgiã-dentista. Especialista em Odontologia Legal pela Faculdade de Odontologia de Ribeirão Preto da Universidade de São Paulo (USP). Mestranda pelo Programa de Pós-Graduação em Patologia da Faculdade de Medicina de Ribeirão Preto da Universidade de São Paulo.

Rhonan Ferreira Silva
Cirurgião-dentista. Especialista em Odontologia Legal. Mestrado e Doutorado pela Universidade Estadual de Campinas (Unicamp) – Faculdade de Odontologia de Piracicaba. Professor de Odontologia Legal da Faculdade de Odontologia da Universidade Federal de Goiás (UFG). Perito Criminal – Polícia Científica – Estado de Goiás.

Ricardo Henrique Alves da Silva
Cirurgião-dentista. Especialista em Odontologia Legal. Mestrado pela Faculdade de Odontologia de Bauru da Universidade de São Paulo (USP). Doutorado pela Faculdade de Odontologia da USP, São Paulo. Professor responsável pela área de Odontologia Legal da Faculdade de Odontologia de Ribeirão Preto da USP. Representante Brasileiro – INTERPOL Forensic Odontology Working Group. Secretário-Geral, International Organization for Forensic Odonto-Stomatology – IOFOS (2017-2020).

Samuel Porfirio Xavier
Graduado em Odontologia pela Faculdade de Odontologia de Ribeirão Preto da Universidade de São Paulo (FORP-USP). Especialista pelo Colégio Brasileiro de Cirurgia e Traumatologia Buco-Maxilo-Facial. Mestre e Doutor em Cirurgia e Traumatologia Buco-Maxilo-Faciais pela Universidade Estadual Paulista (Unesp – Araçatuba). Pós-Doutorado Universitätsklinikum Freiburg - Alemanha. Professor Associado do Departamento de Cirurgia e Traumatologia Buco-Maxilo-Facial e Periodontia da FORP-USP. Responsável pela área de Cirurgia Buco-Maxilo-Facial do Centro Integrado de Estudos das Deformidades da Face (CIEDEF-USP) do Hospital das Clínicas da Faculdade de Medicina de Ribeirão Preto (HCFMRP-USP).

Valéria Paula Sassoli Fazan
Graduação em Medicina pela Faculdade de Medicina de Ribeirão Preto. Mestrado em Morfologia pela Faculdade de Medicina de Ribeirão Preto. Doutorado em Neurologia pela Faculdade de Medicina de Ribeirão Preto. Doutorado-Sanduíche na Universidade de Iowa. Professora da pós-graduação em Ciências Morfológicas na Universidade de La Frontera, Temuco (Chile), Professora na pós-graduação da Faculdade de Medicina de Ribeirão Preto no programa de Neurologia (Neurociências), Professora Associada II (Livre-Docente) da Faculdade de Medicina de Ribeirão Preto do Departamento de Cirurgia e Anatomia, Bolsista de Produtividade em Pesquisa 2 – CNPq.

Victor Augusto Ramos Fernandes
Mestre em Ciências da Saúde pela Faculdade de Medicina de Jundiaí (FMJ). Doutorando em Ciências da Saúde pela FMJ.

Victor Jacometti
Cirurgião-dentista. Especialista em Odontologia Legal pela Faculdade de Odontologia de Ribeirão Preto da Universidade de São Paulo (USP). Mes-

trando pelo Programa de Pós-Graduação em Patologia da Faculdade de Medicina de Ribeirão Preto da USP.

Vinícius Pedrazzi

Cirurgião-Dentista graduado pela Faculdade de Odontologia de Ribeirão Preto da Universidade de São Paulo (FORP-USP). Especialista em Prótese Dentária pelo Conselho Federal de Odontologia (CFO). Mestre em Odontologia (área de Reabilitação Oral) pela FORP-USP. Doutor em Ciências (área de Reabilitação Oral) pela FORP-USP. Professor Titular do Departamento de Materiais Dentários e Prótese da FORP-USP.

Agradecimentos

Os editores agradecem a todos os colaboradores que, de forma direta ou indireta, contribuíram para a elaboração desta obra, em especial:

- Aos técnicos do laboratório da Faculdade de Odontologia de Ribeirão Preto da Universidade de São Paulo (FORP-USP) Luiz Gustavo de Sousa e Paulo Batista de Vasconcelos;
- Ao Sr. Hermano Teixeira Machado pelas fotografias de peças anatômicas da FORP-USP;
- Ao Sr. José Ari Gualberto Junqueira, Assistente de Suporte Acadêmico III da Faculdade de Odontologia de Araçatuba da Universidade Estadual Paulista (FOA-Unesp), pelas fotografias de peças anatômicas por ele dissecadas;
- Aos técnicos do laboratório de Anatomia da Faculdade de Odontologia de Bauru da Universidade de São Paulo (FOB-USP) Ovídio dos Santos Sobrinho e Romário Moisés de Arruda;
- Aos autores dos capítulos que compõem esta obra.

Sumário

Prefácio XV

1. Introdução ao estudo da anatomia humana 1
   Daniela Vieira Buchaim,
   Rogério Leone Buchaim

2. Generalidades sobre o sistema esquelético craniofacial 8
   João Paulo Mardegan Issa,
   Victor Augusto Ramos Fernandes,
   Erick Ricardo Silva

3. Músculos relacionados à mastigação e à face 33
   Eduardo Caldeira, João Paulo Mardegan Issa,
   Victor Augusto Ramos Fernandes

4. Articulação temporomandibular 44
   Rogério Leone Buchaim

5. Cavidade oral 53
   Eduardo Caldeira, João Paulo Mardegan Issa,
   Victor Augusto Ramos Fernandes

6. Irrigação da cabeça e do pescoço 67
   Domingos Donizeti Roque

7. Drenagem venosa da cabeça e do pescoço 75
   João Paulo Mardegan Issa,
   Victor Augusto Ramos Fernandes

8. Generalidades sobre sistema nervoso central e periférico 81
   Valéria Paula Sassoli Fazan

9. Nervos cranianos associados ao sistema estomatognático 90
   Valéria Paula Sassoli Fazan

10. Anatomia imaginológica craniofacial .102
    Leda Maria Pescinini Salzedas,
    Antonio Augusto Ferreira Carvalho

11. Anatomia aplicada às anestesias locais 123
    Marcos Antônio Girotto

12. Neuroanatomia da dor aplicada aos distúrbios craniofaciais 135
    Glauce Crivelaro do Nascimento,
    Christie Ramos Andrade Leite-Panissi

13. Fundamentos de anatomia e oclusão nas reabilitações orais implantossuportadas 147
    Murillo Sucena Pita, Cássio do Nascimento,
    Vinícius Pedrazzi, João Paulo Mardegan Issa

14. Anatomia interna dos dentes como base para a prática endodôntica 160
    Miguel Antonio Xavier de Lima

15. Odontologia Legal e sua interface com a anatomia humana 171
    Paula Barreto Costa, Victor Jacometti,
    Rhonan Ferreira Silva,
    Ricardo Henrique Alves da Silva

16. Crescimento craniofacial e fundamentos anatômicos aplicados a ortodontia e ortopedia funcional dos maxilares ... 190
    Patrícia Maria Monteiro,
    Maria Bernadete Sasso Stuani

17. Anatomia do seio maxilar: aplicações clínicas 221
    José Sidney Roque

18. Anatomia aplicada à cirurgia bucomaxilofacial 229
    Samuel Porfirio Xavier, Erick Ricardo Silva,
    João Paulo Mardegan Issa

19. Anatomia dos pontos de acupuntura .235
    Jeronimo Manço de Oliveira Neto,
    Maria Cristina Borsatto

Índice remissivo 263

Prefácio

Quando resolvemos redigir esta obra, como anatomistas e cirurgiões dentistas, buscamos uma obra que contemplasse o aprendizado de morfologia aplicada a odontologia, com foco principal em anatomia macroscópica, mas com tópicos de anatomia microscópica. Além disso, incluímos capítulos que levem a uma utilização continuada desta obra, nos cursos de pós-graduação lato sensu e stricto sensu na área de Odontologia e demais áreas da saúde que carecem de um aprofundamento no estudo da anatomia superficial e profunda da face e suas aplicabilidades clínicas, tornando esta obra inédita nesta temática.

Para abrilhantar ainda mais este livro, convidamos colegas para a redação de capítulos dentro das suas áreas de *expertise*, com imagens de peças anatômicas previamente dissecadas por profissionais extremamente qualificados, além das demais imagens, como radiografias e crânios secos, de alta qualidade e de real interesse para a área.

Esperamos que desfrutem e, acima de tudo, utilizem esta obra para toda a sua vida. Uma brilhante carreira para vocês!

Prof. Dr. João Paulo Mardegan Issa
Prof. Dr. Rogério Leone Buchaim

CAPÍTULO 1

Introdução ao estudo da anatomia humana

Daniela Vieira Buchaim
Rogério Leone Buchaim

CONCEITO E GENERALIDADES

A anatomia é uma ciência extremamente antiga, tendo seu início em meados do século V a.C., com a dissecação de animais na busca de respostas sobre o funcionamento e a arquitetura do corpo humano. Durante três séculos, reinou a escola de Galeno, médico que trouxe inovações consideráveis à época. Na era renascentista, susgiram grandes nomes, entre eles, Leonardo da Vinci, reconhecido até a atualidade na arte de dissecar. Em 1543, foi escrito o primeiro livro do tipo atlas de anatomia – *De humani corporis fabrica* –, do médico belga Andreas Vesalius, um dos livros mais importantes da história da humanidade.

A palavra anatomia deriva do grego *anatome* que, dividida nos radicais *ana* (em partes) e *tome* (cortar), pode ser traduzida literalmente por "cortar em partes". No entanto, trata-se de uma ciência que estuda macro e microscopicamente o desenvolvimento (crescimento), a forma (contorno, aparência física) e a estrutura (distribuição e organização celular) dos seres organizados. Por se tratar de um campo vasto da ciência, dela derivam outros ramos, como histologia (anatomia microscópica), embriologia (estudo da formação e do desenvolvimento das estruturas do corpo anteriores ao nascimento), citologia (estudo das células) e muitas outras especializações.

A anatomia macroscópica pode ser abordada de formas diferentes. Na anatomia sistêmica ou descritiva, por um lado, todas as estruturas e órgãos são estudados em conjunto, possibilitando assim a correlação entre as estruturas e suas respectivas funções. Os sistemas básicos que atuam em conjunto são: tegumentar, esquelético, articular, muscular, respiratório, digestório, circulatório, nervoso, geniturinário e endócrino.

Na anatomia topográfica ou regional, por outro lado, ocorre o inverso, o estudo é baseado nas estruturas de uma única região do corpo, ou seja, contemplando o corpo humano em segmentos, por exemplo, anatomia topográfica da cabeça e pescoço ou anatomia topográfica do tórax. A anatomia de superfície faz parte desse estudo, sendo o exame físico a aplicação clínica dessa forma de abordagem. Nesse tipo de exame, a observação e a palpação fornecem informações sobre a forma externa e as superfícies do corpo perceptíveis ao toque.

Terminologia anatômica

Por ser uma ciência altamente descritiva, é necessário utilizar os termos apropriados que nomeiam as partes, estruturas e regiões do corpo, permitindo a comunicação clara e precisa entre profissionais e cientistas de todo o mundo.

Dessa forma, foi elaborada a nômina anatômica, baseada em quatro princípios:

- A língua oficial adotada é o latim, porém cada país pode traduzi-la para seu próprio vernáculo.
- Os termos adotados devem trazer algumas informações ou descrições sobre formato, tamanho ou função sobre a referida estrutura.
- Deve-se evitar o uso de epônimos (termos que incorporam nome de pessoas).
- Cada nome deve corresponder a uma única estrutura e a cada estrutura deve corresponder um único nome.

Posição anatômica

Considerando que durante as descrições anatômicas a posição dos pacientes (ou cadáveres) pode ser variável, foi adotada mundialmente uma posição-padrão denominada posição anatômica, que permite a referência precisa das estruturas e das partes do corpo.

A posição anatômica está descrita a seguir: indivíduo em posição ortostática (ereta), a face voltada para a frente, o olhar dirigido para o horizonte, membros superiores estendidos aplicados ao tronco com as palmas das mãos voltadas para a frente, os membros inferiores unidos e os pés paralelos.

Conceitos de normal, variação, anomalia e monstruosidade – fatores gerais de variação anatômica

A anatomia utiliza o ser humano como material de estudo, tendo seu foco principal a forma que significa contornos externos, aparência. Assim, deve-se salientar que a forma não é estática, e sim dinâmica, por isso a importância da definição dos termos anatômicos a seguir:

- Normal: é um conceito puramente estatístico, ou seja, é o mais frequente, padrão típico (que aparece em maior número de vezes). É diferente do conceito relacionado às ciências da saúde, que se refere ao indivíduo sadio.
- Variação: ocorre quando existe uma alteração na forma da estrutura, porém sem alteração na sua função (p. ex., forma dos olhos, nariz, raízes dentárias supranumerárias).
- Anomalia: ocorre quando existe uma alteração na forma da estrutura, porém, diferentemente da variação, há alteração em sua função (p. ex., polidactilia, anodontia).
- Monstruosidade: ocorre quando a anomalia for extremamente acentuada e de alta gravidade, sendo incompatível com a vida (p. ex., agenesia do encéfalo).

Além dos conceitos apresentados, é preciso levar em consideração que a anatomia humana estuda o indivíduo adulto normal (o padrão mais comum), no entanto, logo que foram iniciados os estudos em peças ou cadáveres dissecados, constatou-se que existem diferenças entre eles. Portanto, é importante salientar alguns fatores gerais de variação:

Idade

Ao longo da duração da vida (ou tempo decorrido), o corpo passa por transformações relacionadas com um determinado período (p. ex., as vísceras apresentam proporções maiores na criança em relação aos adultos).

Sexo

Fator de variação que apresenta diferenças aparentemente óbvias, de acordo com o caráter de masculinidade ou feminilidade. Um exemplo é o formato do tronco, pois o feminino apresenta contornos arredondados, com ombros estreitos e região do quadril mais largo, enquanto o masculino tem formato triangular, com ombros largos e quadril estreito.

Grupo étnico

Neste aspecto é necessário considerar as diferenças externas e internas que predominam entre determinados grupamentos, como o formato da boca e dos olhos.

Biótipos

Dentro desse fator de variação, analisam-se os caracteres herdados e adquiridos, que podem ser influenciados pelo meio externo. Assim, distinguem-se três tipos morfológicos com características distintas:

- Longilíneo: indivíduo esguio, com membros superiores e inferiores longos em relação ao tronco, sendo que este se apresenta achatado no sentido anteroposterior, musculatura delgada e longa.
- Brevilíneo: indivíduo atarracado, com maior desenvolvimento do tronco em relação aos membros, que se apresentam curtos.
- Mediolíneo: indivíduo que apresenta proporções intermediárias entre os dois tipos anteriores.

EIXOS E PLANOS DO CORPO HUMANO

Para realizar a identificação e a descrição precisa de uma determinada estrutura ou região de qualquer parte do corpo, é necessário abordar alguns termos que permitam o posicionamento, os limites e as secções do corpo. Dessa maneira, serão estudados eixos, planos anatômicos de secção e também termos de posição e direção do corpo humano.

Eixos

Eixo pode ser definido como uma reta que passa pelo centro de um corpo. No corpo humano, o eixo é uma linha imaginária que passa pelo centro de gravidade (aproximadamente 4 cm posterior à cicatriz umbilical) e atinge a superfície da Terra, que é o plano. Os eixos são importantes, pois por meio deles são estabelecidos os planos de secção do corpo. Os principais eixos seguem três direções:

- Eixo longitudinal ou craniocaudal: é o maior eixo no sentido de comprimento, formado pela linha que passa pelo centro da gravidade do corpo e atinge a superfície da Terra, unindo o centro do plano cranial ao centro do plano podálico.
- Eixo sagital ou anteroposterior: une o centro do plano ventral ao centro do plano dorsal e é caracterizado pela profundidade.
- Eixo transversal ou laterolateral: une o centro do plano lateral direito ao centro do plano lateral esquerdo, tocando porções correspondentes do corpo.

Planos de delimitação

Define-se plano como qualquer superfície plana limitada, tomada isoladamente ou em relação à outra. Assim, o corpo humano, em posição anatômica, está delimitado por planos tangentes à superfície do corpo, denominados planos de delimitação (Figuras 1 e 2), são eles:

- Plano anterior ou ventral: plano tangente ao ventre.
- Plano posterior ou dorsal: plano tangente ao dorso.
- Plano cranial ou superior: plano horizontal e tangente à cabeça.
- Plano podálico ou inferior: plano horizontal e tangente à planta dos pés.
- Planos laterais: planos verticais e tangentes aos lados direito e esquerdo do corpo.

Planos de secção

Os planos de secção do corpo humano, ao contrário dos planos de delimitação, são descritos como planos que não são tangentes à superfície do corpo. Eles ocorrem pelo deslocamento de um eixo sobre outro, ou seja, pela combinação de dois eixos, assim traçados:

Plano sagital mediano

Obtido pelo deslocamento do eixo longitudinal sobre o sagital ou anteroposterior e, consequentemente, divide o corpo humano em duas metades, direita e esquerda. Existem ainda os planos sagitais, definidos como todos os planos paralelos ao plano sagital mediano (cortes sagitais).

Plano transversal

Obtido pelo deslocamento do eixo sagital sobre o eixo laterolateral. Os planos paralelos ao plano transversal também são denominados dessa forma. No entanto, o plano transversal

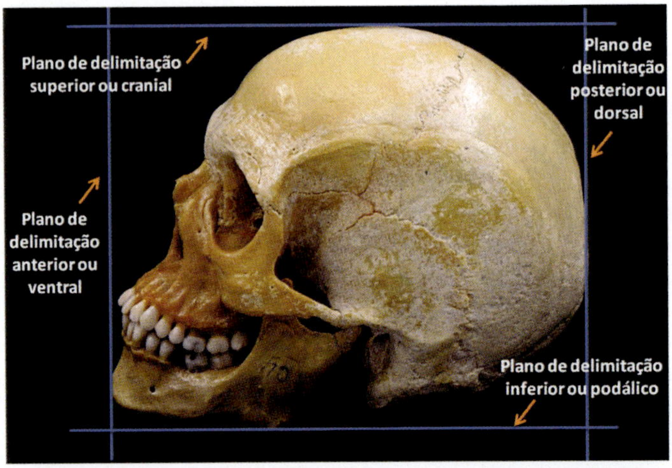

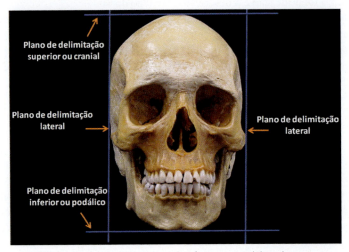

FIGURA 1 Planos de delimitação: superior ou cranial; inferior ou podálico; anterior ou ventral; posterior ou dorsal.

FIGURA 2 Planos de delimitação: superior ou cranial; inferior ou podálico; laterais.

tangente à superfície mais elevada do crânio é denominado cranial, e o mais tangente à superfície da planta dos pés é denominado podálico. Existe ainda um plano tangente à superfície do cóccix, denominado plano caudal.

Plano frontal ou coronal

Obtido pelo deslocamento do eixo longitudinal sobre o laterolateral. Os planos paralelos a ele são também denominados frontais.

TERMOS DE POSIÇÃO E DIREÇÃO DO CORPO HUMANO

Os termos de posição e direção são fundamentais no estudo da anatomia, pois é a partir deles que se descrevem a situação e o posicionamento das estruturas, bem como a relação existente entre elas. Todavia, deve-se ressaltar a importância da compreensão dos planos de delimitação e secção do corpo humano, pois os termos de posição e direção são utilizados em função deles.

Os termos regularmente usados em anatomia são:

- Mediano: estruturas localizadas no plano sagital mediano (Figura 3A).
- Lateral: termo usado para a estrutura, ou parte dela, mais distante do plano sagital mediano, e consequentemente mais próxima do plano lateral direito ou esquerdo (Figura 3B).
- Medial: termo usado para a estrutura, ou parte dela, mais próxima do plano sagital mediano (Figura 3D).
- Intermédio: termo usado para a estrutura, ou parte dela, entre outras duas, mas no sentido laterolateral (Figura 3C).
- Cranial ou superior: termo usado para a estrutura, ou parte dela, mais próxima do plano cranial (Figura 3E).
- Caudal ou inferior: termo usado para a estrutura, ou parte dela, localizada mais próxima do plano inferior ou podálico (Figura 3G). Os termos cranial e caudal são mais utilizados para estruturas localizadas no tronco.
- Médio: termo usado para a estrutura, ou parte dela, entre outras duas, no sentido anteroposterior ou superoinferior (Figuras 3F e 4I).
- Ventral ou anterior: termo usado para a estrutura, ou parte dela, localizada mais próxima do plano anterior ou ventral (Figura 4H).
- Dorsal ou posterior: termo usado para a estrutura, ou parte dela, mais próxima do plano dorsal ou posterior (Figura 4J).
- Interna: termo normalmente usado para descrever a face de órgãos ou estruturas que estão voltadas para a luz de uma cavidade.

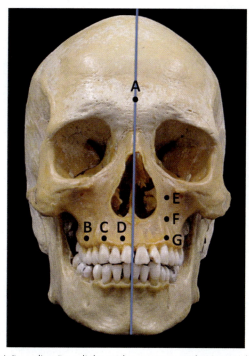

FIGURA 3 Termos de posição e direção; a linha azul representa o plano sagital mediano. A: mediano; B: lateral; C: intermédio; D: medial; E: superior ou cranial; F: médio; G: inferior ou podálico.

- Externa: termo normalmente usado para descrever a face de órgãos ou estruturas que estão opostas à luz de uma cavidade.
- Proximal: indica a estrutura, ou parte dela, que está mais próxima da raiz.
- Distal: termo usado para a estrutura, ou parte dela, que está mais distante da raiz. Os termos proximal e distal são comumente utilizados para os membros.
- Superficial: termo usado para as estruturas que estão localizadas externamente à fáscia muscular.
- Profundo: termo usado para as estruturas que estão localizadas internamente à fáscia muscular.

PRINCÍPIOS DA CONSTRUÇÃO CORPÓREA

Antimeria

Este princípio afirma que o corpo humano está dividido em duas partes semelhantes, direita e esquerda, em relação ao plano sagital mediano, em que cada uma destas metades é denominada de antímero. Está baseado no princípio da simetria bilateral, porém é observado com maior clareza no período embrionário, já que com o crescimento e o desenvolvimento morfológico e funcional, a correspondência entre os órgãos e estruturas torna-se assimétrica.

Metameria

É o princípio segundo o qual o corpo humano é construído por segmentos semelhantes, denominados metâmeros, que se agrupam no sentido longitudinal. É muito evidente no período embrionário, permanecendo no adulto apenas em algumas estruturas, como exemplo, a coluna vertebral e as costelas na caixa torácica.

Paquimeria

De acordo com este princípio, o corpo é constituído esquematicamente por dois tubos,

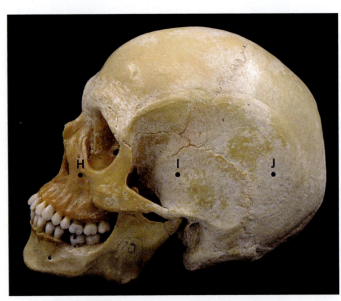

FIGURA 4   Termos de posição e direção. H: anterior ou ventral; I: médio; J: posterior ou dorsal.

paquímeros dorsal e ventral, no segmento axial. No paquímero ventral, encontra-se a maior parte das vísceras e, no paquímero dorsal, a cavidade vertebral e craniana, alojando o sistema nervoso central: o encéfalo e a medula espinal.

Estratigrafia

Segundo este princípio, o corpo humano é construído por estratos (camadas), nos quais a fáscia muscular é o limite que separa as estruturas superficiais e profundas. O princípio da estratigrafia acontece na parede de certos órgãos ocos, como o estômago, cuja parede é formada por camadas superpostas.

BIBLIOGRAFIA

1. Dangelo JG, Fattini CA. Anatomia humana sistêmica e segmentar. 3. ed. São Paulo: Atheneu; 2007.
2. Figun ME, Garino RR. Anatomia odontológica funcional e aplicada. 2. ed. Porto Alegre: Artmed; 2003.
3. Gardner E, Gray DJ, O' Rahilli R. Anatomia – Estudo regional do corpo humano. 4. ed. Rio de Janeiro: Guanabara Koogan; 1988.
4. Moore KL, Dalley AF, Agur AMR. Anatomia orientada para a clínica. 7. ed. Rio de Janeiro: Guanabara Koogan; 2014.
5. Rizzolo RJC, Madeira MC. Anatomia facial com fundamentos de anatomia sistêmica geral. 5. ed. São Paulo: Sarvier; 2016.
6. Teixeira LMS, Reher P, Reher VGS. Anatomia aplicada à odontologia. 2. ed. Rio de Janeiro: Guanabara Koogan; 2008.

CAPÍTULO 2

Generalidades sobre o sistema esquelético craniofacial

João Paulo Mardegan Issa
Victor Augusto Ramos Fernandes
Erick Ricardo Silva

GENERALIDADES DOS OSSOS

Organização morfológica

O osso é um tipo especializado de tecido conjuntivo e, em termos biomecânicos, é responsável por garantir suporte interno a quase todos os tipos de vertebrados. Em termos estruturais, o osso é composto por uma matriz orgânica enriquecida por sais de cálcio e fosfato. A matriz orgânica é composta basicamente por colágeno tipo I – aproximadamente 95% dela; os demais 5% são compostos de proteoglicanos e numerosas proteínas não colágenas.

Em termos morfológicos, o osso é classificado sob duas grandes formas de acordo com sua organização estrutural, em compacto e esponjoso. O osso compacto – ou *compact bone*, em inglês, é responsável principalmente pelas funções mecânicas e protetoras no indivíduo. Nesse tipo de osso, as fibras colágenas estão densamente agrupadas e de forma concêntrica e lamelar (Figura 1A). O osso esponjoso – *cancellous* ou *trabecular* ou *spongy bone* – responsabiliza-se principalmente pelas funções metabólicas, compondo a maior parte do tecido ósseo em comparação ao tecido ósseo cortical, mas possui maior flexibilidade e menor densidade quando comparado a ele (Figura 1B).

A estrutura esquelética do crânio é um tanto quanto peculiar e de maior complexidade quando comparada com constituição esquelética das demais partes do corpo. Isso é explicado pelo fato de que alguns ossos do crânio, também denominado neurocrânio, têm a função de alojar e proteger as estruturas encefálicas e oftálmicas. A porção definida como viscerocrânio tem o nobre papel de proteger as vísceras relacionadas aos órgãos da visão, gustação e olfação.

Organização celular

Em termos celulares, o osso é composto de quatro tipos celulares específicos: osteoblastos, osteócitos, osteoclastos e células de revestimento ósseo (em inglês, *bone lining cells*).

Os osteoblastos são o tipo celular responsável pela síntese da matriz óssea, possuem retículo endoplasmático rugoso e complexo de Golgi. Esse processo inicia-se com a síntese de principalmente colágeno tipo I e proteínas não colágenas da matriz óssea que se mineralizam por mecanismos ainda não completamente definidos e que se diferenciam, nesse processo, em ossos corticais e esponjosos (Figura 2).

O osteócito nada mais é do que o osteoblasto maduro dentro da matriz óssea, que será responsável pela manutenção dela. Cada osteócito ocupa um espaço conhecido como lacuna osteocítica, dentro da matriz óssea, e através de pequenos canais cada osteócito se comunica com os demais. Considerando a limitada difusão

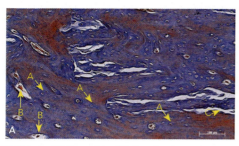 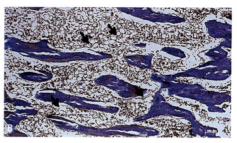

FIGURA 1 (A) Corte histológico do osso compacto maduro. É possível observar a compactação desse tipo de tecido ósseo com base em poucos espaços entre as células e a presença de matriz óssea (corado em azul) em grande quantidade. A: osteócitos indicados pelas setas; B: canal de Havers contendo vasos sanguíneos no interior (seta); C: células de revestimento ósseo (seta). Coloração em tricrômio de Masson. Objetiva de 20X. (B) Tecido ósseo esponjoso ou trabecular. Observar as trabéculas ósseas coradas em azul. As setas indicam as cavidades medulares ósseas contendo adipócitos em seu interior. Coloração em tricrômio de Masson. Objetiva de 10X. Imagem cedida pelo professor João Paulo M. Issa (Faculdade de Odontologia de Ribeirão Preto da Universidade de São Paulo – FORP-USP).

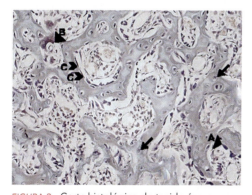

FIGURA 2 Corte histológico do tecido ósseo, mostrando as células ósseas. (A) Osteoblastos. (B) Osteoclastos; as setas indicam os osteócitos. (C) Células de revestimento do tecido ósseo. Coloração por tricrômio de Masson. Objetiva de 20X. Imagem cedida pelo professor João Paulo M. Issa (FORP USP).

de nutrientes e metabólitos na matriz óssea mineralizada, essas conexões canaliculares permitem a comunicação entre osteócitos vizinhos, entre as superfícies extra e intraósseas e com os vasos sanguíneos que atravessam a matriz óssea (Figura 2).

Os osteoclastos são células grandes e multinucleadas, que são responsáveis pela reabsorção óssea. Esse tipo celular apresenta citoplasma granuloso e de conteúdo acidófilo, principalmente nos maduros. Em função dessa atividade intensa, os osteoclastos possuem complexo de Golgi, alta densidade de mitocôndrias e vesículas lisossomais, todos desenvolvidos. Quando ativos, os osteoclastos apresentam-se em íntimo contato com a superfície óssea e possuem duas especializações em sua membrana plasmática, uma de borda ondulada (*ruffled border*) e outra não, chamada de zona citoplasmática (*clear zone*). A *ruffled border* é central, repleta de dobras e representa a área em que a reabsorção ocorre. A *clear zone* é rica em microfilamentos, livre de organelas e serve como ponto de união entre osteoclasto e matriz óssea. Nas regiões nas quais existe intensa reabsorção óssea, porções dilatadas dos osteoclastos são encontradas. Eles ficam posicionados em depressões da matriz óssea escavadas pela atividade dos osteoclastos, definidas como lacunas de Howship. A atividade dos osteoclastos é regulada por ação das citocinas e hormônios, em que as enzimas proteolíticas produzidas atuarão na degradação da matriz óssea, principalmente na parte orgânica, por meio da enzima colagenase (Figura 2).

As células de revestimento ósseo são tipos celulares alongados, achatados e inativos que recobrem a superfície óssea. Por se tratar de células inativas, elas apresentam poucas organelas citoplasmáticas, mas é citado na literatura que esse tipo celular seria o precursor dos osteoblastos (Figura 2).

Formação do esqueleto

A ossificação do esqueleto pode ocorrer por dois mecanismos distintos, a ossificação endocondral e a intramembranosa. O requisito básico, em ambos os processos, é a existência de uma estrutura sólida e bem vascularizada, para que possa ocorrer a elaboração e a mineralização da matriz extracelular.

A ossificação intramembranosa ocorre durante o desenvolvimento embrionário pela transformação direta de células mesenquimais em osteoblastos. Esse tipo de ossificação está presente principalmente nos ossos achatados do crânio. Durante esse tipo de ossificação, células mesenquimais derivadas da crista neural se proliferam e condensam formando nódulos compactos. A partir daí, um grupo de células se desenvolve em capilares e outras alteram sua forma, transformando-se em osteoblastos. Os osteoblastos, por sua vez, secretam matriz colágena que vai se ligando aos sais de cálcio, dando origem à estrutura denominada "osteoide", que, por sua vez, calcifica-se aos poucos, até posterior formação da estrutura óssea mineralizada. A ossificação intramembranosa conta com a participação das proteínas ósseas morfogenéticas (BMP), principalmente os subtipos 2, 4 e 7, e o fator de transcrição CBFA1 (*core binding factor* A1). As BMP ativam o CBFA1, que, por sua vez, transformam células mesenquimais em osteoblastos. A região calcificada fica circunscrita por uma membrana rica em células mesenquimais alinhadas, constituindo o periósteo. A camada interna do periósteo é rica em células osteoblásticas e é responsável pela deposição do osteoide sobre a superfície óssea já formada, assim camadas de tecido ósseo vão sendo formadas (Figura 3A).

A ossificação endocondral envolve a formação de cartilagem a partir de um grupo de células mesenquimais agregadas e consequente substituição desse tecido cartilaginoso por osso. Este processo pode ser didaticamente dividido em cinco etapas.

- Na primeira, as células mesenquimais se tornam células cartilaginosas por ação de fatores parácrinos.

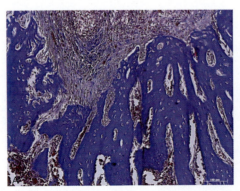 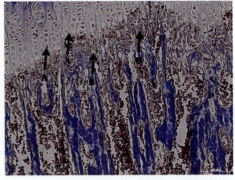

FIGURA 3 (A) Fotomicrografia evidenciando a região de formação óssea intermembranosa em calota craniana de ratos Wistar. Note as trabéculas de osso maduro, em azul, também chamadas de osso lamelar. Coloração em tricrômio de Masson. Objetiva de 20X. (B) Fotomicrografia do disco epifisário demonstrando a região de ossificação endocondral (corte longitudinal). É possível evidenciar a zona de cartilagem hipertrófica (setas A) (contendo condrócitos com seu volume aumentado), a zona de cartilagem calcificada (setas B) (pela deposição da calcificação, os condrócitos morrem) e a zona de ossificação (que se projetam para dentro da cavidade medular). Coloração em tricrômio de Masson. Objetiva de 20X. Fonte: imagem concedida pelo professor João Paulo M. Issa (FORP-USP).

- Na segunda etapa, as células mesenquimais condensam-se em pequenos nódulos consistentes e se diferenciam em condrócitos.
- Na terceira fase, os condrócitos proliferam-se rapidamente formando o molde do futuro osso.
- Na quarta, os condrócitos paralisam sua proliferação e aumentam drasticamente seus volumes, tornando-se portanto condrócitos hipertróficos, que passam a mineralizar a matriz que produziram, principalmente com a deposição de carbonato de cálcio.
- A quinta etapa envolve a invasão desse modelo cartilaginoso por vasos sanguíneos e os condrócitos hipertróficos morrem por apoptose celular, de modo que esse espaço torna-se a matriz óssea.

Com a morte condrocítica, o grupo de células que circunda o modelo cartilaginoso se diferencia em osteoblastos, que passam a formar a matriz óssea na região cartilaginosa parcialmente degradada. Assim, o modelo cartilaginoso serve de molde para a aposição óssea, sendo que em alguns casos o tecido cartilaginoso é totalmente substituído por tecido ósseo, e esse processo dependente da mineralização da matriz extracelular (Figura 3B).

ESQUELETO CEFÁLICO

Arquiteturalmente, o crânio apresenta grande complexidade, por conta do grande número de acidentes anatômicos encontrados nessa estrutura e do papel que lhe cabe de alocar e proteger alguns dos órgãos ligados às vias digestória e respiratória, além de órgãos ligados a visão, audição, olfação e equilíbrio. Entre os acidentes anatômicos anteriormente citados, podem ser mencionados: côndilo (proeminência óssea convexa, relacionada especificamente no crânio à articulação temporomandibular), cabeça óssea (superfície óssea com morfologia arredondada que se projeta a partir de um colo), tuberosidade óssea (elevação oblonga que serve de área para inserção de músculos e tendões), arco (ponte óssea de morfologia curva), corno (projeção óssea em forma de chifre), epicôndilo (proeminência óssea situada acima ou abaixo de um côndilo), tubérculo ou eminência (proeminência ou nódulo ósseo de aspecto arredondado), crista (aresta ou borda de uma superfície óssea), linha (borda ou margem óssea suave e retilínea), espinha (elevação relativamente pontiaguda e de pequeno tamanho), incisura (depressão na superfície marginal de um osso), sulco (rasa depressão na superfície de um osso que define o trajeto de uma artéria ou nervo), fossa (cavidade ou depressão de maior profundidade que pode estar relacionada a uma articulação e pode apresentar variadas funções), forame (pequena abertura na estrutura óssea relacionada principalmente a passagem de vasos e nervos), canal (abertura alongada na estrutura óssea), meato (canal ósseo), fissura (fenda ou abertura longitudinal estreita) e óstio (pequena perfuração ou abertura que serve de região de comunicação entre duas cavidades ósseas).

Divisões

Estruturalmente, o crânio apresenta 22 ossos, sem contar os ossículos da audição, e didaticamente divide-se em neurocrânio ou ossos do crânio e viscerocrânio ou ossos da face, sendo que esses ossos podem ser pares ou ímpares.

Em vista lateral do crânio, esses dois grandes grupos ósseos podem ser divididos do seguinte modo: traçando-se um plano oblíquo que vai da margem superciliar ao processo mastoide, as estruturas ósseas que estiverem acima deste plano pertencem ao neurocrânio, as situadas abaixo, ao viscerocrânio.

Compondo os ossos ímpares do crânio, têm-se os ossos occipital, frontal, esfenoide, etmoide, vômer, mandíbula; sendo que os quatro primeiros se relacionam ao neurocrânio e os demais, ao viscerocrânio.

Integrando os ossos pares do crânio, têm-se os ossos parietais, temporais, lacrimais, nasais, conchas nasais inferiores, zigomáticos, palatinos e maxilas; os dois primeiros pertencem ao neurocrânio, e os demais, ao viscerocrânio (Figura 4).

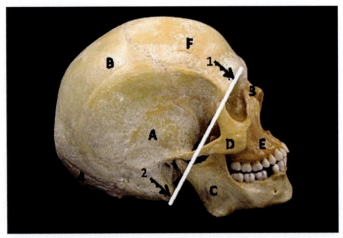

FIGURA 4 Vista lateral do crânio-neurocrânio e viscerocrânio. 1: margem superciliar; 2: processo mastoide do osso temporal; 3: osso nasal; 4: o osso occipital. A linha delimita a frente, o viscerocrânio e, posterior a ela, o neurocrânio. A: porção escamosa do osso temporal; B: osso parietal; C: mandíbula; D: osso zigomático; E: osso maxila; F: osso frontal. Fonte: arquivos do professor João Paulo M. Issa (Laboratório de Anatomia da FORP-USP).

Suturas

Os ossos cranianos são imóveis, com exceção da mandíbula, unidos ou articulados entre si por meio de suturas. Estas suturas representam um tipo de articulação fibrosa em que esse tecido se interpõe entre os sulcos das superfícies ósseas contactantes, permitindo o crescimento da calota craniana em função do desenvolvimento encefálico. O processo de calcificação dessas suturas é conhecido como sinostose.

A sutura sagital é a que se interpõe entre os dois ossos parietais; a sutura coronal é aquela situada entre o osso frontal e os parietais; a sutura lambdoide é encontrada na interposição entre os parietais e o osso occipital. A sutura escamosa se interpõe entre os temporais e parietais. A sutura zigomaticotemporal é a definida entre os zigomáticos e os temporais. A sutura palatina mediana se encontra entre os processos palatinos da maxila, e a palatina transversa, entre os processos palatinos da maxila e a lâmina horizontal do osso palatino.

Em relação às suturas, duas estruturas podem ser consideradas zonas de fragilidade craniana, pois representam o ponto de união entre as regiões suturais, uma na região anterior e outra na posterior. Anteriormente, essa região é chamada de fontanela anterior ou bregma, sendo o resultado da união as sutura sagital com a coronal. Posteriormente, encontra-se a fontanela posterior ou lambda, resultante da união da sutura sagital com a lambdoide (Figura 5A).

Vistas do crânio e suas identificações

- Norma lateral: lateralmente, são identificados os ossos frontal, parietal, occipital, temporal, esfenoide, mandíbula, maxila, nasal, lacrimal e etmoide (Figura 4).
- Norma vertical: em vista superior, é possível identificar o osso frontal, parietais e occipital; além das regiões suturais do neurocrânio, suturas sagital, coronal e lambdoide (Figura 5A).
- Norma inferior: inferiormente, são observados os ossos maxila, vômer, esfenoide, zigomático, temporal e occipital (Figura 5B).
- Norma anterior: anteriormente, são visíveis os ossos frontal, etmoide, vômer, esfenoide,

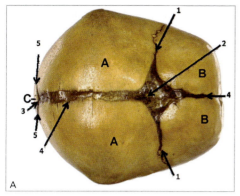
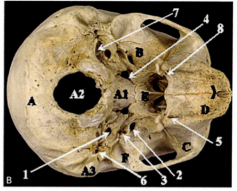

FIGURA 5 (A) Vista superior da abóbada craniana (calvária, em fase de crescimento). 1: sutura coronal; 2: fontículo anterior; 3: fontículo posterior; 4: sutura sagital mediana; 5: sutura lambdoide. A: ossos parietais; B: osso frontal; C: osso occipital. (B) Base do crânio. Vista inferior. A: osso occipital: B: osso esfenoide; C: osso zigomático; D: processo palatino da maxila; E: osso vômer; F: osso temporal (vista inferior). A1: porção basilar do osso occipital; A2: forame magno; A3: processo mastoide. 1: abertura externa do canal carótico; 2 : forame oval; 3: forame espinhoso; 4: forame lacerado; 5: forame palatino maior; 6: forame estilomastoideo; 7: forame jugular; 8: forame palatino menor. A cabeça de seta aponta o forame incisivo. Fonte: arquivos do professor João Paulo M. Issa (Laboratório de Anatomia da FORP-USP).

mandíbula, lacrimais, nasais, conchas nasais inferiores, zigomáticos e maxilas (Figura 6).

Vasos e nervos associados às aberturas cranianas

Osso occipital

Apresenta o forame magno, que serve de passagem para a medula espinal, além das artérias vertebrais e o décimo primeiro par de nervo craniano. O décimo segundo par de nervos cranianos passa no canal do hipoglosso.

Ossos occipital e temporal

Na união entre essas duas estruturas, encontra-se o forame jugular, que permite a passagem da veia jugular interna e o nono, décimo e décimo primeiro pares de nervos cranianos.

Osso temporal

O canal carótico permite a passagem da artéria carótida interna. O meato acústico externo serve de abertura para a cavidade timpânica. O forame lacerado, na união entre os ossos esfenoide, occipital e temporal, é preenchido por cartilagem. O meato acústico interno serve de passagem ao sétimo e ao oitavo pares de nervos cranianos. Na fissura petrotimpânica, passa o nervo corda do tímpano, e no forame estilomastoideo, o sétimo par de nervos cranianos.

Osso esfenoide

O forame oval serve de passagem para o nervo mandibular, terceira divisão do nervo trigêmeo. O forame redondo serve de passagem para a segunda divisão do nervo trigêmeo, e o forame espinhoso serve de passagem para a artéria meníngea média. O canal óptico serve de passagem para o nervo óptico e a artéria oftálmica. A fissura orbital superior serve para a passagem do terceiro, quarto e sexto pares de nervos cranianos e nervo e veia oftálmica. No canal pterigóideo, passam o nervo e a artéria do canal pterigóideo.

Osso esfenoide com maxila

Encontra-se a fissura infraorbital por onde passam os nervos infraorbital e zigomático, artéria infraorbital e veia oftálmica.

Osso maxila

O nervo nasopalatino e os ramos da artéria esfenopalatina passam pelos forames incisivos. Pelo forame e canal infraorbital, passam o nervo infraorbital e os vasos infraorbitais.

Osso mandíbula

Pelo forame mental, passam o nervo e os vasos mentais; pelo forame mandibular passam o nervo alveolar inferior e os vasos alveolares inferiores.

Osso palatino

Pelos forames palatinos menores, passam o nervo palatino menor e os vasos palatinos menores, já pelo forame palatino maior passam o nervo palatino maior e os vasos palatinos maiores.

Osso etmoide

Pela lâmina crivosa do osso etmoide, passam os filetes do nervo olfatório.

Cavidade orbital

A cavidade orbital apresenta-se estruturalmente como uma pirâmide irregular, de quatro lados com ângulos levemente arredondados e que tem como função primária alocar e proteger o bulbo ocular. Vários ossos formam essa cavidade, por isso são identificados como lâmina orbital do osso a que se referem. Assim, têm-se lâminas orbitais dos ossos frontal (parede superior), etmoide e lacrimal (porção medial), maxila (parede inferior), zigomático (porção anterolateral) e face orbital da asa maior do osso esfenoide (região posterolateral).

Profundamente, a cavidade orbital é constituída em sua base pela asa menor do osso esfenoide e inferiormente pelo osso palatino. Uma abertura arredondada, denominada canal óptico, é encontrada entre as duas origens da asa menor do osso esfenoide e serve de passagem para o nervo óptico e a artéria oftálmica.

Na cavidade orbital, são encontradas as fissuras orbitais superior e inferior. A primeira é uma fenda curva e alongada presente entre as asas maior (abaixo) e menor (acima) do osso esfenoide, lateralmente ao canal óptico e que serve de passagem aos nervos oculomotor, troclear, oftálmico, abducente e veias oftálmicas. A fissura orbital inferior situa-se entre a asa maior do osso esfenoide, margem orbital do osso maxilar e como limite lateral, o osso zigomático. A fissura orbital inferior permite a comunicação da região orbital com as fossas infratemporal e pterigopalatina e serve de passagem para os nervos infraorbital e zigomático, artéria infraorbital e veia oftálmica para se unir ao plexo pterigóideo posteriormente (Figura 6).

Cavidade nasal

Morfologicamente, a cavidade nasal situa-se no terço médio da face e assume o aspecto de uma pirâmide triangular de base inferior, também chamada de morfologia piriforme em sua porção anterior. A região dorsal do nariz é constituída pelos ossos nasais e lateralmente pelas maxilas.

É separada medianamente pelo septo nasal, que, em sua porção anterior, é formado pela cartilagem do septo na região inferior e pela lâmina perpendicular do osso etmoide na região superior. Posteriormente, o septo nasal é composto por uma placa do osso vômer (Figura 6).

Lateralmente à cavidade nasal, são encontradas três projeções mediais, que se iniciam da maxila e são chamadas conchas nasais, que de cranial para caudal são chamadas, respectivamente, de conchas nasais superiores, médias e inferiores. Abaixo de cada concha nasal, situa-se um espaço denominado meato nasal. As conchas nasais superiores e médias fazem parte do osso etmoide, já a concha nasal inferior constitui um dos ossos do viscerocrânio (Figura 7).

Fossas cranianas

As fossas cranianas podem ser divididas em internas e externas. As internas são definidas na superfície interna da base do crânio após a remoção da calota craniana ou calvária com a passagem de um plano horizontal que tem como referência anterior a região da glabela e, posteriormente, a região de maior protuberância

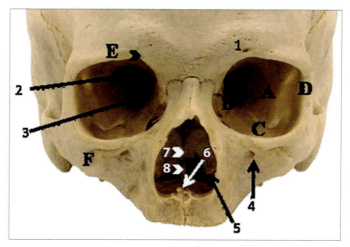

FIGURA 6 Vista anterior do viscerocrânio. A: asa maior do osso esfenoide; B: lâmina orbital do osso etmoide; C: face orbital da maxila; D: processo frontal do osso zigomático; E: margem superciliar; F: sutura zigomaticomaxilar. 1: forame supraorbital; 2: fissura orbital superior; 3: fissura orbital inferior; 4: forame infraorbital; 5: concha nasal inferior; 6: espinha nasal anterior; 7: lâmina perpendicular do ósseo etmoide; 8: septo ósseo nasal. A cabeça de seta preta indica a incisura frontal. Fonte: arquivos do professor João Paulo M. Issa (Laboratório de Anatomia da FORP-USP).

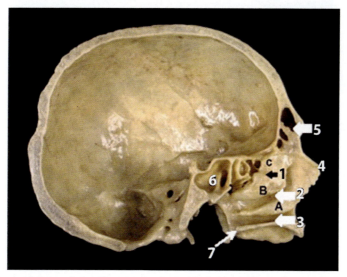

FIGURA 7 Vista medial do crânio. Observação da cavidade nasal. A: concha nasal inferior; B: concha nasal média; C: concha nasal superior. 1: meato nasal superior; 2: meato nasal médio; 3: meato nasal inferior; 4: osso nasal; 5: seio frontal; 6: seio esfenoidal; 7: espinha nasal posterior. Fonte: arquivos do professor João Paulo M. Issa (Laboratório de Anatomia da FORP-USP).

externa. Elas são denominadas fossas anterior, média e posterior.

A fossa craniana anterior tem como limite anterior a região do osso frontal e como limite posterior a asa menor do osso esfenoide. Na fossa craniana anterior, são encontrados forame cego, lâmina crivosa do osso etmoide e canal óptico.

A fossa craniana média envolve os ossos esfenoide e temporais, tendo como limites a borda posterior da asa menor do osso esfenoide à borda superior da porção petrosa dos temporais. Na fossa craniana média, são encontrados fissura orbital superior, forames redondo, oval, espinhoso, lacerado e canal carotídeo.

A fossa craniana posterior envolve os ossos occipital e temporais, delineando-se da borda superior do osso temporal à lâmina interna do osso occipital. Nessa fossa estão presentes meato acústico interno, forame jugular, canal do hipoglosso, canal condilar e forame magno (Figura 8).

As fossas externas representam três pares de depressões na superfície externa do crânio, que são importantes pontos de referência para identificação de origens, inserções de músculo e/ou trajeto de vasos sanguíneos e nervos. Elas são denominadas fossa temporal, infratemporal e pterigopalatina.

A fossa temporal é uma depressão de aspecto plano e em forma de leque encontrada no osso temporal que se relaciona com o músculo temporal, artéria e veia temporal superficial e o nervo auriculotemporal. Essa fossa é delimitada anteriormente pela face temporal do osso zigomático; posteriormente, pela crista supramastóidea; lateralmente, pelo arco zigomático; medialmente, pela porção escamosa do osso temporal, porção externa do osso parietal, porção temporal do osso frontal e região temporal da asa maior do osso esfenoide; superiormente, pela linha temporal superior; inferiormente, pelo plano horizontal que se direciona pela re-

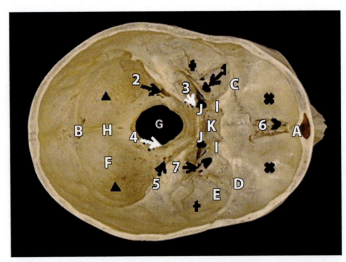

FIGURA 8 Vista interna superior da base do crânio. A: crista frontal; B: protuberância occipital interna; C: sutura esfenofrontal; D: asa menor do osso esfenoide; E: asa maior do osso esfenoide; F: fossa cerebelar; G: forame magno; H: crista occipital interna; I: processo clinoide anterior; J: processo clinoide posterior; K: fossa hipofisária ou hipofisial. 1: forame oval; 2: forame jugular; 3: forame lácero e abertura interna do canal carótico; 4: canal do nervo hipoglosso; 5: canal condilar; 6: forame cego; 7: forame espinhoso. X: região da fossa anterior; +: região da fossa média; triângulo: fossa posterior. Fonte: arquivos do professor João Paulo M. Issa (Laboratório de Anatomia da FORP-USP).

gião de abertura delimitada parcialmente pelo arco zigomático (Figura 9A).

A fossa infratemporal é uma depressão localizada inferiormente à região anterior da fossa temporal, separando-se dela pela crista infratemporal do osso esfenoide e que pode ser visualizada em uma vista inferior do crânio após a remoção da mandíbula. Seu limite anterior é dado pela tuberosidade da maxila; medialmente pela face lateral da lâmina lateral do processo pterigoide do osso esfenoide; lateralmente pela face medial do ramo da mandíbula; superiormente por um plano horizontal que se orienta pela abertura delimitada parcialmente pelo arco zigomático; inferiormente por um plano horizontal que tangencia a base da mandíbula. Na fossa infratemporal são encontrados os músculos pterigóideos, o plexo pterigóideo, ramos da segunda porção da artéria maxilar e nervos alveolar inferior e lingual (Figura 9A).

A fossa pterigopalatina é definida morfologicamente em aspecto de cone ou gota, situando-se profundamente à fossa infratemporal, especificamente entre o processo pterigoide do osso esfenoide e a tuberosidade da maxila. Essa fossa tem como limites, anteriormente, a tuberosidade da maxila; posteriormente, o processo pterigoide do osso esfenoide; medialmente a borda externa da lâmina vertical do osso palatino; lateralmente a fissura pterigomaxilar; superiormente à asa maior do osso esfenoide; inferiormente, a área de junção dos ossos maxila, palatino e esfenoide. Nessa fossa são encontrados o gânglio pterigopalatino e o nervo maxilar, além dos ramos da terceira porção da artéria maxilar (Figura 9B).

Seios paranasais

Na espécie humana, os seios paranasais foram inicialmente descritos por Leonardo da Vinci por volta de 1489. A terminologia "seio" provém do latim *sinus*, que significa estrutura cavitária vazia. Os seios paranasais são cavidades pneumáticas ou espaços aerados presentes em alguns ossos do crânio e face e que se comunicam com a cavidade nasal por pequenas aberturas em sua porção lateral. No indivíduo vivo, essas cavidades estão revestidas por uma membrana conjuntiva vascularizada, chamada de membra-

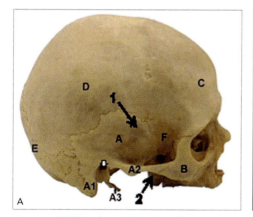
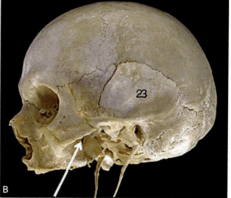

FIGURA 9 (A) Vista lateral do crânio-fossas externas. A: osso temporal; A1: processo mastoide do osso temporal; A2: tubérculo articular; A3: processo estiloide; B: osso zigomático; C: osso frontal; D: osso parietal; E: osso occipital; F: osso esfenoide; seta branca: meato acústico externo; 1: região da fossa temporal; 2: região da fossa infratemporal. (B) Evidenciação da fossa pterigopalatina. A seta branca indica a fossa pterigopalatina, onde são encontrados o gânglio do nervo pterigopalatino e nervo maxilar, assim como ramos da terceira porção da artéria maxilar. Fonte: imagem cedida pelo professor João Paulo M. Issa (FORP-USP); Laboratório de Anatomia da FORP-USP.

na sinusal. Os seios paranasais são encontrados nos ossos frontal, maxilar, esfenoide e etmoide.

Os seios frontais estão situados posteriormente aos arcos superciliares, imediatamente acima da cavidade nasal. São de morfologia assimétrica, cada um deles medindo aproximadamente 2 a 3 cm em um indivíduo adulto, separados por um septo ósseo mediano. A comunicação dos seios frontais com a cavidade nasal se faz pelo ducto frontonasal, um canalículo de pequena dimensão que se abre no meato nasal médio (Figura 10).

O seio maxilar está presente no primeiro ano de vida, situado entre a órbita e o germe dos dentes caninos e o primeiro molar decíduo, completando sua formação por volta dos 16 a 18 anos de idade. Esse seio está localizado no terço médio da face e é o maior em tamanho dos seios paranasais, sendo sua dimensão variável dependendo de aspectos morfológicos individuais, da idade e de ausências dentais. O seio maxilar possui morfologia piramidal quadrangular, localizando-se posteriormente aos caninos e aos pré-molares. Seu aspecto piramidal é caracterizado por apresentar um ápice, três paredes, um soalho e um teto, sendo inclusive identificável radiograficamente em exames de imagem odontológicos da região dos dentes posteriores.

A região apical corresponde à união do processo zigomático da maxila com o osso zigomático, localizando-se a aproximadamente 2,5 cm de distância da região basal. Morfologicamente, as faces dessa pirâmide correspondem às faces da maxila, sendo o teto do seio a região orbital da maxila, a região anterior se relaciona à face anterior da maxila, a posterior representa a porção infratemporal da maxila, e a base inferior é representada pelo processo alveolar da maxila (Figura 10A).

Os seios esfenoidais representam estruturas cavitadas de número e tamanho variados e que estão contidas internamente no corpo do osso esfenoide. Estas cavidades medem em torno de 1,5 a 2,5 cm e estabelecem comunicação com a cavidade do nariz por meio de uma abertura localizada superiormente à concha nasal superior, denominada recesso esfenoetmoidal. A literatura aponta que o conhecimento anatômico desse seio muitas vezes não é levado em conta, o que pode levar a graves complicações em função de estruturas anatômicas vitais adjacentes a essa região (Figura 10B).

Os seios etmoidais são compostos por pequenas estruturas cavitadas, chamadas de células etmoidais, presentes nas superfícies laterais do osso etmoide. Entre os seios paranasais, as células etmoidais representam provavelmente as estruturas mais complexas e que estão associadas a maior número de variações da normalidade, envolvendo o padrão de pneumatização dessas células, classificados em intra ou extramurais. As primeiras são definidas como aquelas que em seu desenvolvimento mantêm íntima conexão com o labirinto etmoidal, e as extramurais as que se desenvolvem isoladamente. Anatomicamente, essas células são chamadas de anteriores, médias e posteriores, sendo que estas últimas se abrem no meato superior da cavidade nasal e as médias e anteriores no meato médio (Figura 10B).

Funções e doenças associadas aos seios paranasais

As funções dos seios paranasais ainda são muito discutidas na literatura, de forma que algumas funções estruturais e funcionais são apontadas. Estruturalmente, eles permitem redução do peso dos ossos do crânio, proteção contra traumas das vísceras internas e participação no crescimento craniofacial. Funcionalmente, esses seios servem como caixa de ressonância dos sons emitidos pela laringe, contribuindo também para o isolamento térmico da região encefálica, secreção de muco e equilíbrio na oscilação de pressões barométricas na cavidade nasal, como no caso de espirros e deslocamentos de altitudes.

A doenças mais associada aos seios paranasais, especialmente ao seio maxilar, é a sinusite. Neste quadro, há uma interrupção da permeabilidade das aberturas dos óstios, de forma que a qualidade das secreções nasais é prejudicada. Clinicamente, a sinusite maxilar aguda é defi-

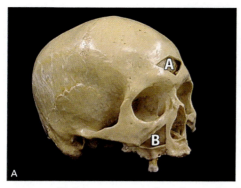 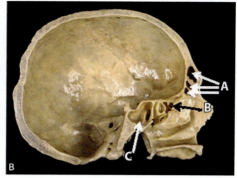

FIGURA 10 (A) Seios paranasais, frontal e maxilar. Observam-se o seio frontal em A e o seio maxilar em B. (B) Vista lateral interna do crânio – seios paranasais esfenoidal e etmoidal. Os seios frontais estão indicados por A; o seio etmoidal por B, e o seio esfenoidal por C. Fonte: arquivos do professor João Paulo M. Issa (Laboratório de Anatomia da FORP-USP).

nida por congestão da mucosa, sensação de peso na face e presença de secreção serosa ou mucosa abundante.

Outra situação clínica que também acomete em maior escala os seios maxilares é a comunicação bucossinusal, quadro definido por uma região de comunicação entre a cavidade bucal e seio paranasal, na maior parte das vezes traumática, decorrente de intervenções cirúrgicas. Os procedimentos mais envolvidos nessa condição referem-se à remoção de molares superiores, especialmente o segundo molar superior, com raízes longas e/ou divergentes, em pacientes com seios maxilares bem hiperpneumatizados, envolvendo o uso impróprio de instrumentos cirúrgicos ou força excessiva.

DIFERENÇAS MORFOLÓGICAS ENTRE OS CRÂNIOS MASCULINOS E FEMININOS

1. O crânio masculino, quando colocado em uma superfície plana, terá sua base apoiada nos processos mastoides, o feminino, nos côndilos occipitais. Os processos mastoides são mais proeminentes no masculino.
2. A glabela no sexo masculino é mais proeminente, no feminino, mais discreta.
3. O arco superciliar no crânio masculino é mais proeminente, no feminino, mais discreto.
4. A curva nasofrontal é mais suave no feminino e mais angulosa no masculino.
5. A fronte é mais inclinada para trás no masculino, já no feminino, tende à verticalização.
6. As inserções musculares no osso occipital são mais marcadas ou ásperas no masculino e mais apagadas ou lisas no feminino.
7. De um modo geral, a mandíbula é maior e mais robusta no masculino e menor e mais discreta no feminino.
8. Os côndilos mandibulares são maiores e mais robustos no masculino e menores e mais discretos no feminino.
9. A forma do arco anterior no corpo mandibular é mais retangular no crânio masculino, no feminino, mais arredondada ou triangular.
10. As inserções musculares massetéricas na região óssea mandibular são dotadas de maior aspereza no masculino e mais apagadas ou lisas no feminino.
11. O processo coronoide é mais largo no masculino e menos largo e mais baixo no feminino.

DESCRIÇÃO MORFOLÓGICA DOS OSSOS

- Ossos do neurocrânio: occipital, frontal, parietais, temporais, esfenoide e etmoide.
- Ossos do viscerocrânio: vômer, lacrimais, nasais, conchas nasais inferiores, zigomáticos, maxilas, palatinos e mandíbula.

Osso occipital

O osso occipital é formado por ossificação mista, especificamente pela fusão de quatro elementos endocondrais e um elemento membranoso. Esse osso está situado na porção mais posterior do crânio, articulando-se com os ossos temporais anterolateralmente, parietais superiormente e esfenoide anteroinferiormente.

Externamente, a morfologia revela os seguintes acidentes anatômicos: protuberância occipital externa, crista occipital externa, linha nucal superior, linha muscular, linha nucal inferior, côndilo, tubérculo faríngeo, processo jugular, forame condilar e canal (Figura 11A).

Internamente, o aspecto morfológico do osso occipital revela os seguintes acidentes anatômicos: sulco sagital, fossa occipital superior, sulco transversal, crista occipital interna, sulco sigmoide, processo jugular, canal do hipoglosso, forame condilar, protuberância occipital interna e fossa occipital inferior (Figura 11B).

Na região anterior desse osso, é encontrada a sincondrose esfeno-occipital, uma região cartilaginosa que permite o crescimento anteroposterior do crânio e que se ossifica por volta dos 16 a 20 anos de idade.

Osso frontal

O osso frontal é um osso largo e chato que forma a parede anterior da abóbada craniana e duas porções horizontais que formam o teto das órbitas. Articula-se com os ossos esfenoide, parietais, lacrimais, nasais, etmoide, maxilas e zigomáticos. São encontrados nesse osso os seios frontais, um dos seios paranasais.

Anteriormente no osso frontal, destaca-se a identificação das margens supraorbitais, que representam uma proeminência da estrutura

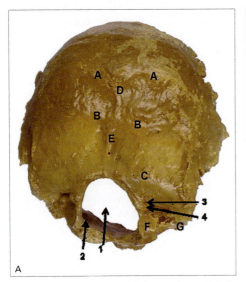
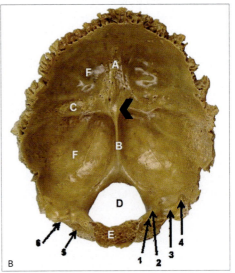

FIGURA 11 (A) Osso occipital, face externa. A: linha nucal suprema; B: linha nucal superior; C: linha nucal inferior; D: protuberância occipital externa; E: protuberância occipital externa; F: côndilo occipital; G: processo jugular; 1: forame magno; 2: canal do hipoglosso; 3: canal condilar; 4: fossa condilar. (B) Osso occipital, face interna. A: sulco do seio sagital superior; B: crista occipital interna; C: sulco sagital transverso; D: forame magno; E: porção basilar (superfície de corte); F: fossa occipital; 1: sulco do seio petroso; 2: tubérculo jugular; 3: sulco do seio sigmoide; 4: processo jugular – a cabeça de seta indica a protuberância occipital interna; 5: côndilo occipital; 6: incisura jugular. Fonte: arquivos do professor João Paulo M. Issa (Laboratório de Anatomia da FORP-USP).

óssea acima da região orbital e que são mais proeminentes nos indivíduos do sexo masculino adultos.

A incisura supraorbital é um acidente anatômico encontrado na porção medial da margem supraorbital e é por onde passam a artéria e o nervo supraorbitais.

Medialmente às margens supraorbitais, encontra-se a glabela, um acidente anatômico caracterizado morfologicamente como uma proeminência lisa e arredondada e que se apresenta mais acentuada em indivíduos adultos do sexo masculino.

Internamente ao osso frontal, na porção mais lateral e bilateralmente, é encontrada a fossa da glândula lacrimal, que aloca essa glândula, a responsável pela produção de lágrimas, drenada para a cavidade nasal via ducto nasolacrimal (Figura 12).

Osso parietal

É um osso par, achatado e de forma quadrangular que se articula com o osso parietal contralateral através da sutura sagital mediana e com os ossos occipital, frontal, temporais e esfenoide. A região anterior do osso parietal articula-se com o osso frontal por meio da sutura coronal e posteriormente articula-se com o osso occipital por meio da sutura lambdoide. A região inferior, também chamada de lateral, articula-se com a asa maior do osso esfenoide, sulco mastóideo do osso temporal e com a escama do osso temporal (Figura 13).

Osso temporal

É um osso em forma de leque, situado lateralmente no crânio e que se desenvolve pela fusão de três porções distintas, possíveis de serem identificadas isoladamente no período fetal. Didaticamente, é dividido em: porção escamosa, que corresponde à estrutura em forma de leque, acima do pavilhão auditivo e relaciona-se a fossa cerebral média; porção timpânica, pequena região de aspecto irregular que se relaciona ao meato acústico externo e anteriormente com a articulação temporomandibular; e porção petrosa, inferiormente posicionada, que

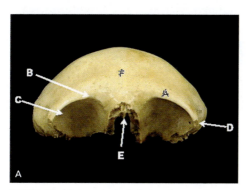

FIGURA 12 Vista anterior/inferior do osso frontal. A: margem supraorbital; B: forame/incisura supraorbital – local de trajeto da artéria e nervo supraorbitais; C: fossa da glândula lacrimal; D: processo zigomático do osso frontal; E: espinha nasal; F: osso frontal (escama frontal). Fonte: arquivos do professor João Paulo M. Issa (Laboratório de Anatomia da FORP-USP).

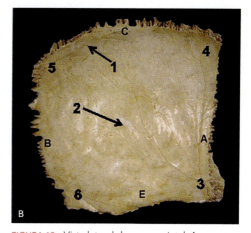

FIGURA 13 Vista lateral do osso parietal. A: margem da sutura do osso frontal; B: margem occipital ou sutura lambdoide; C: margem com a sutura sagital; E: margem escamosa com o osso temporal; 1: forame parietal; 2: túber parietal; 3: ângulo esfenoidal; 4: ângulo frontal; 5: ângulo occipital; 6: ângulo mastóideo. Fonte: arquivos do professor João Paulo M. Issa (Laboratório de Anatomia da FORP-USP).

constitui parte da base do crânio, assoalho da fossa cerebral média.

Acidentes anatômicos encontrados em cada região do osso temporal:

- Porção escamosa: constituída por processo zigomático e fossa mandibular. O primeiro é uma projeção óssea que se inicia na porção inferior da escama. A fossa mandibular é uma depressão óssea que se articula com a cabeça da mandíbula.
- Porção petrosa: porção que se assemelha a uma pirâmide, na qual são encontrados os processos estiloide e mastoide, meato acústico interno, forame estilomastoide, canal carótico e fossa jugular. O processo estiloide corresponde a uma projeção óssea que se orienta da face inferior do osso temporal para a região inferior.

Nos casos em que o processo estiloide se encontra alongado e calcificado, acompanhado de sintomatologia dolorosa, caracteriza-se uma doença conhecida como síndrome de Eagle. O processo mastoide corresponde a uma projeção óssea arredondada que se diferencia morfologicamente, dependendo da idade e do gênero do indivíduo. O meato acústico interno representa uma depressão óssea que serve de passagem ao nervo facial e vestibulococlear. O forame estilomastoide é o canal ósseo existente entre o processo estiloide e o processo mastoide, por onde passa o nervo facial (VII par de nervo craniano). O canal carótico serve de passagem para a artéria carótida interna após a divisão da artéria carótida comum entre interna e externa, seguindo para irrigar com sangue rico em oxigênio e nutrientes as regiões encefálica e oftálmica. O forame jugular é o acidente anatômico delimitado anteriormente pela porção petrosa do osso temporal e posteriormente pelo osso occipital, servindo de passagem dos nervos glossofaríngeo, vago e acessório e da veia jugular interna.

A parte timpânica é representada pelo meato acústico externo, que tem a função de transmitir os sons captados pela orelha para o tímpano, servindo também como região amplificadora de sons (Figura 14).

Osso esfenoide

O osso esfenoide é descrito em muitos livros de anatomia com formato similar a uma borboleta ou morcego, classificado como irregular e ímpar, situado na região média da base do crânio, anteriormente aos ossos temporais e à porção basilar do osso occipital. Esse osso é constituído de um corpo e três pares de processos, sendo

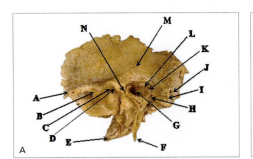
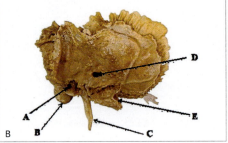

FIGURA 14 (A) Osso temporal, vista lateral. A: processo zigomático do osso temporal; B: tubérculo articular; C: fossa mandibular, face articular; D: fissura petrotimpânica; E: ápice da parte petrosa do osso temporal; F: processo estiloide; G: meato acústico externo; H: fissura timpanomastóidea; I: processo mastoide; J: forame mastóideo; K: espinha suprameática; L: fovéola suprameática; M: sulco da artéria temporal média; N: processo retroarticular. (B) Osso temporal – vista interna. A: canal do nervo facial; B: processo mastoide; C: processo estiloide; D: meato acústico interno; E: canal carótico. Fonte: arquivos do professor João Paulo M. Issa (Laboratório de Anatomia da FORP-USP).

eles asa maior, asa menor e processo pterigoide. O corpo do osso esfenoide corresponde à porção mediana, que se articula anteriormente com o osso etmoide e posteriormente com a base do osso occipital. No corpo, está situado um dos seios paranasais, o seio do esfenoide. A asa menor forma a base do ápice da região orbital; a asa maior é composta pela porção posterolateral.

O processo pterigoide encontra-se internamente à asa maior, na qual estão localizados alguns músculos da mastigação. O processo pterigóideo é constituído por lâmina medial, lâmina lateral e fossa pterigoide entre essas duas lâminas. A projeção óssea inferior da lâmina medial, de forma curva e delgada, é chamada de hâmulo pterigoide. O hâmulo pterigoide tem grande importância clínica e cirúrgica para extração de terceiros molares superiores, pois movimentos inadequados podem provocar a fratura dessa estrutura e ter como consequência a queda do palato mole do lado fraturado, pela relação que ele estabelece com o músculo tensor do véu palatino.

Posteriormente, na região angular da asa maior do osso esfenoide, é encontrada uma projeção óssea pontiaguda denominada espinha do osso esfenoide.

No osso esfenoide, são encontrados os seguintes acidentes anatômicos: canal óptico, pelo qual trajeta o nervo óptico e artéria oftálmica; forame redondo, pelo qual passa o nervo maxilar, segunda divisão do nervo trigêmeo; forame oval, pelo qual passa o nervo mandibular, terceira divisão do nervo trigêmeo; e forame espinhoso, pelo qual transita a artéria meníngea média.

Ao se unir com o osso frontal, o osso esfenoide delimita a fissura orbital superior, e a inferior. Pela fissura orbital superior passam os nervos cranianos oculomotor, troclear, abducente, ramo oftálmico do trigêmeo e a veia oftálmica. Pela fissura orbital inferior, passa o nervo maxilar (Figura 15).

Osso etmoide

O osso etmoide é um osso ímpar localizado medianamente na fossa craniana anterior, articulando-se com os ossos frontal, esfenoide, lacrimais, maxila e vômer. Morfologicamente, é composto pela lâmina perpendicular do osso etmoide e pela lâmina crivosa ou cribriforme do osso etmoide. A lâmina perpendicular contribui para a formação do septo ósseo nasal, juntamente com o osso vômer e a cartilagem do

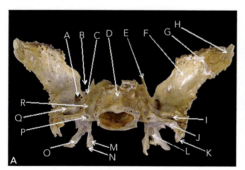
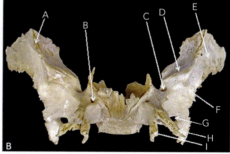

FIGURA 15 (A) Osso esfenoide – vista posterior. A: forame redondo; B: fissura orbital superior; C: canal óptico; D: corpo do osso esfenoide; E: asa menor do osso esfenoide; F: asa maior do osso esfenoide (face cerebral); G: sulco da artéria meníngea média; H: margem parietal; I: forame oval; J: margem petrosa; K: espinha do osso esfenoide; L: fóvea pterigóidea; M: lâmina medial do processo pterigoide; N: sulco do hâmulo pterigoide; O: lâmina lateral do processo pterigoide; P: canal pterigóideo; Q: sulco da tuba auditiva; R: sulco carótico. (B) Osso esfenoide – vista anterior. A: margem zigomática do osso esfenoide; B: canal pterigoide; C: forame redondo; D: face orbital do osso esfenoide (asa maior); E: face temporal do osso esfenoide; F: crista infratemporal; G: forame oval; H: lâmina lateral do processo pterigoide; I: lâmina medial do processo pterigoide. Fonte: Laboratório de Anatomia da FORP-USP.

septo nasal. A porção mais superior da lâmina perpendicular do osso etmoide forma a *crista galli*, local no qual se fixa às lâminas de tecido conjuntivo chamadas de meninges, que envolvem o encéfalo. Estruturalmente, a lâmina cribriforme forma a porção média do assoalho da fossa craniana anterior. Pela lâmina cribriforme, toda perfurada por diversos forames, passam os filetes do nervo olfatório, I par de nervo craniano, da cavidade nasal para a região craniana no bulbo olfatório. Lateralmente neste osso são encontrados os seios etmoidais que representam diminutas cavidades, em número variável e que contribuem para a pneumatização do crânio (Figura 16).

Osso vômer

É um osso ímpar e fino, pentagonal, mediano e que forma as porções posterior e inferior do septo nasal ósseo. As articulações do osso vômer são observadas em uma vista lateral com os ossos etmoide, esfenoide, maxilares e palatinos. Com o etmoide, articula-se anterossuperiormente; anteriormente, com a cartilagem do septo nasal; inferiormente, com os ossos palatinos e maxila; com o osso esfenoide através de sua borda posterossuperior; posteroinferiormente, o osso vômer não se articular com nenhum outro osso e uma paticularidade deste osso é que ele não apresenta inserção muscular (Figura 17).

Osso lacrimal

Osso par, definido como o menor e mais delicado dos ossos da face. Corresponde a uma fina lâmina óssea, de morfologia quadrangular, situado anteromedialmente na porção interna da cavidade orbital. Articula-se com os ossos maxila, etmoide e frontal. Medialmente, é composto pelo canal lacrimal; superiormente, articula-se com o osso frontal; dorsalmente, é composto pelo gancho lacrimal da órbita. Anteroinferiormente neste osso, aloja-se a fossa lacrimal, que *in vivo* será recoberta pela membrana lacrimal responsável pelo armazenamento do fluido lacrimal (Figura 18).

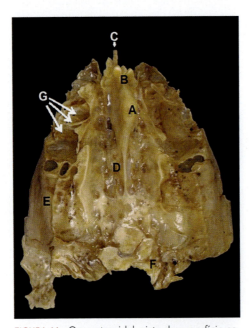

FIGURA 16 Osso etmoidal, vista da superfície cerebral. A: crista etmoidal; B: asa da crista etmoidal; C: lâmina perpendicular; D: lâmina crivosa; E: lâmina orbital; F: concha nasal média; G: células etmoidais. Fonte: arquivos do professor João Paulo M. Issa (Laboratório de Anatomia da FORP-USP).

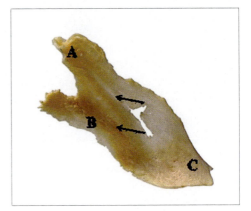

FIGURA 17 Osso vômer, vista lateral. A: asa do osso vômer; B: crista coanal do vômer; C: parte cuneiforme do vômer. As setas indicam o sulco do vômer. Fonte: arquivos do professor João Paulo M. Issa (Laboratório de Anatomia da FORP-USP).

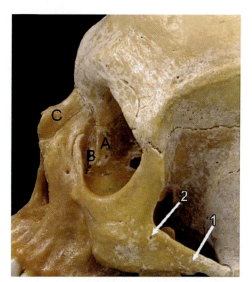

FIGURA 18 Vista lateral do crânio, com aproximação da órbita e do nariz. A: osso lacrimal; B: fossa do osso lacrimal; C: osso nasal; 1: arco do osso zigomático, especificamente processo zigomático do osso temporal; 2: forame zigomático-facial, que serve de passagem dos nervos e vãos zigomáticos faciais. Fonte: arquivos do professor João Paulo M. Issa (Laboratório de Anatomia da FORP-USP).

Osso nasal

Os dois ossos nasais estão situados entre os dois processos frontais das maxilas, de morfologia quadrilátera irregular, compondo o corpo do nariz. Esses ossos têm duas superfícies e quatro bordas, articulando-se com os ossos frontal, etmoidal, maxilas e cartilagens nasais. Esses ossos apresentam grandes diferenças em seu aspecto morfológico dependendo da idade, do tipo racial e do gênero, além disso, são muito acometidos em casos de fraturas, por apresentarem-se projetados anteriormente (Figura 18).

Concha nasal inferior

A concha nasal inferior é definida como uma placa oval, mais arredondada em seu limite anterior e mais afilada em seu limite posterior, estendendo-se horizontalmente ao longo da parede lateral da cavidade nasal. Morfologicamente, apresenta uma face medial convexa e uma lateral côncava e articula-se em sua borda superior com quatro ossos, o etmoide, a maxila, o lacrimal e o palatino, sendo sua borda inferior livre. Cada concha nasal inferior é um osso do viscerocrânio (Figura 19).

Osso zigomático

O osso zigomático é um osso par, com quatro ângulos e quatro bordas, que se articula com os ossos temporal, maxila, esfenoide e frontal. A lâmina orbital do processo frontal do osso zigomático compõe a parede lateral da órbita. O arco zigomático, por sua vez, é composto pelo processo temporal do osso zigomático, articulado com o processo zigomático do osso temporal. A lâmina orbital do processo maxilar do osso zigomático compõe parte da margem infraorbital e parte anterior da parede lateral da órbita. Nos canais presentes nesse osso, transitam o nervo zigomático e seus dois ramos, o zigomático facial e o zigomático temporal (Figura 18).

Osso palatino

Apresenta um formato típico de uma letra "L", com duas lâminas e três processos. A lâmina horizontal forma a porção posterior do palato duro, articulando-se com os processos palatinos das maxilas. A lâmina vertical ou perpendicular participa da formação da parede lateral da cavidade nasal.

O processo piramidal é a parte do osso palatino que se projeta no processo pterigoide do osso esfenoide. O processo orbital é a projeção do osso palatino na parte posterior do soalho da órbita e o processo esfenoidal, junto ao orbital, delimita a abertura do forame esfenopalatino (atravessado pelos vasos e nervo esfenopalatinos), importante comunicação da fossa pterigopalatina com a cavidade nasal.

Osso maxila

Maxila é um osso duplo e de morfologia irregular, com as estruturas ósseas unidas pela

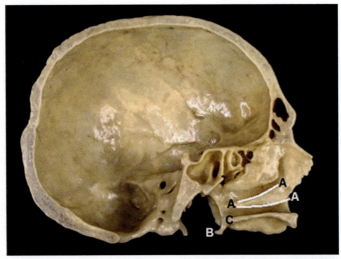

FIGURA 19 Vista lateral interna do crânio. A: concha nasal inferior; B: hâmulo pterigoide; C: espinha nasal posterior. Fonte: arquivos do professor João Paulo M. Issa (Laboratório de Anatomia da FORP-USP).

sutura palatina mediana, centralmente posicionada na porção média da face e escavada pelo maior dos seios paranasais, o seio maxilar. As maxilas articulam-se com os ossos frontal, lacrimais, nasais, conchas nasais inferiores, vômer, esfenoide, etmoide, palatinos e zigomáticos. O corpo desse osso, no qual está situada a cavidade pneumática, projeta-se para outros ossos, por meio de seus processos de acordo com o osso com o qual se articula, sendo eles o frontal, o zigomático, o palatino e o alveolar. A sutura palatina transversa separa o processo palatino da maxila da lâmina horizontal do osso palatino.

No palato ósseo são encontrados o forame incisivo, pelo qual passa o nervo nasopalatino e vasos associados, e os forames palatinos maior e menor, pelos quais passam, respectivamente, os nervos palatinos maior e menor. No indivíduo vivo, o processo palatino da maxila e lâmina horizontal do osso palatino compõem o palato duro, apresentando uma fibromucosa firmemente aderida a essa estrutura óssea, apresentando implicações clínicas, como a difusão do anestésico durante procedimentos anestesiológicos nessa região. O forame incisivo no vivente apresenta-se recoberto pela papila incisiva, devendo ela ser aliviada na confecção de próteses totais superiores para não causar dor ao paciente.

No corpo da maxila é encontrado o forame infraorbital pelo qual passam os vasos e nervos infraorbitais e representa um importante acidente anatômico para a anestesia por bloqueio do nervo infraorbital.

Imediatamente abaixo ao forame infraorbital e posterior e superiormente aos caninos superiores, encontra-se uma depressão de forma ovoide, denominada fossa canina.

A estruturação óssea da maxila, em linhas gerais, apresenta aspecto morfológico menos denso ao da mandíbula, facilitando portanto a administração de anestesias locais do tipo infiltrativa e extrações dentais quando comparadas às do arco inferior. A maxila também apresenta diferentes densidades de acordo com a região analisada, o que determina as diferentes vias de propagação de infecções dentárias. Na região posterior do corpo da maxila, a face infratemporal, encontra-se uma elevação posterior ao último molar irrompido, denominada tuberosidade maxilar. Esta tuberosidade é fenestrada, o que permite a passagem de nervos e vasos alveolares superiores posteriores, servindo portanto como ponto de referência anatômico para a anestesia do nervo alveolar superior posterior.

Em ambos os arcos, são encontradas irregularidades na estrutura óssea, definidas pelas

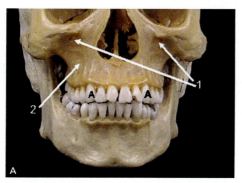
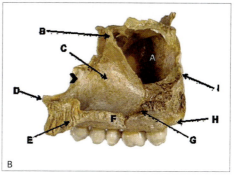

FIGURA 20 (A) Vista anterior do osso maxila. 1: forames infraorbitais; 2: fossa canina; A: dentes caninos superiores. (B) Vista medial do osso maxila. A: seio paranasal da maxila; B: sulco lacrimal; C: corpo da maxila (face nasal); D: espinha nasal anterior; E: forame incisivo; F: processo palatino; G: sutura palatina transversa; H: processo alveolar; I: tuberosidade maxilar. A cabeça de seta preta indica a crista conchal da maxila. Fonte: arquivos do professor João Paulo M. Issa (Laboratório de Anatomia da FORP-USP).

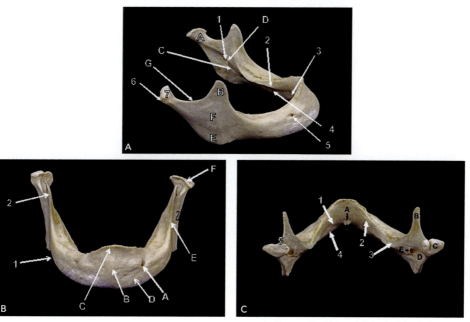

FIGURA 21 (A) Vista laterossuperior do osso mandíbula. A: fóvea pterigóidea; B: processo coronoide; C: sulco milo-hióideo; D: língula mandibular; E: ângulo da mandíbula; F: ramo da mandíbula; G: incisura mandibular; 1: forame mandibular; 2: porção do alvéolo mandibular; 3: fóvea sublingual; 4: fóvea submandibular; 5: forame mental; 6: processo condilar; 7: cabeça da mandíbula (notar que o processo condilar apresenta a cabeça da mandíbula). (B) Vista anterior do osso mandíbula. A: forame mental; B: protuberância mental; C: as eminências alveolares; D: tubérculo mental; E: linha oblíqua da mandíbula; F: cabeça da mandíbula; 1: ângulo da mandíbula; 2: processo coronoide da mandíbula. (C) Vista posterossuperior do osso mandíbula. A: processo geniano ou espinhas genianas; B: processo coronoide; C: processo condilar; D: colo mandibular; E: forame mandibular; 1: linha milo-hióidea; 2: fóvea sublingual; 3: trígono retromolar; 4: fóvea submandibular; 5: incisura da mandíbula. Fonte: arquivos do professor João Paulo M. Issa (Laboratório de Anatomia da FORP-USP).

elevações das raízes dentais, sendo essa alteração mais acentuada na raiz dos dentes caninos superiores, denominada eminência canina (Figura 20).

Osso mandíbula

A mandíbula é o osso em forma de ferradura, ímpar e que apresenta o maior volume e robustez dos ossos encontrados no terço médio do crânio, unida a ele pela articulação temporomandibular.

Didaticamente, é dividida em duas porções, o corpo e o ramo mandibular, onde situam-se diferentes acidentes anatômicos que serão descritos a seguir (Figura 21A).

Em vista anterior da mandíbula, observa-se uma elevação óssea na porção média do corpo mandibular, imediatamente abaixo dos incisivos inferiores, denominada protuberância mental. Esta protuberância é bem saliente em indivíduos do sexo masculino, sendo que medianamente nesta estrutura identifica-se a sínfise mandibular, local preenchido por fibrocartilagem e que representa o ponto de união das duas hemimandíbulas nas idades mais precoces.

Ainda em vista anterior, mas seguindo para a posterior, especificamente entre as raízes do primeiro e segundo pré-molares, encontra-se o forame mental que permite a passagem de vasos e nervos. Esse acidente anatômico tem grande importância clinicocirúrgica em procedimentos mais invasivos no arco inferior, portanto, dependendo do procedimento a ser executado, há necessidade de realizar avaliações de imagem para correta localização dessa estrutura (Figura 21B).

A estrutura do corpo mandibular apresenta-se bem desenvolvida para poder alocar as raízes dos elementos dentais do arco inferior, principalmente em crianças, em que é necessário espaço para alocar a dentição permanente. Além disso, a organização morfológica da estrutura óssea depende do acometimento de algum distúrbio osteometabólico e a densidade óssea variável pode determinar vias de propagação de infecções dentárias, determinando, portanto, a formação de fístulas e abscessos.

O ramo da mandíbula corresponde à porção ascendente da porção posterior do corpo dessa estrutura, configurando uma zona de inserção de diferentes músculos, que serão descritos em outros capítulos. A margem anterior é de aspecto afilado e ascendentemente finaliza-se no processo coronoide. Partindo da região apical do processo coronoide, medialmente à porção anterior do ramo, destaca-se a crista temporal, que representa uma importante estrutura anatômica para anestesia do nervo alveolar inferior. Imediatamente abaixo ao processo anteriormente descrito, encontra-se a linha oblíqua, que permite a união do corpo ao ramo da mandíbula.

A estrutura óssea na região posterior do ramo da mandíbula apresenta-se mais espessa, compreendendo inferiormente o ângulo da mandíbula até superiormente o processo condilar. Na região do ângulo da mandíbula, encontra-se uma elevação óssea denominada tuberosidade massetérica, região submetida a grande demanda funcional por ser a zona de inserção do feixe superficial do músculo masseter. O processo condilar é formado pelo colo e pela cabeça da mandíbula, sendo que a borda curva que se situa entre o processo condilar e coronoide denomina-se incisura mandibular. Uma concavidade triangular é encontrada inferiormente à cabeça da mandíbula, denominada fóvea pterigóidea.

Medialmente, na face interna e mediana do corpo da mandíbula, identificam-se as espinhas genianas que configuram uma zona de inserção dos músculos gênio-hioide e genioglosso (Figura 21A e C).

Na face interna do corpo mandibular, identifica-se a linha milo-hióidea, de onde partem as fibras do músculo milo-hióideo em direção central para a rafe milo-hióidea. Acima da linha milo-hióidea, encontra-se a fóvea sublingual, que aloja a glândula sublingual e, abaixo dessa linha, a fóvea submandibular que aloja a glândula submandibular (Figura 21A e C).

Na região mais distal, posterior ao último molar inferior irrompido, encontra-se o trígono retromolar, que é recoberto pela papila retromolar no vivente. Essa região é muitas vezes acometida por quadros de pericoronarite, geralmente em situações em que a coroa desse elemento dental apresenta-se parcialmente irrompida na cavidade bucal (Figura 21C).

Internamente ao ramo mandibular, encontra-se um orifício centralmente posicionado denominado forame da mandíbula, por onde passam o nervo e vasos alveolares inferiores. Esse orifício representa a porta de entrada do canal alveolar que seguirá por todo o corpo da mandíbula, tendo uma trajetória mais medial em seu início e mais lateralizada ao longo desse percurso. A entrada desse canal é protegida por uma projeção óssea denominada língula da mandíbula, onde o ligamento esfenomandibular está inserido. Um pequeno sulco, denominado sulco milo-hióideo orienta-se anterior e inferiormente a partir do forame da mandíbula, sendo também percorrido pelos vasos e nervo milo-hióideo (Figura 21A,C).

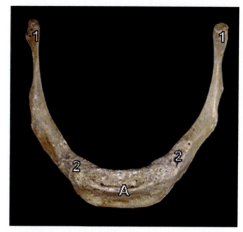

FIGURA 22 Vista anterossuperior do osso hioide. A: corpo do osso hioide; 1: corno maior; 2: corno menor. Fonte: arquivos do professor João Paulo M. Issa (Laboratório de Anatomia da FORP-USP).

Osso hioide

O osso hioide está localizado na região do pescoço, na altura da terceira vértebra cervical, portanto, não faz parte do crânio. Ele desenvolve-se a partir do segundo arco faríngeo, com início na quarta semana gestacional, e não se articula com nenhum outro osso, estando preso ao crânio apenas por músculos e ligamentos. Morfologicamente, o osso hioide é composto por três porções: corpo, corno maior e corno menor.

O corpo do hioide corresponde a uma projeção óssea recurva e retangular, com face anterior convexa e posterior côncava; na região anterior inserem-se os músculos milo-hióideo, gênio-hióideo, esterno-hióideo, omo-hióideo, tíreo-hióideo e estilo-hióideo.

O corno maior representa uma extensão óssea bilateral que se projeta para trás, para cima e lateralmente auxiliando, na sustentação da laringe. Nesta região estão inseridos o músculo constritor médio da faringe e o músculo extrínseco da língua (denominado hioglosso).

O corno menor corresponde a duas projeções ósseas pequenas e cônicas presentes na junção do corpo com os cornos maiores. O músculo constritor médio da faringe está fixado à face posterior e lateral dos cornos menores. Os ligamentos estilo-hióideos estão fixados no ápice destes cornos menores e se ossificam à medida que a idade avança (Figura 22).

BIOMECÂNICA DO ESQUELETO CRANIOFACIAL

A organização estrutural dos ossos do crânio é determinada por fatores intrínsecos, estabelecendo, portanto, os diferentes padrões morfológicos desses ossos. Diante de uma determinada força de pressão ou tração, os ossos respondem de modo a direcionar essa força incidente e também a utilizar a menor quantidade de tecido possível nessa resposta, assim, modelações na estrutura óssea podem ocorrer em função das cargas envolvidas. A fratura óssea ocorre quando a força incidente for maior que a resposta elástica do osso.

No crânio existem regiões de maior fragilidade óssea e regiões de maior espessamento ósseo. Como a organização óssea é composta de região cortical e trabecular, em níveis variados dependendo da estrutura analisada, vale ressaltar que, principalmente no osso esponjoso, a orientação dessas trabéculas é intensamente influenciada pelas forças envolvidas. Um exemplo da organização estrutural mandibular é o crânio referente à ação dessas forças no osso trabecular, em que a trabécula do ósseo do corpo mandibular assume orientação vertical, em função principalmente dos movimentos de abertura e fechamento mandibular, sendo que a organização trabecular óssea do ramo da mandíbula assume orientações mais inclinadas em função dos movimentos de lateralidade e deslocamentos anteriores e posteriores.

As forças incidentes no crânio são oriundas principalmente das ações musculares, em especial daqueles que possuem morfologia característica de potência, como o masseter. Paralelamente às ações musculares, o crânio, especialmente o osso occipital, deve suportar as ações advindas da coluna vertebral, principalmente com o objetivo de permitir a correta ancoragem e sustentação dessas estruturas ósseas.

Definindo-se no neurocrânio e no viscerocrânio os ossos com áreas de maior e menor resistências, destacam-se:

- Ossos de maior resistência: occipital, processo mastoide (porção petrosa), temporal, esfenoide e frontal (processo zigomático).
- Ossos de menor resistência: frontal (porção orbital), etmoide (lâmina cribriforme), seio esfenoidal, fossa mandibular e fossa cerebelar do occipital.

Zonas de maior resistência na maxila

No esqueleto facial são encontradas três zonas de maior resistência, ou seja, o osso trabecular é menos trabeculado, e o compacto é ainda mais compacto, sendo essas regiões denominadas pilar canino, pilar zigomático e pilar pterigóideo. Cada um desses pilares está unido por barras ou arcos ósseos de sustentação horizontal, garantindo o suporte necessário da estrutura.

Pilar canino

Como o próprio nome diz, tem início na região alveolar do canino e assume trajetória ascendente, contornando lateralmente a abertura piriforme, seguindo entre as paredes do seio maxilar e cavidade nasal até a região de processo frontal da maxila e finaliza-se na porção medial da margem supraorbital. Os pilares de sustentação horizontal dos pilares caninos são dados pelos arcos nasais, um mais superior e outro mais inferior à região de abertura piriforme (Figura 23).

Pilar zigomático

Este pilar também recebe a denominação de acordo com a origem do arco zigomático, iniciando-se na região alveolar do primeiro molar superior e caminhando pela crista infrazigomática, processo zigomático da maxila, corpo do osso zigomático, processo frontal do osso zigomático e finaliza-se no processo zigomático do osso frontal. Ele une-se ao pilar canino, por meio das bordas supra e infraorbital, e à base do crânio pelo arco zigomático (Figura 23).

Pilar pterigoide

Seu nome advém do fato de ser praticamente constituído pelo processo pterigoide do osso esfenoide. Inicia-se no alvéolo do terceiro molar superior, passando na sequência pelo processo pterigoide do osso esfenoide, por meio do processo piramidal do osso palatino e, por fim, conecta-se à base do crânio.

Esses três pilares de sustentação finalizam-se no palato duro, que representa uma viga horizontal de sustentação óssea desses três pilares bilateralmente (Figura 23).

Zonas de menor resistência na maxila

Na maioria dos casos, as zonas de menor resistência são perpendiculares às zonas de maior resistência, no crânio, elas envolvem vários ossos. Em 1901, Renné Le Fort estudou cabeças intactas de cadáveres, aplicando forças de magnitudes e direções variadas, e concluiu que as fraturas poderiam ser classificadas em três tipos: Le Fort I, II e III.

- Fratura Le Fort I: de padrão horizontalizado, estende-se imediatamente acima do ápice dos dentes até o processo pterigoide do

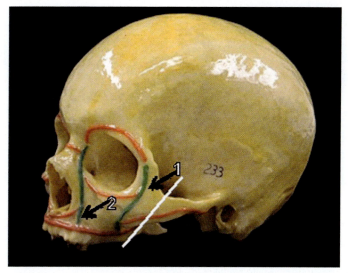

FIGURA 23 Zona de maior resistência da maxila, pilar zigomático (1), pilar canino (2), pilar pterigóideo (linha branca seguindo a orientação do processo pterigóideo). Observar pelas linhas as zonas de maior resistência da maxila. As linhas horizontais (arco do palato ósseo, margem infra e supraorbital) fornecem suporte horizontal aos pilares verticais. Fonte: arquivos do professor João Paulo M. Issa (Laboratório de Anatomia da FORP-USP).

osso esfenoide, fraturando portanto os três pilares anteriormente descritos. Ocorre a fratura dos ossos vômer, palatinos e processos pterigóideos.
- Fratura Le Fort II (fratura piramidal): assemelha-se à fratura Le Fort I nas regiões laterais e posterior, contudo, na região anterior, ela ascende fraturando a margem inferior da órbita, separando assim o viscerocrânio do neurocrânio. Nela, os três pilares também são fraturados.
- Fratura Le Fort III: mais cranial em relação às demais, por isso, é também chamada de disjunção craniofacial, pois o viscerocrânio é separado do neurocrânio. Ocorre fratura dos pilares da maxila, com comprometimento das paredes lateral e medial da órbita, trajetando-se pela sutura frontozigomática.

Zonas de maior resistência na mandíbula

Estruturalmente, a mandíbula é mais bem adaptada a suportar as cargas incidentes, com duas estruturas corticais espessas e um trabeculado bem organizado, em função das cargas oclusais incidentes, além da ação da articulação temporomandibular e muscular, especialmente os músculos da mastigação. As trajetórias mandibulares são: mentual, basilar, alveolar e temporal.

Trajetória mentual

Esta trajetória busca resistir às forças posicionadas nos ramos mandibulares em relação ao centro mandibular. Desse modo, o mento torna-se uma região reforçada por trabéculas com o mínimo espaçamento e osso cortical bem rígido (Figura 24).

Trajetória basilar

Seu nome deve-se ao fato de ela se estender do mento até o côndilo mandibular, passando anteriormente pelo ramo da mandíbula. Essa trajetória justifica a densa espessura do corpo mandibular, permitindo anular as forças compressoras incidentes na mandíbula.

Trajetória alveolar

Na verdade, apresenta-se no plural, como trajetórias alveolares. São divididas em dois tipos,

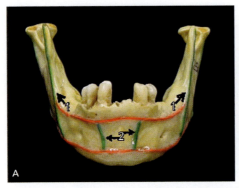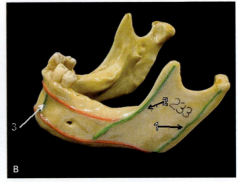

FIGURA 24 (A) Zonas de maior resistência da mandíbula em vista anterior. 1: trajetória temporal; 2: zona de reforço do mento (trajetória mentual). As linhas vermelhas definem a região de reforço horizontal de união das trajetórias temporal e mentual. (B) Zonas de maior resistência da mandíbula em vista lateral. 1: trajetória basilar; 2: trajetória temporal; 3: trajetória mentual. As linhas vermelhas definem a região de reforço horizontal de união das trajetórias temporal, basilar e mentual. Fonte: arquivos do professor João Paulo M. Issa (Laboratório de Anatomia da FORP-USP).

de acordo com os acidentes anatômicos, nos quais são encontradas a trajetória oblíqua e a trajetória milo-hióidea. As forças oclusais são transmitidas ao osso alveolar através de uma articulação tipo gonfose, representada pelo ligamento periodontal. Esse direcionamento da força incidente ao osso alveolar desloca um vetor de força em direção externa, representado pela trajetória oblíqua e outro vetor de força de direção interna, representado pela trajetória milo-hióidea, sendo que ambas as trajetórias se finalizam no côndilo mandibular (Figura 24A e B).

Trajetória temporal

Esta trajetória, como o próprio nome indica, é definida pela tração do músculo temporal. O espessamento da estrutura óssea inicia-se do processo coronoide e prolonga-se anteriormente e para baixo até o corpo mandibular (Figura 24).

Zonas de menor resistência na mandíbula

Estruturalmente, a mandíbula apresenta-se mais fortificada quando comparada com a maxila, mas, assim como a última, apresenta pontos e zonas de maior fragilidade, sendo geralmente perpendiculares às linhas de força encontradas.

Como zonas de fragilidade, podem ser apontados o colo mandibular, região dos forames mentuais, e próximo à região dos dentes caninos e região do ângulo mandibular.

O colo mandibular tende a uma fratura, principalmente por conta das forças traumáticas verticalizadas advindas do mento.

A região de mento, com presença de vasos e nervos transitando em seus canais no corpo mandibular, representa uma zona de fragilidade dessa estrutura óssea. Associado a isso, tem-se a presença da raiz longa dos caninos inferiores.

A região do ângulo mandibular apresenta certa fragilidade, pois representa uma zona de transição da porção dental do corpo para o ramo da mandíbula.

BIBLIOGRAFIA

1. Dangelo JG, Fattini CA. Anatomia humana sistêmica e segmentar. 3. ed. São Paulo: Atheneu; 2007.
2. Figun ME, Garino RR. Anatomia odontológica funcional e aplicada. 2. ed. Porto Alegre: Artmed; 2003.
3. Rizzolo RJC, Madeira MC. Anatomia facial com fundamentos de anatomia sistêmica geral. 5. ed. São Paulo: Sarvier; 2016.
4. Teixeira LMS, Reher P, Reher VGS. Anatomia aplicada à odontologia. 2. ed. Rio de Janeiro: Guanabara-Koogan; 2008.

CAPÍTULO 3

Músculos relacionados à mastigação e à face

Eduardo Caldeira
João Paulo Mardegan Issa
Victor Augusto Ramos Fernandes

INTRODUÇÃO

Os músculos são estruturas adaptadas para produzirem movimento. Sua organização consiste basicamente de um ventre muscular e tendões, no caso da musculatura esquelética. No ventre muscular, parte ativa do músculo, encontram-se fascículos ou feixes contendo células ou fibras musculares (Figura 1). Nas fibras encontra-se a unidade funcional, chamada de miofibrila, com a presença de proteínas contráteis e motoras, actina e miosina. Todo músculo possui um conjunto de membranas de tecido conjuntivo chamadas de fáscias musculares, composto por: endomísio, que envolve cada célula muscular, perimísio, que envolve os feixes musculares, e epimísio, que envolve o músculo como um todo. O músculo de forma geral é classificado de acordo com as características de suas fibras, que são cardíacas, viscerais ou lisas e esqueléticas.

A musculatura lisa é involuntária e suas fibras contêm um núcleo central. Em seu citoplasma observam-se miofibrilas longitudinais, o que não o deixa com aspecto estriado e justifica o nome de músculo liso. Sua inervação se dá pelo sistema nervoso autônomo simpático e parassimpático. A função principal desse grupo muscular é manter os órgãos no local, enquanto produz movimento e principalmente propulsão (Figura 2).

As fibras musculares esqueléticas ou estriadas são consideradas voluntárias, ou seja, o músculo pode ser controlado por vontade do indivíduo. Cada fibra muscular possui múltiplos núcleos dispostos contra a membrana celular. Essas células são preenchidas por miofibrilas longitudinais cruzadas por bandas de estrias transversais, o que dá seu aspecto estriado ao exame microscópico (Figura 1). A musculatura estriada também está presente no coração, chamada especificamente de musculatura es-

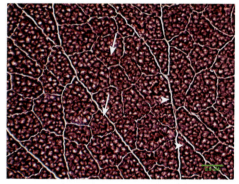

FIGURA 1 Corte histológico de músculo estriado esquelético, ventre muscular do gastrocnêmio de um rato (espécie *Wistar*). Objetiva de 20x. Corado em hematoxilina-eosina. As setas indicam as células ou fibras musculares; as cabeças de seta indicam os núcleos dispostos próximos à membrana celular da célula. Imagem cedida pelo professor Eduardo Caldeira (FMJ).

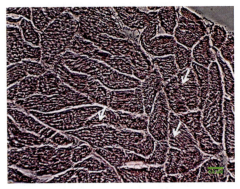

FIGURA 2 Diafragma em músculo liso de rato (espécie *Wistar*). Objetiva de 20x. As setas indicam a localização dos núcleos (roxo escuro). Lâmina corada por hematoxilina-eosina. Imagem cedida pelo professor Eduardo Caldeira (FMJ).

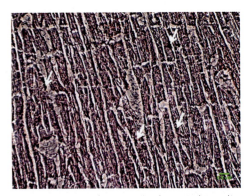

FIGURA 3 Miocárdio em músculo estriado cardíaco de ratos (espécie *Wistar*). Corte longitudinal. Objetiva de 20x. As setas indicam a localização dos núcleos (roxo escuro). Lâmina corada por hematoxilina-eosina. Imagem cedida pelo professor Eduardo Caldeira (FMJ).

triada cardíaca. Apresenta basicamente as mesmas características histológicas, contudo sua contração ocorre de forma involuntária (Figura 3).[1]

Em relação à ação dos músculos, eles podem ser classificados em agonistas, uma vez que têm como função movimentar em uma mesma direção. Já o antagonista movimenta para a direção oposta à posição original. Os músculos sinergistas atuam ajudando no movimento, e os estabilizadores ou fixadores atuam para manter o movimento correto e estável.

De forma geral, quatro músculos são considerados mastigatórios. Entre eles, três são levantadores ou supramandibulares, compostos pelos músculos masseter, temporal e pterigóideo medial. Um deles é considerado protrusor da mandíbula, o músculo pterigóideo lateral. Já os músculos depressores da mandíbula ou inframandibulares também auxiliam na mastigação.

Todos os músculos relacionados à mandíbula influenciam em sua posição e movimentação. De forma geral, os músculos masseter e pterigóideo medial atuam em forma de alça, movimentando a mandíbula de maneira superior e anterior. O músculo temporal traciona a mandíbula em um eixo predominantemente vertical, e o músculo pterigóideo lateral tem tração praticamente no eixo horizontal.

Na realidade, esses músculos não atuam individualmente, mas em grupo, tendo como fulcro a articulação temporomandibular (ATM)[1-9] (Figuras 4 a 7).

MÚSCULO MASSETER

É o músculo mastigatório mais superficial e possui forma retangular achatada de lateral para medial. Sua fixação ocorre no arco zigomático e na superfície externa do ramo mandibular (Figura 4A). Apresenta uma porção superficial e uma profunda (Figura 4B). É importante observar que a porção profunda do músculo masseter é inseparável da porção superficial do músculo temporal, o que torna difícil a dissecação de ambas as porções.

A porção superficial parte dos dois terços anteriores do arco zigomático, avançando em direção à região posterior desse arco, sendo que sua parte mais posterior não ultrapassa a sutura zigomático-temporal. Sua inserção ocorre inferiormente na região do ângulo da mandíbula (Figura 4). Esse músculo possui fibras bem inclinadas para posterior e inferior e externamente apresenta uma fáscia muscular espessa, que se origina no arco zigomático e vai até o terço médio do ventre muscular. Sua conformação segue o formato de um músculo multipe-

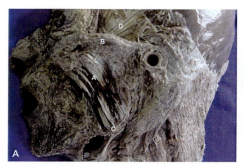
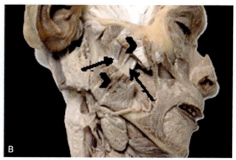

FIGURA 4 (A) Vista lateral. A: músculo masseter (feixe superficial); B; arco do osso zigomático; C: ângulo do osso da mandíbula; D: músculo temporal. (B) Imagem demonstrando o músculo masseter, porção profunda. As setas indicam a porção profunda do músculo masseter. Observar que as fibras musculares dessa porção têm origem na margem posterior do osso zigomático. As cabeças de seta indicam a porção superficial. Fontes: arquivos da FMJ e Laboratório de Anatomia da FORP-USP.

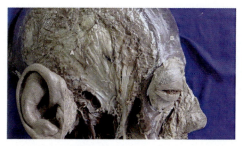
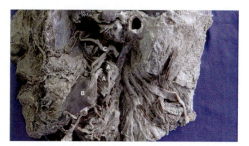

FIGURA 5 Vista lateral de músculo temporal recoberto pela fáscia temporal. A: músculo temporal; B: osso frontal. Fonte: arquivos da FMJ.

FIGURA 6 Vista lateral de músculo pterigóideo medial após remoção de parte da mandíbula. A: músculo pterigóideo medial; B: mandíbula; C: artéria maxilar. Fonte: arquivos da FMJ.

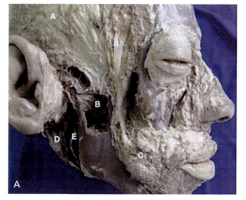
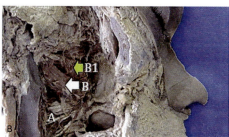

FIGURA 7 (A) Vista lateral da face. A: músculo temporal; B: músculo pterigóideo lateral (cabeça inferior); C: músculo bucinador; D: ventre posterior do músculo digástrico; E: músculo estilo-hióideo. (B) Músculo pterigóideo lateral, vista lateral focada na região de interesse. A: músculo pterigóideo medial; B1: cabeça superior do pterigóideo lateral; b: cabeça inferior do pterigóideo lateral. Fonte: arquivos da FMJ.

nado ou trançado, normalmente três tendões de origem para dois tendões de inserção. Essa conformação muscular curta aumenta sua secção funcional transversa, potencializando ainda mais a força muscular.

A porção profunda é observada apenas na região posterior do músculo. Anteriormente, as fibras das porções superficial e profunda são fundidas e dificilmente separadas em manobras cirúrgicas. Em casos de separação dessas duas porções, é comum observar o preenchimento por tecido conjuntivo frouxo.

As fibras musculares desta porção profunda originam-se na margem posterior do arco zigomático, com trajeto inferior e posteriormente onde se insere superiormente a região de inserção da porção superficial. Além disso, as fibras musculares dessa porção profunda fundem-se com as fibras mais superficiais do músculo temporal. Alguns estudos apontam para a formação de um complexo muscular chamado de músculo zigomático-mandibular.[1,2]

O músculo masseter apresenta inervação a partir de ramos massetéricos que penetram pela porção profunda do músculo. A artéria massetérica, ramo da artéria maxilar, e a veia massetérica seguem o mesmo trajeto dos ramos nervosos e irrigam e drenam esse músculo, respectivamente.

Como função principal, a parte superficial do músculo eleva e anterioriza a mandíbula com o intuito de ocluir os dentes. Por sua vez, sua parte profunda também auxilia na elevação da peça óssea. Clinicamente, este músculo mantém a oclusão dental estável.[1,8]

MÚSCULO TEMPORAL

É um músculo com formato de leque que apresenta fibras anteriores dispostas quase verticalmente e fibras posteriores mais horizontalizadas (Figura 5). Possui origem na região temporal, mais precisamente pouco acima das linhas temporais. Inferiormente, divide-se em duas lâminas que em parte se relacionam com a margem superior do arco zigomático e a maior parte segue entre o arco zigomático e a superfície lateral do crânio, convergindo para o ápice do processo coronoide da mandíbula onde se insere por dois tendões. Nesta região, o músculo se insere através de uma placa tendinosa que forma uma extensão do processo coronoide da mandíbula. As fibras musculares da superfície temporal do crânio se inserem na superfície medial desta placa e as fibras que chegam da fáscia temporal se inserem lateralmente nela. Esse arranjo forma um aspecto bipenado, tornando as fibras musculares mais curtas do que o demonstrado na maioria das ilustrações anatômicas. Entre estas lâminas, na região do arco zigomático, é comum a presença de vasos e tecido adiposo. O músculo temporal é o principal conteúdo da fossa temporal, que apresenta partes dos ossos parietal, osso temporal, osso frontal e parte do osso esfenoide.

Esse músculo apresenta uma densa fáscia muscular entremeada por fibras musculares, cuja função é a de promover efeito sinérgico à potência do músculo masseter.

A inervação do músculo temporal é fornecida pelo nervo temporal, ramo do nervo mandibular. Via de regra, este nervo compartilha fibras com o nervo bucal, separando-se deste depois da passagem entre as cabeças do músculo pterigóideo lateral que clinicamente deve ser objeto de atenção pelo operador. A irrigação ocorre a partir das artérias temporal média e profunda. A artéria temporal média é ramo da artéria temporal superficial. As artérias temporais profundas são ramos da artéria maxilar (Figura 8).

Com relação à função, esse músculo é um elevador da mandíbula. Suas fibras intermediárias possuem um efeito retrátil por conta de sua disposição oblíqua, formando um efeito roldana nesse movimento. Já sua parte posterior tem ação retrusora na mandíbula.[1,8]

MÚSCULO PTERIGÓIDEO MEDIAL

Este músculo está situado na face medial do ramo mandibular, sendo contraponto ao músculo masseter (Figura 6). Por também ser um músculo retangular cuja inserção ocorre no ramo mandibular, suas fibras musculares se originam

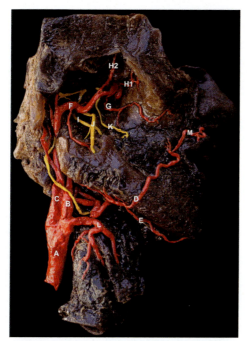

FIGURA 8 Vista lateral de artérias e nervos da face. A: artéria carótida comum; B: artéria carótida externa; C: artéria carótida interna; D: artéria facial; E: artéria submental; F: artéria maxilar; G: artéria bucal; H1: artéria alveolar superior posterior; H2: artéria temporal profunda; I: nervo lingual; J: nervo alveolar inferior; K: nervo bucal; L: artéria tireóidea superior; M: artéria labial superior. Imagem cedida por José Ari Gualberto Junqueira (FOA/Unesp).

na fossa pterigóidea, entre as lâminas lateral e medial do processo pterigóideo. Em casos de fraturas ósseas, a ação desse músculo pode intensificar o deslocamento e a separação dessas duas lâminas ósseas. As fibras musculares possuem uma inclinação de anterior para posterior e, em relação aos tendões, as fibras mais internas do músculo apresentam amplas fitas tendíneas. Em detalhe, podem-se observar três tendões de origem nesse músculo com as fibras musculares trançadas nessa região promovendo significativo aumento da força muscular. A fáscia muscular apresenta apenas uma fina película que a separa do músculo pterigóideo lateral. A atenção a essas características é necessária em procedimentos cirúrgicos e anestésicos nessa região.

A inervação ocorre pelo nervo pterigóideo medial, ramo do nervo mandibular, que segue seu trajeto logo após o forame oval. A artéria pterigóidea medial, ramo da artéria maxilar, irriga esse músculo e a drenagem venosa ocorre pelo plexo venoso pterigóideo.

Clinicamente, esse músculo sinergista do músculo masseter promove elevação e anteriorização da mandíbula, o que permite melhor alinhamento dental e maior força vertical durante a mastigação.[8]

MÚSCULO PTERIGÓIDEO LATERAL

Este músculo se dispõe horizontalmente e possui fibras musculares curtas. É composto por duas cabeças (Figura 7): a cabeça inferior alargada surge da parte externa da lâmina lateral do processo pterigóide; a cabeça superior é menor e tem origem na superfície infratemporal. As fibras da cabeça superior têm trajetos inferior, posterior e lateral. As fibras da cabeça inferior têm trajetos superior e lateral.

Parte das fibras superiores se insere na superfície anteromedial da cápsula articular da articulação temporomandibular, e o restante das fibras se insere na fóvea pterigóidea no colo da mandíbula. Funcionalmente, essas fibras que se inserem na cápsula articular têm ação protrusora e estabilizadora do disco articular da articulação temporomandibular.

A inervação desse músculo se dá por ramos do nervo massetérico ou bucal. A irrigação ocorre por ramos da artéria maxilar, e a drenagem venosa ocorre pelo plexo venoso pterigóideo.

Com relação às funções, esse músculo atua promovendo o deslizamento das cabeças da mandíbula anteriormente. Em ação concomitante com os músculos supra-hióideos, principalmente pelo músculo digástrico, a mandíbula roda com a abertura da boca. Quando esse músculo age isoladamente, ele movimenta o mento para o lado oposto em lateralidade, posição muito usada na prática protética.[1]

MÚSCULOS INFRAMANDIBULARES

Estes músculos estão localizados entre o crânio, a mandíbula e o osso hioide. De forma geral, suas funções são estabilizar, elevar ou abaixar o osso hioide e a laringe, bem como abaixar a mandíbula. São divididos em supra-hióideos e infra-hióideos.

Músculos supra-hióideos

Os supra-hióideos são os músculos digástrico, gênio-hióideo, milo-hióideo e o músculo estilo-hióideo (Figura 9). O músculo digástrico possui dois ventres musculares, um anterior e um posterior, conectados por um tendão intermediário. O ventre posterior tem origem no sulco medial ao processo mastoide, conhecido como incisura ou sulco mastoide. O tendão intermediário se fixa por uma roldana fibrosa no osso hioide, e o ventre anterior se fixa na fossa digástrica da mandíbula por uma parte muscular e uma parte tendinosa, próximo à borda inferior da mandíbula perto de seu plano mediano. O ventre posterior é mais longo quando comparado ao ventre anterior. O tendão intermediário não é fixo diretamente no osso hioide, mas fixo por feixes de fibras oriundas das fáscias cervicais, que por vezes apresenta também uma bursa interposta. Clinicamente, já foram descritas inflamações dessa bursa, o que normalmente causa dúvida diagnóstica, por conta de sua inconstância.

A inervação do músculo digástrico é dupla, sendo o ventre posterior inervado por ramos do nervo facial e o ventre anterior inervado pelo nervo milo-hióideo, ramo do nervo mandibular. Variações anatômicas podem ocorrer principalmente no ventre anterior do músculo digástrico, como conexões entre os dois ventres ou mesmo a presença de feixes musculares acessórios.

O músculo gênio-hióideo tem origem na região anterior da linha milo-hióidea, na superfície interna da mandíbula, incluindo a espinha

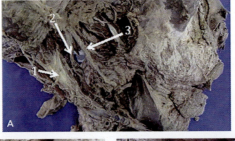

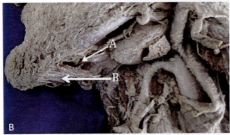
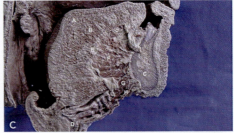

FIGURA 9 (A) Vista lateral dos músculos supra-hióideos e da língua. 1: ventre posterior do músculo digástrico; 2: músculo estilo-hióideo; 3: músculo estiloglosso (músculo da língua). (B) Vista lateral inferior dos músculos supra-hióideos. A: músculo milo-hióideo; B: ventre anterior do músculo digástrico. (C) Vista interna da língua. A: músculo longitudinal superior; B: músculo transverso da língua; C: mandíbula; D: osso hioide; E: septo da língua; F: músculo genioglosso; G: músculo gênio-hióideo; H: músculo milo-hióideo. Fonte: arquivos da FMJ.

mentual inferior através de um pequeno tendão. O trajeto de suas fibras é posterior e inferior, até chegar na superfície superior do osso hioide. Posteriormente, esse músculo se alarga, assumindo formato triangular. A inervação fica a cargo do nervo hipoglosso, que também recebe fibras nervosas do primeiro e do segundo nervos cervicais. Basicamente, a função desse músculo é mover o osso hioide superiormente e anteriormente, forçando a mandíbula posteriormente e para baixo.

O músculo milo-hióideo é funcional e morfologicamente classificado por alguns autores como assoalho da cavidade oral ou diafragma oral. As duas lâminas musculares são unidas no plano mediano por uma tira tendínea chamada rafe milo-hióidea. Esse músculo origina-se na linha milo-hióidea na superfície interna da mandíbula, e os feixes musculares mais posteriores acabam se fixando proximamente ao alvéolo dental do terceiro molar inferior. A lâmina muscular ligeiramente mais espessa na sua porção posterior tem trajetos inferior, anterior e medial quando se inserem no corpo do osso hioide. Essa disposição entre esse músculo e a mandíbula forma um local no qual se observa a parte profunda da glândula salivar submandibular. A inervação desse músculo fica sob responsabilidade do nervo milo-hióideo, ramo do nervo mandibular. Esses feixes nervosos têm trajeto acompanhando a artéria submentual. Em relação ao osso hioide, os feixes musculares mais posteriores promovem seu levantamento, somente se a mandíbula estiver fixa. Em caso do osso hioide estar fixo, por sua vez, a mandíbula se abaixa. As suas fibras anteriores não possuem ação sobre a mandíbula nem sobre o osso hioide, apenas estabilizam a forma do assoalho bucal e elevam a língua.

Em relação ao músculo estilo-hióideo, ele origina-se da superfície lateral e inferior do processo estiloide. Sua forma alongada e redonda converge anterior e inferiormente com o ventre posterior do músculo digástrico situando-se depois próximo à borda superior onde se relaciona com o tendão do músculo digástrico. Nesta região, o músculo estilo-hióideo se divide fixando-se no corno maior do osso hioide. A inervação desse músculo fica a cargo do nervo facial. Sua principal função é retrair o osso hioide e em segundo plano estabilizá-lo.

Músculos infra-hióideos

Estes músculos estão interpostos entre o osso hioide, a clavícula, o esterno e a escápula. Apesar disso, por participarem do processo de deglutição, serão descritos aqui alguns pontos importantes desses elementos. Esse grupo muscular é composto pelos músculos esterno-hióideo, omo-hióideo, esternotireóideo e tireo-hióideo. Os músculos esterno-hióideo e omo-hióideo ligam o osso hioide aos ossos esterno e escápula. Os músculos esternotireóideo e tireo-hióideo relacionam respectivamente o osso esterno com a cartilagem tireoide e a cartilagem tireoide com o osso hioide.

De forma geral, os músculos infra-hióideos agem movendo o osso hioide e a laringe inferiormente ou em conjunto com o músculo estilo-hióideo, mantendo o osso hioide estável. Clinicamente, isso é importante para processos de deglutição e fonação. A inervação geral dos músculos infra-hióideos ocorre a partir do primeiro, do segundo e do terceiro pares de nervos cervicais. Apenas o músculo tireo-hióideo recebe inervação do nervo hipoglosso.[2]

Antes da descrição dos músculos faciais, é necessário comentar sobre o músculo platisma. Ele tem relação com o acrômio da escápula e com a margem inferior da mandíbula. Na maioria dos casos, ultrapassa esse limite e também o da clavícula e da articulação esternoclavicular. Sua inervação fica sob responsabilidade de ramos do nervo facial e também de ramos advindos das alças nervosas cervicais. A função desse músculo é elevar a pele do pescoço. Clinicamente, existe a hipótese de sua função ajudar no retorno venoso nessa região do pescoço.[1,2]

MÚSCULOS FACIAIS

Da mesma forma, por se relacionarem intimamente com os músculos da mastigação, a seguir serão descritos alguns pontos importantes a respeito dos músculos faciais, também conhecidos como músculos da mímica ou expressão facial.

Esse grupo muscular inervado por ramos do nervo facial tem como característica principal seu arranjo superficial em relação à pele (Figura 10). Normalmente, eles se fixam à pele, mas em alguns casos possuem uma relação óssea. Na pele geram a formação de sulcos ou pregas (Figura 11). Entre estes sulcos, os principais são o nasolabial e o labiomental. Com o avanço da idade, eles tornam-se mais proeminentes por conta da perda da elasticidade tegumentar. Os sulcos são pontos de referência para a prática de cirurgias plásticas. Entre os músculos da mímica, tem-se o platisma, cuja forma laminar cobre a maior parte lateroanterior do pescoço (Figura 12). Sua borda posterior parte do acrômio da escápula, chegando no ângulo da mandíbula. Sua borda anterior vai da articulação esternoclavicular até a região mentual, aderindo à margem inferior da mandíbula, bem como algumas fibras se entrelaçam com os músculos relacionados aos lábios e ao músculo bucinador. Inferiormente, esse músculo passa pela clavícula, de forma que algumas fibras chegam a se inserir na pele infraclavicular; sua inervação fica a cargo de um ramo descendente do nervo facial. Alguns autores citam a contribuição de alguns ramos da alça nervosa cervical auxiliando na inervação também desse músculo. O músculo transverso mentual também é descrito como um músculo da mímica. Normalmente, esse músculo está contínuo com as fibras do músculo abaixador do ângulo da boca, inclusive atuando em conjunto com esses músculos, abaixando o ângulo bucal. O músculo abaixador do ângulo da boca se origina no corpo mandibular e suas fibras se convergem, inserindo no ângulo da boca.

Em relação aos músculos mais superficiais (Figura 13), é possível citar o zigomático menor, o zigomático maior, o músculo elevador ou levantador do lábio superior e o músculo levantador do lábio superior e da asa do nariz. O músculo levantador do lábio superior origi-

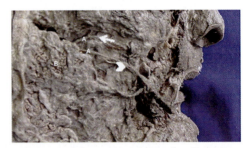

FIGURA 10 Vista lateral do nervo facial. A: nervo facial (ramo zigomático indicado pela seta e ramo bucal, indicado pela cabeça de seta); B: glândula parótida. Fonte: arquivos da FMJ.

na-se de uma linha na região frontal da maxila lateralmente ao osso zigomático. Alguns autores primariamente incluíam como parte desse músculo o levantador do lábio superior e da asa do nariz e o zigomático menor, visto que todos originam-se da mesma região. Contudo, atualmente, são estudados como músculos diferenciados. Estes músculos têm trajeto inferior, chegando na região de transição entre a pele e a mucosa do lábio superior, inclusive algumas fibras se entrelaçam também com o músculo orbicular da boca. Em detalhe, algumas fibras do músculo levantador do lábio superior e da asa do nariz se fixam na pele nasal ao redor da asa do nariz. A ação dos três músculos é elevar o lábio superior, o ângulo da boca e a asa do nariz.

Ainda sobre os músculos da mímica, o músculo zigomático maior tem origem no processo temporal do osso zigomático, com trajeto inferior ao músculo zigomático menor. Sua inserção ocorre próxima ao ângulo da boca e sulco nasolabial, entrelaçando suas fibras com o músculo orbicular da boca e com o tecido conjuntivo presente na mucosa dos lábios. Sua ação é mover o ângulo da boca superior e lateralmente (Figura 13).

O músculo risório é também um músculo facial, tem origem na fáscia do músculo masseter e converge para o ângulo da boca, inserindo-se na pele e na mucosa labial. Ele movimenta o ângulo da boca lateralmente. Em um plano mais profundo, pode-se observar o músculo

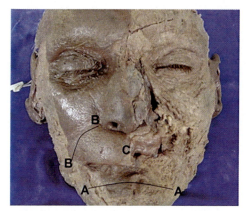

FIGURA 11 Músculos da face. A: sulco labiomental; B: sulco nasolabial; C: filtro. Fonte: arquivos da FMJ.

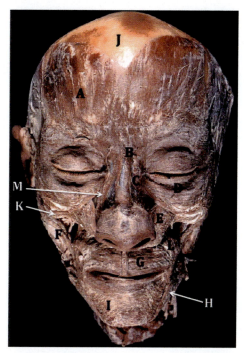

FIGURA 13 Músculos faciais. A: músculo occipitofrontal ventre frontal; B: músculo prócero; C: músculo nasal. D: músculo orbicular do olho; E: músculo levantador do lábio superior; F: músculo zigomático maior; G: músculo orbicular da boca; H: músculo abaixador do ângulo da boca; I: músculo mentual; J: aponeurose epicrânica; K: músculo zigomático menor; L: músculo levantador do ângulo da boca; M: músculo levantador do lábio superior e da asa do nariz. Fonte: Laboratório de Anatomia da FORP-USP.

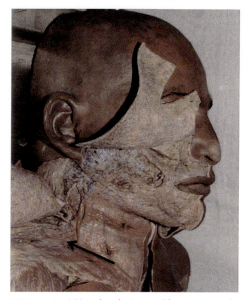

FIGURA 12 Músculo platisma. Observar a pele rebatida para cima, evidenciando o músculo (seta). Fonte: Laboratório de Anatomia da FORP-USP.

levantador do ângulo da boca, podendo também ser nomeado de elevador do ângulo da boca, tendo origem no corpo da maxila, mais precisamente na fossa canina abaixo do forame infra-orbitário e inserindo-se na pele e na mucosa do lábio inferior (Figura 14). Sua principal função é elevar o ângulo da boca. Inferiormente, localiza-se o músculo abaixador do ângulo da boca, cuja origem ocorre acima da borda inferior da mandíbula e insere-se junto com as fibras do músculo levantador do ângulo da boca e na pele da mesma região. A função principal deste músculo é abaixar e medializar o ângulo bucal. Nesta região inferior, em um plano mais profundo, encontra-se também o músculo abaixador do lábio inferior. Tem origem próxima aos músculos platisma e transverso mentual, e sua inserção ocorre na pele e na mucosa do lábio

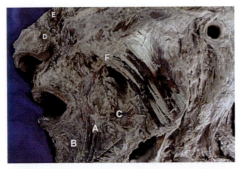

FIGURA 14 Vista lateral de músculos da face. A: músculo abaixador do ângulo da boca; B: músculo abaixador do lábio inferior; C: músculo risório; D: músculo nasal; E: músculo prócero; F: músculo zigomático maior. Fonte: Arquivos da FMJ.

inferior acima do sulco labiomentual. Sua ação principal é abaixar o lábio e lateralizá-lo.

O músculo mentual tem origem na fossa mentual e a partir daí segue medialmente em direção à pele da região mentual. A função principal desse músculo é elevar a pele da região mentual e realizar a eversão do lábio inferior (levanta e vira o lábio inferior para fora). Ainda em relação a esses músculos faciais, tem-se o bucinador. Este músculo forma uma placa muscular dando forma à bochecha, sendo sua origem em um ligamento que se estende do hâmulo do processo pterigóideo até a região da crista temporal, posterior ao terceiro molar. Este ligamento chama-se rafe pterigomandibular onde também se origina o músculo constritor superior da faringe. Após essa origem, continua-se pela fossa retromolar e segue pela linha oblíqua da mandíbula. Clinicamente, essa região é importante para procedimentos de bloqueio anestésico regional da mandíbula. Sua inserção ocorre no ângulo da boca na membrana mucosa da bochecha e se entrelaça nos músculos dessa região. Sua principal função é lateralizar e posteriorizar o ângulo da boca e manter a bochecha estável durante a deglutição e a fonação.

O músculo orbicular da boca, também conhecido como esfíncter oral, é considerado uma única unidade funcional pois suas fibras superiores e inferiores ficam restritas apenas a uma região, intercalando-se no plano mediano, inclusive alguns feixes se fixam no septo nasal. Sua função principal é promover o fechamento dos lábios, pressionando-os contra os dentes e até mesmo evertendo-os. Também ocorre a presença dos músculos incisivos superior e inferior. Estes músculos são profundos, tendo origem no processo alveolar da mandíbula e da maxila, seguindo lateralmente em direção ao músculo orbicular da boca. Alguns autores reportam uma função clínica pouco expressiva em relação ao vestíbulo bucal, diminuindo sua profundidade.

O músculo nasal também é descrito como um músculo facial, tendo origem nas eminências alveolares dos dentes incisivo lateral e canino, seguindo superior e medialmente em direção à pele da asa do nariz. Esse músculo possui duas: inferior ou alar e superior ou transversa. Sua ação principal é comprimir a asa do nariz. Superiormente a esse músculo, na região da órbita, encontra-se o músculo orbicular do olho, de forma similar ao orbicular da boca, essas fibras musculares podem ser chamadas de esfíncteres palpebrais. O músculo orbicular do olho é dividido em porções palpebral e orbital. Sua origem é próxima ao ângulo medial do olho, no processo frontal da maxila e osso lacrimal, partindo para a pele da região lateral do olho.

Na parte mais medial da porção orbital do músculo orbicular do olho, pode-se observar o músculo corrugador do supercílio. Suas fibras partem da crista lacrimal do processo frontal da maxila e se inserem na pele na região da sobrancelha; sua função é abaixar a extremidade medial do supercílio, atuando em conjunto com outros músculos do nariz – como o músculo nasal, ou levantador do lábio superior e da asa do nariz, enruga a pele sobre o dorso do nariz. O músculo prócero tem origem no osso nasal, com trajeto superior, inserindo-se na região da pele na glabela; sua ação é abaixar a extremidade medial do supercílio, atuando em conjunto com outros músculos do nariz – como o músculo nasal, ou levantador do lábio superior e da asa do nariz, enruga a pele sobre o dorso do nariz. O músculo nasal é caracterizado por feixes de fibras oblíquas, com origens acima e lateral à fossa incisiva da maxila e da asa do nariz. A sua inserção é observada no dorso e nas imediações do ápice do nariz. Esse músculo tem como função promover a dilatação do nariz. Tanto o músculo prócero quanto o nasal são inervados por ramos bucais do nervo facial.

O músculo corrugador do supercílio tem como função enrugar a pele da região entre a sobrancelha e a raiz do nariz, formando pregas verticais na pele. Possui direção horizontal e partindo do osso frontal segue em direção à pele da sobrancelha lateralmente. Alguns músculos também fazem parte do escalpo ou couro cabeludo: os músculos auriculares anterior, superior e posterior. Apesar de vestigiais, podem mover a orelha externa. Normalmente, o que possui maior ação é o músculo auricular posterior, que move o pavilhão auricular para posterior. Por fim, citam-se outros quatro músculos, em pares, sendo o frontal e o occipital com um tendão comum, conhecido como gálea aponeurótica, que cobrem a calvária craniana e formam o músculo do epicrânio. Estes músculos em conjunto atuam levantando as sobrancelhas e formam rugas horizontais na pele da região da fronte.[1,2,8]

BIBLIOGRAFIA

1. Sicher H, DuBrul EL. Anatomia oral. 8. ed. São Paulo: Artes Médicas; 1991.
2. Testut L, Latarjet A. Tratado de anatomia humana. Vol. I-V. 9. ed. Barcelona: Salvat; 1959.
3. Wolf-Heidegger G. Atlas de anatomia humana. 6. ed. Rio de Janeiro: Guanabara-Koogan; 2006.
4. Gardner E, Gray DJ, O' Rahilli R. Anatomia – estudo regional do corpo humano. 4. ed. Rio de Janeiro: Guanabara-Koogan; 1988.
5. Fehrenbach MJ, Herring SW. Anatomia ilustrada da cabeça e pescoço. 2. ed. Barueri: Manole; 2004.
6. McMinn RMH, Hijtchings RT, Logan BM. Atlas colorido de anatomia da cabeça e do pescoço. 3. ed. Porto Alegre: Artes Médicas; 2005.
7. Johnson DR, Moore WJ. Anatomia para estudantes de odontologia. 3. ed. Rio de Janeiro: Guanabara-Koogan; 1999.
8. Madeira MC. Anatomia da face. 7. ed. São Paulo: Sarvier; 2010.
9. Netter FH. Atlas de anatomia humana. 4. ed. Rio de Janeiro: Elsevier; 2008.

CAPÍTULO 4

Articulação temporomandibular

Rogério Leone Buchaim

INTRODUÇÃO

A maioria dos autores define a articulação temporomandibular (ATM) como uma articulação sinovial condilar ou elipsoide, pelo formato anatômico das superfícies ósseas que participam de sua formação. É constituída por elementos redutores de atrito, como cartilagem articular, líquido sinovial (sinóvia) e membrana sinovial, além de elementos que promovem estabilidade como a cápsula articular, ligamentos intra e extra-articulares e disco articular.

A ATM é bilateral, portanto um dos lados não pode movimentar-se sem a atuação concomitante do outro (lado oposto). Ainda deve-se lembrar que a ATM é uma articulação "dependente", pois depende da oclusão e do posicionamento dos dentes. Distúrbios funcionais ou patológicos dessa "articulação interdental" são capazes de alterar a integridade dos elementos constitutivos da ATM, gerando uma relação de interdependência entre elas.

De modo geral, pode-se definir a ATM como um conjunto de estruturas anatômicas que permitem que a mandíbula execute vários tipos de movimentos, com o auxílio dos músculos da mastigação e seus auxiliares. É importante destacar que, além da ATM e dos músculos, outras estruturas importantes estão relacionadas e compõem o sistema estomatognático, como vasos, nervos e dentes.

RELAÇÕES COM ESTRUTURAS VIZINHAS

- Lateralmente: relaciona-se com a artéria transversa da face e os ramos temporais do nervo facial. Outros elementos identificáveis nessa região são os vasos temporais superficiais e o nervo auriculotemporal, ramo do nervo mandibular (V_3).
- Medialmente: relaciona-se com estruturas que preenchem a fossa infratemporal (ou zigomática), por exemplo, músculo pterigóideo lateral, artérias maxilar e meníngea média, plexo venoso pterigóideo, nervos alveolar inferior, lingual, auriculotemporal e corda do tímpano. Fraturas de côndilo, que podem acontecer em quedas com traumas na região mentoniana, podem tracionar esse côndilo, por ação do músculo pterigóideo lateral, para regiões mais profundas da fossa infratemporal, gerando rompimentos de vasos sanguíneos e consequentemente hemorragias.
- Posteriormente: entra em contato com o meato acústico externo e a glândula parótida.
- Superiormente: é separada da fossa craniana média por uma fina camada de tecido ósseo, pois não é uma parte de suporte da pressão funcional na mastigação. Por ser fina essa parede, traumas na região mentoniana

poderiam levar à penetração do côndilo para a cavidade craniana e consequentemente a lesões encefálicas, mas geralmente ocorre a fratura do côndilo da mandíbula.

CARACTERÍSTICAS PARTICULARES DA ARTICULAÇÃO TEMPOROMANDIBULAR

A ATM apresenta algumas características que a diferencia das demais articulações sinoviais do corpo humano, como:

- A mandíbula é um osso ímpar, por isso apresenta duas ATM, que geram um movimento simultâneo e bilateral.
- Ao invés de utilizar o termo cartilagem articular para o revestimento das superfícies ósseas voltadas para a articulação (do osso temporal e da mandíbula), o termo mais correto seria revestimento articular, pois na realidade o tecido que envolve as superfícies ósseas é conjuntivo fibroso, sem vasos sanguíneos, que poderiam gerar um derrame intra-articular.
- A ATM possui um disco articular entre os ossos temporal e mandíbula, de natureza fibrocartilagínea, que promove melhor ajuste entre os ossos discordantes, proporcionando maior estabilidade para os movimentos mandibulares, além de funcionar como um amortecedor de impacto.
- Dentes mal posicionados ou ausentes podem levar a alterações na ATM, pelo fato de exercerem uma relação interdependente.

ELEMENTOS CONSTITUINTES DA ARTICULAÇÃO TEMPOROMANDIBULAR

Os componentes da articulação temporomandibular podem ser separados didaticamente da seguinte maneira:

- Elementos ósseos.
- Revestimento articular.
- Disco articular.

- Cápsula articular.
- Membrana sinovial.
- Ligamentos.

Elementos ósseos

Os componentes ósseos da ATM são o côndilo da mandíbula e a fossa mandibular do osso temporal. O primeiro tem formato de elipse, também denominado de processo condilar da mandíbula, situado na cabeça da mandíbula. A fossa mandibular do osso temporal é limitada anteriormente pela eminência articular (também conhecida como tubérculo articular anterior) e posteriormente pelo processo retroarticular (também conhecido como tubérculo articular posterior).

Os côndilos são duas saliências em forma de elipse situadas nos ramos da mandíbula, em suas porções superior e posterior. A cabeça da mandíbula é unida ao ramo por um segmento estreito, com leve inclinação frontal, que recebe o nome de colo da mandíbula, onde existe uma depressão anteromedial denominada fóvea pterigóidea, que presta inserção para a cabeça inferior do músculo pterigóideo lateral. O côndilo apresenta duas extremidades ou polos (medial e lateral) em suas porções laterais, que são importantes, pois servem para inserção do disco articular, o que faz que esse disco acompanhe os movimentos no sentido anteroposterior da mandíbula.

A fossa mandibular do osso temporal apresenta-se como uma depressão de profundidade variável, que de anterior para posterior vai da eminência articular até o meato acústico externo e, no sentido laterolateral, estende-se do arco zigomático até a espinha do esfenoide. A fissura petrotimpânica divide essa fossa em duas partes, e apenas a anterior é um elemento articular (Figura 1).

Revestimento articular

De maneira geral, as superfícies ósseas que entram em contato em uma articulação sinovial são revestidas por uma camada de cartilagem

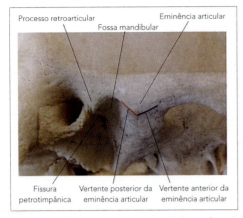

FIGURA 1 Elementos ósseos constituintes da articulação temporomandibular.

hialina, que tem como função proteger o tecido ósseo, além de tornar essas superfícies lisas, diminuindo o atrito entre elas. Na ATM isso não acontece, pois o revestimento é feito por um tecido fibroso com pouquíssimas células cartilagíneas tanto na superfície articular do osso temporal quanto na mandíbula, conferindo maior capacidade de resistir aos impactos e aos deslocamentos que ocorrem principalmente durante os movimentos mandibulares no sentido laterolateral.

Esse tecido conjuntivo fibroso sofre menos desgaste e, ao mesmo tempo, é menos suscetível aos efeitos do envelhecimento que a cartilagem hialina, além de apresentar maior capacidade de regeneração quando comparado à cartilagem hialina. A espessura desse revestimento é diferente nas superfícies ósseas, praticamente ausente no fundo da fossa mandibular, mas pode ser visto na vertente posterior da eminência articular (espessura de aproximadamente 0,5 mm) e na vertente anterior do côndilo mandibular (espessura de aproximadamente 2 mm). Nessas áreas, ocorre a maior parte da incidência de forças mastigatórias, com necessidade de maior proteção, já que o côndilo não exerce força diretamente na fossa mandibular.

Como esse tecido não possui vasos nem nervos, não é afetado por processo inflamatório ou cicatricial. Assim como as demais estruturas articulares, sua nutrição é realizada pelo líquido sinovial, por embebição.

Disco articular

Como explicado anteriormente, o disco da ATM permite melhor ajuste dos ossos que se articulam (temporal e mandíbula), promovendo maior estabilidade, além de funcionar como um amortecedor de impacto. Sua constituição é de cartilagem do tipo fibrosa (fibrocartilagem), a mesma do menisco no joelho. O disco articular pode ser comparado, no seu formato, a uma lente bicôncava com duas faces ou, para simplificar, ao formato de uma hemácia sanguínea.

Sua porção central é mais delgada (1-2 mm), e sua região periférica, mais espessa (3-4 mm). A região central do disco é desprovida de vasos sanguíneos e também de inervação, sendo o local ideal para suportar as pressões mais elevadas durante a mordida e a mastigação. Nessa área, as fibras colágenas constituintes do tecido conjuntivo denso que formam o disco adotam um direcionamento anteroposterior. A parte periférica, coberta pela membrana sinovial, é vascularizada e inervada, não sendo o local ideal para o recebimento de forças. As fibras colágenas apresentam disposição circular na área mais espessa da periferia.

O disco fica inserido nos polos medial e lateral do côndilo mandibular pelos ligamentos discais medial e lateral, o que permite que ele acompanhe os deslocamentos da mandíbula durante sua movimentação. Além disso, toda a área periférica está conectada à cápsula articular.

Os tecidos localizados posteriormente ao disco (tecidos retrodiscais) são constituídos por duas lâminas da zona bilaminar e do coxim retrodiscal, preenchendo esse espaço entre elas. A lâmina superior é constituída por um tecido conjuntivo rico em fibras elásticas, que devem exercer um efeito retrátil no disco. A lâmina inferior curva-se inferiormente ao lado do côndilo, fundindo-se à cápsula, e insere-se no colo da mandíbula, formada por fibras conjuntivas, que contêm vascularização e inervação, portanto, não devem ser comprimidas.

Entre as lâminas da zona bilaminar, existe um sistema vascular que preenche o espaço articular quando o disco movimenta-se em direção anterior nos movimentos da mandíbula. Esse preenchimento de sangue permite um deslocamento mais suave da mandíbula, ajudando a evitar movimentos irregulares e descompassados.

Na região anterior, o disco relaciona-se com a cápsula articular e também com a cabeça superior do músculo pterigóideo lateral. Essa ligação com o músculo permite que nos movimentos de retorno do côndilo à posição original, após uma abertura bucal, a contração da cabeça superior auxilie ao retorno suave do disco junto ao côndilo para a região central da fossa mandibular.

O disco separa a cavidade articular em dois compartimentos: o supradiscal (maior), entre o disco e o osso temporal; e o infradiscal (menor), entre o disco e o côndilo mandibular. As duas apresentam líquido sinovial e, em raras ocasiões, existe um orifício central que leva a uma comunicação entre as duas cavidades.

Acredita-se que o desprendimento patológico do disco de algumas de suas inserções seja a principal causa dos ruídos e crepitações articulares, que são ouvidos externamente e também pelo cirurgião-dentista no exame físico; em casos mais graves, quando o disco não está inserido de suas ligações, ele poderá produzir o bloqueio da articulação, limitando a abertura bucal.

Uma análise histológica da estrutura desse disco identifica fascículos conjuntivos entrecruzados em todas as direções, misturados a um pequeno número de fibras elásticas e células conjuntivas. Apenas em suas faces articulares observam-se algumas células cartilagíneas disseminadas irregularmente. Para os clássicos, é uma fibrocartilagem avascular não reparável e análoga ao menisco do joelho (Figura 2).

Cápsula articular

Como as articulações sinoviais apresentam líquido no seu interior, elas devem ser envoltas totalmente para que não haja extravasamento.

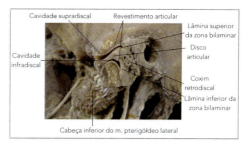

FIGURA 2 Peça anatômica demonstrando elementos constituintes da ATM, gentilmente cedida por José Ari Gualberto Junqueira (FOA/Unesp) e modificada pelo autor.

A cápsula articular, responsável por essa função, é formada de tecido fibroso, mas frouxo, para possibilitar a ampla movimentação da articulação. Ela fixa-se superiormente no osso temporal e inferiormente no colo da mandíbula.

Ela é formada por feixes dispostos em dois planos:

- Superficial: de fibras longas e espessas, que se estendem entre as superfícies ósseas.
- Profundo: de fibras curtas, que formam os ligamentos intrínsecos da ATM (discal medial e lateral) e permitem delimitar as cavidades supra e infradiscal.

Por conta dessa disposição, os elementos que passam pela fissura timpanoescamosa, como o nervo corda do tímpano, são extra-articulares. As partes anterior e lateral se aderem ao disco, enquanto a face posterior é menos aderente e os tecidos retrodiscais confundem-se.

A cápsula articular apresenta rica inervação e vascularização. A inervação sensitiva inclui a propriocepção, feita principalmente pelos ramos do nervo mandibular (nervos auriculotemporal, massetérico e temporal profundo posterior). Essa inervação proprioceptiva fornece informações sobre a posição espacial e movimentos da articulação ao encéfalo, isso ajuda muito ao cirurgião-dentista, principalmente em casos de confecção de próteses totais, pois a memória proprioceptiva dos músculos e das estruturas da ATM permite a obtenção da dimensão vertical de repouso mesmo em indivíduos desdentados há longo tempo.

Sua vascularização também é abundante, feita principalmente pela artéria timpânica anterior (ramo da primeira porção da artéria maxilar) e pela artéria temporal superficial (ramo terminal da artéria carótida externa).

Membrana sinovial

A membrana sinovial é um tecido conjuntivo frouxo, composto de fibras colágenas, vascularizado e presente na superfície interna da cápsula articular, sem a revestir totalmente. Fica localizada principalmente em regiões fora dos locais de possível compressão feita pelo côndilo mandibular em seus deslocamentos e é encontrada nas duas cavidades, a supra e a infradiscal.

Sua principal função é produzir o líquido sinovial (ou sinóvia). Semelhante ao plasma sanguíneo, esse líquido promove a lubrificação das estruturas internas da articulação, reduzindo o atrito das peças ósseas, além de auxiliar nos processos de reparação, nutrição e defesa. Por conta da presença de ácido hialurônico na composição, a sinóvia apresenta-se viscosa.

Como as estruturas da ATM são majoritariamente avasculares, evitando derrames intra-articulares nos movimentos mandibulares, a função do líquido sinovial ocorre de forma análoga ao suprimento sanguíneo.

A cavidade supradiscal (ou temporodiscal) contém aproximadamente 1,2 mL de líquido sinovial, auxiliando principalmente nos movimentos de translação da ATM. A cavidade infradiscal (ou mandibulodiscal) contém aproximadamente 0,9 mL de líquido sinovial, auxiliando principalmente nos movimentos de rotação. No caso de perfuração do disco, existe uma comunicação entre ambas as cavidades.

Ligamentos

Os ligamentos servem basicamente como elo entre as estruturas ósseas que se articulam, atuando também como limitadores da amplitude de movimento. São constituídos de tecido conjuntivo fibroso denso modelado, com presença de fibras colágenas e elásticas. São classificados em dois grupos:

- Ligamentos intrínsecos: localizam-se no interior da articulação, ou seja, dentro da cápsula articular. Na ATM, são os ligamentos discais medial e lateral, descritos anteriormente.
- Ligamentos extrínsecos: localizam-se externamente à cápsula articular. O verdadeiro ligamento da ATM é o temporomandibular, que têm como acessórios o esfenomandibular e o estilomandibular.

O ligamento temporomandibular é de difícil diferenciação em relação à cápsula articular, pois suas fibras misturam-se e ele funciona como um reforço para a cápsula, principalmente no movimento de abertura máxima bucal. Ele possui duas camadas, sendo que a interna limita a amplitude dos movimentos de retrusão da mandíbula por sua posição horizontal. Partindo do repouso, é possível realizar somente uma retrusão de 1 a 3 mm, preservando as estruturas localizadas posteriormente ao disco articular (tecidos retrodiscais). Como esses tecidos possuem inervação, retrusões forçadas ou de maior amplitude, pode haver desconforto e dor. A camada externa é feita de fibras oblíquas, inclinadas verticalmente, que atuam principalmente na limitação de abertura bucal. Esse ligamento apresenta inserções no arco zigomático e no colo da mandíbula.

Os ligamentos esfenomandibular e estilomandibular são considerados acessórios, pois estão distantes da ATM. O primeiro origina-se na espinha do esfenoide (próxima à abertura do forame espinhoso) e se insere na língula da mandíbula. Ele protege artéria, veias e nervo alveolar inferior, que passam pelo forame da mandíbula. Amplos ligamentos podem dificultar a técnica anestésica de bloqueio regional do nervo alveolar inferior. O ligamento estilomandibular origina-se no processo estiloide do osso temporal e insere-se no ângulo da mandíbula. Funcionalmente, atua limitando os movimentos de protrusão mandibular.

Alguns autores também consideram a existência do ligamento pterigomandibular, uma lâmina fibrosa pouco desenvolvida que se estende do hâmulo pterigóideo ao trígono retromolar. Revestido por mucosa, esse ligamento demarca a prega pterigomandibular, ponto de reparo essencial para a correta anestesia do nervo alveolar inferior. Configura um local de inserção comum para os músculos bucinador e constrictor superior da faringe, participando da formação de uma cinta muscular, juntamente com o músculo orbicular da boca, que evita a inclinação vestibular dos dentes anteriores (Figura 3).

IRRIGAÇÃO E INERVAÇÃO DA ARTICULAÇÃO TEMPOROMANDIBULAR

A irrigação da ATM é feita por ramos das artérias temporal superficial (transversa da face), maxilar (timpânica anterior e meníngea média), carótida externa (auricular posterior e faríngea ascendente) e facial (palatina ascendente).

Com relação à inervação, a cápsula articular, os ligamentos e a membrana sinovial apresentam grande quantidade de fibras nervosas. Três ramos do nervo mandibular inervam a cápsula da ATM. O nervo auriculotemporal inerva as partes posterior, medial e lateral da ATM, o nervo massetérico, a parte anterior da ATM, e o nervo temporal profundo posterior, a região anterolateral da cápsula. As terminações nervosas livres (receptores da dor) são encontradas em toda extensão da cápsula. Além disso, a cápsula apresenta inervação proprioceptiva (descrita anteriormente).

DINÂMICA DA ARTICULAÇÃO TEMPOROMANDIBULAR

O crânio humano, assim como a ATM, passou por várias modificações por conta do posicionamento bípede, em relação aos quadrúpedes, que, por exemplo, possuem o forame magno na região posterior do crânio. O posicionamento do forame magno na região inferior do crânio levou a modificações morfológicas e funcionais da ATM.

A abertura bucal nos quadrúpedes ocorre em charneira, somente em um eixo, sem risco

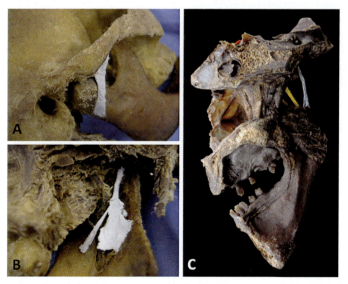

FIGURA 3 Ligamentos da articulação temporomandibular. (A) temporomandibular; (B) esfenomandibular; (C) estilomandibular. Peças anatômicas preparadas e gentilmente cedidas por José Ari Gualberto Junqueira (FOA/Unesp).

de comprometer estruturas nobres presentes na região cervical, como artéria carótida, veia jugular e nervo vago. No homem, a abertura bucal máxima em charneira levaria a um comprometimento dessas estruturas por compressões do ângulo da mandíbula sobre elas. Esse fato também levou a modificações morfológicas e funcionais na ATM.

A articulação exerce uma abertura em charneira inicialmente, mas tem um deslocamento anterior até sua abertura máxima, preservando as estruturas nobres cervicais. Os principais movimentos mandibulares são:

- Abertura e fechamento: realizados no sentido superoinferior.
- Lateralidade direita e esquerda: realizada no sentido laterolateral.
- Protrusão e retrusão: realizadas no sentido anteroposterior.
- Circundução: movimento que combina os citados anteriormente. A circundução exercida pela ATM leva alguns autores a classificá-la como triaxial, mas vale a pena lembrar que o côndilo mandibular possui forma de elipse e não de esfera. Somente as articulações esferoides (ou cotílicas), como as existentes no ombro e no quadril, possibilitam a realização de circundução mais correta.

A seguir, estão descritos os eventos mandibulares com as correspondentes ações musculares:

- Em repouso, o posicionamento da mandíbula permite um espaço entre os dentes superiores e inferiores de aproximadamente 2 a 4 mm, denominado espaço funcional livre. Essa acomodação fornece um alívio para as estruturas articulares e é possível por conta de uma acomodação viscoelástica dos músculos mastigadores.
- Ao fechar a boca, os dentes entram em oclusão central, com o máximo de intercuspidação entre os dentes. Para que esse movimento ocorra, torna-se necessário realizar a contração dos músculos elevadores da mandíbula: masseter, temporal (fibras anteriores e médias) e pterigóideo medial. Nesse momento, o côndilo fez somente um movimento de rotação, girando sobre seu próprio eixo, sem se deslocar no sentido anteroposterior, ocorrido somente no espaço infradiscal.
- A partir desse momento, ao levar a mandíbula posteriormente (em retrusão), atinge-se a posição de relação central, na qual o côndilo ocupa a posição mais superior e anterior na fossa mandibular. O deslocamento posterior não forçado é restrito a uma pequena distância (de 1 a 3 mm), pois é limitado pela ação das fibras profundas do ligamento temporomandibular. Para essa retrusão, ocorreu a ação das fibras posteriores do músculo temporal. Como ocorreu um movimento do côndilo no sentido anteroposterior, houve uma translação, executada no espaço supradiscal.
- O movimento de abertura bucal ocorre inicialmente por rotação do côndilo mandibular sobre seu próprio eixo, concomitantemente com a ação dos músculos abaixadores da mandíbula, principalmente por ação do músculo digástrico, auxiliado pelos músculos milo-hióideo e gênio-hióideo. Além deles, destaca-se que, para a abertura bucal, é necessário haver a estabilização do osso hioide pela ação conjunta do músculo estilo-hióideo com os músculos infra-hióideos (esterno-hióideo, omo-hióideo, esterno-tireóideo e tíreo-hióideo). Esse evento acontece até a abertura interoclusal de aproximadamente um dedo (2 cm). Em seguida, para proteção das estruturas nobres do pescoço, inicia-se o deslocamento da mandíbula anteriormente (protrusão) até a abertura bucal máxima. Esse evento ocorre por movimento combinado de rotação e translação do côndilo mandibular (também chamado de transrotação), e com atuação dos músculos anteriormente citados, adicionando-se a ação da cabeça inferior dos músculos pterigóideos laterais de ambos os lados.
- A partir da abertura bucal máxima, levando a mandíbula superior e anteriormente,

combinando protrusão e elevação, chega-se à posição de protrusão máxima. Para isso, houve somente rotação do côndilo mandibular, com ação dos músculos elevadores da mandíbula (masseter, temporal e pterigóideo medial).

- Para retornar a mandíbula à posição inicial de repouso, é preciso vencer a barreira dos incisivos superiores. Logo, além da retrusão, é realizado um movimento de abaixamento e posterior elevação da mandíbula, realizado por translação do côndilo junto às ações musculares.

Ao desenhar um gráfico com os limites máximos dos movimentos anteriormente citados, surge o envelope de Posselt (estudioso alemão que descreveu pela primeira vez os movimentos). É lógico que na mastigação diária habitual os limites extremos não são atingidos, com restrição a uma pequena área, chamada área intrabordejante.

Da mesma forma que são descritos os movimentos no plano sagital, podem ser os planos frontal e transversal (ou horizontal). Por exemplo, no plano frontal, a partir de uma posição de oclusão central, pode-se levar a mandíbula para a lateralidade máxima do lado direito. Este movimento ocorre por contração unilateral do músculo pterigóideo lateral esquerdo. Em seguida, leva-se a mandíbula para a abertura máxima pela ação conjunta dos músculos abaixadores da mandíbula (digástrico, milo-hióideo e gênio-hióideo), músculos infra-hióideos e estilo-hióideo, além da cabeça inferior do músculo pterigóideo lateral. Na sequência, desloca-se a mandíbula para lateralidade máxima do lado esquerdo, por ação conjunta dos músculos elevadores da mandíbula associados ao músculo pterigóideo lateral direito. Para se retornar a posição inicial, contraem-se os músculos elevadores da mandíbula, conjuntamente ao músculo pterigóideo lateral esquerdo.

No plano transversal (ou horizontal), a partir da posição inicial de oclusão, leva-se a mandíbula para a lateralidade direita, com os mesmos eventos citados anteriormente. Em seguida, movimenta-se para a protrusão máxima, depois lateralidade esquerda e retorno à posição original. Como os movimentos são principalmente de lateralidade e protrusão, ocorre a ação essencial dos músculos pterigóideos laterais.

Vale relembrar que movimentos habituais de fala e mastigação não atingem a borda extrema, mas ficam limitados a uma pequena área intrabordejante. Pode-se descrever também o movimento de Bennett. Ao realizar o ciclo mastigatório, deslocando-se a mandíbula para o lado em que se localiza o bolo alimentar, esse lado passa a ser chamado de lado de trabalho ou de Bennett (côndilo de trabalho), o outro lado passa a ser chamado de balanceio (ou não trabalho).

Se o alimento estiver do lado esquerdo da boca, com a mandíbula deslocada para a lateralidade esquerda, o côndilo esquerdo será o de trabalho, exercendo um pequeno movimento para fora (rotação vertical e translação lateral). Para isso, o osso hioide deve estar estabilizado (músculos infra-hióideos e estilo-hióideo), além de contração das fibras posteriores do músculo temporal esquerdo e músculos abaixadores da mandíbula. No côndilo direito (balanceio), existe um deslocamento para baixo, para a frente e para o plano mediano (rotação e translação). Para isso, o osso hioide estará estabilizado, com contração simultânea do músculo pterigóideo lateral direito.

BIBLIOGRAFIA

1. Coombs MC, Petersen JM, Wright GJ, Lu SH, Damon BJ, Yao H. Structure-function relationships of temporomandibular retrodiscal tissue. J Dent Res. 2017; 96(6):647-53.
2. Dangelo JG, Fattini CA. Anatomia humana sistêmica e segmentar. 3. ed. São Paulo: Atheneu; 2007.
3. Figun ME, Garino RR. Anatomia odontológica funcional e aplicada. 2. ed. Porto Alegre: Artmed; 2003.
4. Gardner E, Gray DJ, O' Rahilli R. Anatomia – estudo regional do corpo humano. 4. ed. Rio de Janeiro: Guanabara-Koogan; 1988.
5. Madeira MC. Anatomia da face. 7. ed. São Paulo: Sarvier; 2010.
6. Manfredini D, Segù M, Arveda N, Lombardo L, Siciliani G, Alessandro R, et al. Temporomandibular

joint disorders in patients with different facial morphology. A systematic review of the literature. J Oral Maxillofac Surg. 2016;74(1):29-46. Review.
7. Moore KL, Dalley AF, Agur AMR. Anatomia orientada para a clínica. 7. ed. Rio de Janeiro: Guanabara-Koogan; 2014.
8. Rizzolo RJC, Madeira MC. Anatomia facial com fundamentos de anatomia sistêmica geral. 5. ed. São Paulo: Sarvier; 2016.
9. Sicher H, Dubrul EL. Anatomia oral. 8. ed. São Paulo: Artes Médicas; 1991.
10. Teixeira LMS, Reher P, Reher VGS. Anatomia aplicada à odontologia. 2. ed. Rio de Janeiro: Guanabara-Koogan; 2008.

CAPÍTULO 5
Cavidade oral

Eduardo Caldeira
João Paulo Mardegan Issa
Victor Augusto Ramos Fernandes

A CAVIDADE

A cavidade oral está localizada na face, limitada anteriormente pelos lábios superior e inferior e lateralmente pela bochecha. Superiormente, encontram-se o processo palatino do osso maxilar, a lâmina horizontal do osso palatino e o palato mole; abaixo, nota-se o assoalho muscular da cavidade oral. Todos são revestidos por mucosa[1-4] (Figura 1).

A cavidade oral ou bucal comunica-se com o meio externo por uma fenda entre os lábios, conhecida como fissura labial ou rima bucal, e posteriormente com a faringe, através da região do istmo das fauces, compreendida pelos pilares ou arcos palatoglosso e palatofaríngeo. O limite posterior exato da cavidade oral se dá no arco palatoglosso, fato clínico importante, uma vez que delimita a área de atuação de diferentes especialidades médicas e odontológicas. O arco palatofaríngeo define, segundo alguns estudos, o istmo nasofaríngeo[1] (Figura 1).

A cavidade oral pode ser dividida em processo alveolar e vestíbulo bucal. No primeiro,

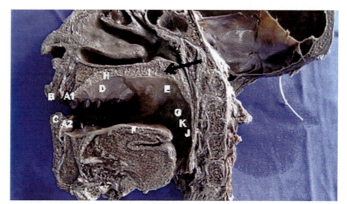

FIGURA 1 Vista interna da cavidade oral. A1: vestíbulo bucal superior; A2: vestíbulo bucal inferior; B: lábio superior; C: lábio inferior; D: mucosa do palato duro; E: mucosa do palato mole; F: superfície dorsal da língua; G: arco palatoglosso; H: osso palato duro; I: início do palato mole, a seta indica o terço posterior do palato; J: arco palato faríngeo; K: tonsila palatina. Fonte: arquivos da Faculdade de Medicina de Jundiaí (FMJ).

encontram-se os dentes articulados em gonfoses, ou seja, fixados em tecido fibroso nos alvéolos. No vestíbulo bucal, observa-se um espaço entre os lábios, as bochechas e os processos alveolares. Somado a isso, a maior parte da cavidade compreende o local no qual a língua repousa, conhecido como cavidade bucal, propriamente dita.

LÁBIOS

Os lábios superior e inferior apresentam músculos e glândulas recobertos por pele na parte externa e por membrana mucosa na parte interna. Externamente, na face, encontra-se o sulco nasolabial; superiormente a esse sulco, localiza-se a asa do nariz e, em um trajeto inferior, localiza-se o ângulo da boca. No terço médio do lábio superior, ocorre um sulco raso e vertical com pouca profundidade, relacionando-se com a base do nariz externo, chamado de filtro labial (Figura 2).

O lábio inferior é separado do mento por um sulco convexo (labiomentual), localizado superiormente ao mento (Figura 2). Os lábios superior e inferior estão conectados lateralmente pelo ângulo da boca, por uma região chamada comissura labial. Do sentido externo para o interno, a pele do lábio passa por uma transição conhecida como linha vermelha, ou linha de Klein, constituída de epitélio não queratinizado com numerosas papilas de tecido conectivo. Essa linha é característica apenas na espécie humana. Verifica-se uma proeminência na região central do lábio superior que forma o tubérculo do lábio superior; no lábio inferior, também é possível observar esse tubérculo, porém de menor tamanho. A pele do lábio apresenta características de tegumento, com a presença de glândulas sudoríparas, folículos pilosos e glândulas sebáceas.

A membrana mucosa dos lábios é coberta por epitélio estratificado não queratinizado, com presença de numerosas glândulas salivares menores. Normalmente, os lábios encontram-se fechados quando a mandíbula está na posição de repouso. A linha de contato dos lábios fica acima da linha dos dentes incisivos. O ângulo da boca pode ser observado entre os caninos e os primeiros pré-molares.

BOCHECHA

É o limite lateral do vestíbulo bucal, formada basicamente por uma parte móvel, o músculo bucinador (Figura 3A). É recoberta internamente por mucosa e externamente por pele, na região mais posterior, os músculos masseter e a glândula parótida se interpõem entre a mucosa bucal, o músculo bucinador e a pele. Internamente, a bochecha é limitada superiormente e inferiormente por uma reflexão da mucosa na região dos processos alveolares, essa região é conhecida como fórnice do vestíbulo (Figura 3B).

Posteriormente, a bochecha possui uma dobra que une os processos alveolares superior e inferior, que é elevada pela impressão da rafe pterigopalatina, uma tira tendinosa fixa superiormente ao hâmulo do processo pterigóideo e inferiormente ao trígono retromolar (Figura 3B).

A membrana mucosa da bochecha, de forma geral, é fixada à fáscia interna do músculo bucinador, permitindo que a mucosa permaneça plana em toda sua extensão. Nessa mucosa estão presentes também numerosas glândulas salivares menores. O ducto parotídeo abre-se na região próxima ao segundo molar superior; essa aber-

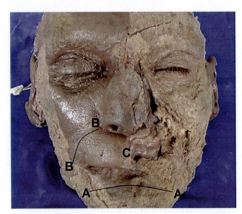

FIGURA 2 Vista anterior dos sulcos faciais. A: sulco labiomental; B: sulco nasolabial; C: localização do filtro labial. Fonte: arquivos da FMJ.

tura se dá em uma elevação variável, conhecida como papila parotídea (Figura 3B e C).

A bochecha possui relação com um corpo adiposo, conhecido clinicamente como coxim ou corpo adiposo de Bichat, que pode ser retirado para fins estéticos pelo procedimento cirúrgico conhecido como bichectomia. Esse corpo adiposo tem relação íntima com o músculo masseter e o bucinador (Figura 3D).

Vários autores o consideraram um músculo estabilizador, com ação durante o ato de sucção presente na fase de amamentação. No entanto, atualmente, é considerado um coxim de preenchimento e amortecedor durante o ato mastigatório.

VESTÍBULO BUCAL

Nesta região, a mucosa da bochecha faz uma reflexão e volta-se para os processos alveolares. Área conhecida como fórnice do vestíbulo, o tecido mucoso frouxo permite sua mobilidade, principalmente durante procedimentos cirúrgicos e exames clínicos. Percebe-se que essa mobilidade reduz-se gradativamente na região dos molares, por conta da diminuição da presença desse tecido conjuntivo. Essa mesma membrana mucosa alcança o colo dos dentes, sendo dividida em mucosa alveolar do vestíbulo e gengiva. A primeira possui textura mais fina, certa mobilidade e cor mais escura, decorrente da rica vascularização. A gengiva é firme e aderida, por conta da quantidade de tecido conjuntivo fibroso e a queratina, que também concede uma coloração mais clara para a área. Em uma gengiva saudável, observa-se a presença de pequenas depressões com aspecto de "casca de laranja", em decorrência do tecido conjuntivo fibroso e de sua forte fixação.

Entre os dentes, a gengiva forma as papilas interdentais. Entre os dentes anteriores, essa papila é proeminente, e na região dos dentes posteriores pode apresentar-se com a forma de um vale. Na região posterior, nos últimos molares superior e inferior, essa papila é bem nítida, sendo conhecida como papila retromolar.

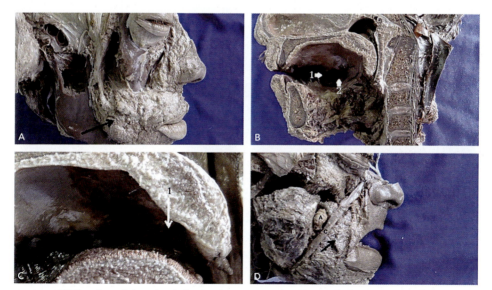

FIGURA 3 (A) Vista lateral do músculo bucinador. A seta indica o músculo bucinador. (B) Vista interna de hemicabeça humana. 1: papila do ducto parotídeo; 2: hâmulo pterigóideo. (C) Cavidade oral. 1: vista interna com aproximação do local do hâmulo pterigóideo. (D) Vista lateral da face. A: coxim adiposo da bochecha; B: músculo masseter; C: veia facial. A seta preta indica o músculo bucinador. Fonte: arquivos da FMJ.

Na região dos dentes incisivos centrais superior e inferior, a mucosa oral forma dobras em direção ao fórnice do vestíbulo, chamadas de freios labiais (Figura 4A e B). O freio labial superior é maior e mais resistente quando comparado ao inferior. Clinicamente, esses freios podem fixar-se próximos ao colo dental, provocando alterações na fixação da gengiva ou mesmo separação dos dentes incisivos, situação conhecida como diastema. Algumas dobras podem ocorrer também na região dos caninos e dos dentes pré-molares, conhecidos como freios laterais. Estes freios normalmente não apresentam feixes musculares nem grandes vasos sanguíneos, importante detalhe durante procedimentos cirúrgicos. [1-8]

ELEMENTOS DENTAIS

Como a maioria dos mamíferos, os humanos apresentam duas arcadas ósseas com a inserção de elementos anatômicos chamados dentes. A seguir, será feita uma breve consideração sobre as características dos dentes, contudo, é importante ressaltar que detalhes sobre essas estruturas são mais bem descritos em livros específicos de anatomia dental.

A primeira dentição, conhecida como decídua, é gradualmente trocada por uma dentição permanente ou sucedânea. Clinicamente, isso é necessário para adequar a posição dental ao crescimento ósseo mandibular e maxilar. A dentição temporária apresenta 20 dentes, com dez em cada arcada óssea. Os dentes nessa fase são: dois incisivos, um canino e dois molares em cada um dos lados de cada arcada. A dentição permanente é composta por 32 dentes, 16 em cada arcada: dois incisivos, um canino, dois pré-molares e três molares (Figuras 5 e 6).

O elemento dental é semelhante a uma estrutura óssea, porém mais forte e duro. A parte externa que se projeta na cavidade oral é formada pela coroa dental, que reveste a dentina com uma camada de esmalte. A raiz, por sua vez, está inserida nas cavidades ósseas, as quais também são conhecidas como alvéolos dentais. Essa região é envolta por uma camada de cemento que se relaciona diretamente com os ligamentos periodontais. Uma linha delimita a coroa dental da raiz, denominada colo ou região cervical. No dente, verifica-se uma cavidade na parte interna, conhecida como câmara pulpar ou coronária. Na região da coroa e na raiz, nota-se um prolongamento, denominado canal dentário ou radicular. Nesse local encontram-se fibras nervosas, tecido conjuntivo e feixes vasculares.

Por se tratar de uma especialidade anatômica, para o estudo do elemento dental é necessário entender alguns termos.[1]

Quanto à orientação:

- Apical: em direção ao ápice da raiz do dente.
- Axial: eixo maior do dente.
- Bucal: relativo à face dental voltada para a bochecha.

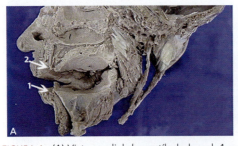 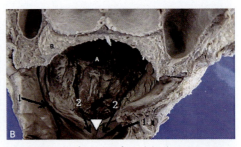

FIGURA 4 (A) Vista medial do vestíbulo bucal. 1: vestíbulo bucal inferior; 2: freio labial superior acima dos dentes incisivos. (B) Vista anterior interna do vestíbulo bucal. 1: vestíbulo bucal. A: assoalho da língua; B: osso maxilar. Observar que a língua, assim como parte do osso maxilar, foram removidos dessa peça. 2: abertura do ducto da glândula submandibular, local conhecido como carúncula sublingual. O triângulo indica o freio ou frênulo lingual. Fonte: arquivos da FMJ.

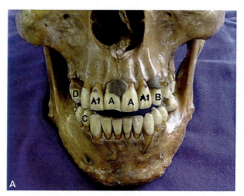
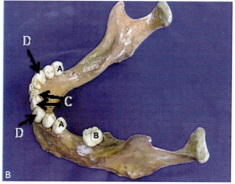

FIGURA 5 (A) Vista anterior da arcada dentária. A: incisivos; A1: incisivos laterais; B: canino; C: pré-molar; D: molar. (B) Vista superior da arcada dentária inferior. A: dentes pré-molares; B: dentes molares; C: dentes incisivos inferiores; D: caninos inferiores. Fonte: arquivos da FMJ.

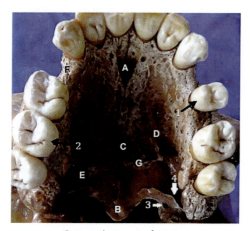

FIGURA 6 Osso palatino. A: forame incisivo; B: espinha nasal posterior; C: sutura palatina mediana; D: processo palatino da maxila; E: lâmina horizontal do osso palatino; F: alvéolo dental; G: sutura palatina transversa; 1: dente pré-molar; 2: dente molar; 3: forame palatino menor; 4: forame palatino maior. Fonte: arquivos da FMJ.

- Vestibular: voltada para o vestíbulo da boca.
- Lingual: relativo à face dental voltada para a língua.
- Palatina: relativo à face dental voltada para o palato.
- Labial: relativo à face dental voltada para os lábios.
- Cervical: relativo ao colo dental.

- Distal: além da linha mediana.
- Medial ou mesial: em direção à linha mediana.
- Incisal ou incisivo: borda de corte mastigatória incisiva (observação: os dentes caninos apresentam uma borda canina específica).
- Oclusal: superfície de trituração mastigatória dos dentes posteriores (pré-molares e molares).
- Proximal: relativo à face de contato com o dente na mesma arcada.

Quanto a termos anatômicos:

- Colo ou cérvix: linha que delimita a raiz da coroa.
- Cíngulo: arqueamento da coroa no terço cervical no lado vestibular dos molares decíduos ou lingual dos dentes anteriores.
- Área de contato: superfícies medial/mesial e distal.
- Coroa: parte do dente projetada para a cavidade oral.
- Cúspide: projeção do esmalte dental bem definida na região da coroa dental, comum em dentes posteriores.
- Ameias: espaço entre dois dentes que se abrem para fora do contato dental.
- Fissura: fenda entre as cúspides e cume destes.

- Fossa: canal ou depressão na coroa.
- Encaixe: fenda sem corte presente na coroa dental.
- Lóbulos: projeção próxima à borda incisiva.
- Cume: prolongamento de uma crista de esmalte.
- Raiz: parte do dente implantada na arcada óssea.
- Tronco da raiz: porção que une várias raízes à coroa dental.
- Tubérculo: semelhante à cúspide, contudo menor em tamanho.

A CAVIDADE ORAL PROPRIAMENTE DITA

Perifericamente, essa região é delimitada pelos processos alveolares. Seu teto é formado pelo processo palatino da maxila e lâmina horizontal do osso palatino (Figura 6). Posteriormente, é delimitada pelo palato mole. Seu assoalho é formado por músculos relacionados à língua. No limite da parte posterior, encontra-se o arco palatoglosso, cuja prega é formada pelo músculo palatoglosso (Figura 1).

No palato, a mucosa é fibrosa e bem aderida, o que dificulta a aplicação de procedimentos anestésicos nessa região. Também se observa o padrão de mucosa alveolar e gengiva, no entanto, sua divisão não é tão nítida, por ser bem fibrosa. Na porção anterior da região palatina, a mucosa é marcada por pregas, chamadas de rugas ou pregas palatinas transversas, que se direcionam para a rafe palatina, uma tira fibrosa que segue a sutura palatina mediana. Semelhante às impressões digitais, essas pregas são únicas em cada indivíduo. A rafe palatina, por sua vez, chega anteriormente em uma elevação chamada de papila incisiva, localizada posteriormente aos dentes incisivos centrais. Essa papila recobre a abertura da fossa incisiva e o canal nasopalatino, ponto de referência clínica para procedimentos anestésicos regionais.

O palato apresenta anteriormente, em sua submucosa, corpos de gordura e, posteriormente, glândulas salivares que formam uma extensa placa glandular. O limite para essas regiões ocorre normalmente na altura dos primeiros molares superiores. Pelos forames palatinos maiores e menores, localizados no osso palatino, emergem os ramos desses nervos, bem como os vasos sanguíneos palatinos descendentes. É importante observar que, nessa região posterior do palato, por haver maior presença de tecido conjuntivo frouxo, pode-se aplicar maior quantidade de líquido anestésico sem a necessidade de exercer pressão na aplicação.[1]

Verifica-se ainda o palato mole fixado nessa região posterior do palato. Dessa forma, o palato mole é constituído de tecido conjuntivo, fáscias e musculatura, observando também a presença de epitélio escamoso estratificado não queratinizado, o que explica a diferença de cor entre as mucosas do palato duro e do palato mole. Além disso, a rica vascularização do palato mole lhe confere uma cor mais escura, e podem ser encontradas numerosas glândulas salivares nas mucosas. No limite entre os palatos duro e mole, na porção central, pode-se observar uma pequena, mas proeminente, depressão chamada de fóvea palatina ou fóvea de Stieda. Nessa mesma linha, mais lateralmente, uma elevação pode ser palpada, trata-se da projeção do hâmulo do processo pterigóideo.[2] Cirurgicamente, em casos de extração do terceiro molar, essa região deve receber atenção especial, pois traumas podem causar perda de inserções musculares e a queda do tecido mole palatino.

Posteriormente, a borda livre do palato mole é duplamente côncava e na linha mediana encontra-se uma projeção, chamada de úvula palatina. A partir daí, a mucosa oral projeta-se para a região da faringe e passa a ser constituída de um epitélio respiratório típico, com células colunares pseudoestratificadas e ciliadas.

Inferiores ao término do palato mole estão os dois pilares, o palatoglosso e o palatofaríngeo. Entre eles, encontra-se a tonsila palatina (Figura 1), situada em um espaço triangular conhecido como fossa da tonsila palatina. A tonsila apresenta formato oval, com polos superior e inferior, faces lateral e medial e bordas anterior e posterior.

Na região da mandíbula, a mucosa oral mantém a mesma estrutura alveolar e gengival. Seu limite, como na face vestibular da maxila, é bem demarcado. Na face lingual da mandíbula, a gengiva termina abruptamente e a mucosa alveolar bem frouxa vai em direção ao assoalho bucal. Esse fato se dá por conta da necessidade da grande mobilidade da língua nessa região. Já na parte central, a mucosa apresenta uma prega que se fixa no ventre lingual. Medialmente, as pregas fimbriadas da língua e anteroinferiormente se fixam na mucosa alveolar da mandíbula, conhecida como freio lingual. Em ambos os lados do freio, apresenta-se uma elevação arredondada, a projeção da glândula sublingual. Nessa mesma região, pode-se encontrar uma crista, chamada prega sublingual, por onde se abrem os ductos das glândulas sublinguais. Ao final dessa crista medialmente, em outra elevação papilar, conhecida como carúncula sublingual, dá-se a abertura do ducto da glândula submandibular ou ducto de Wharton[1-8] (Figura 8C).

LÍNGUA

Estrutura relacionada a diversas funções: mastigação, deglutição, paladar e fonação. É composta por uma complexa massa muscular que fornece uma base para a realização de seus movimentos – responsáveis pela forma da língua e que acontecem por conta da presença dos líquidos encontrados no tecido e pela capacidade de contrair-se em três planos no espaço (Figura 7).

A língua apresenta musculatura intrínseca com arranjos musculares nos sentidos longitudinal, transversal e vertical (Figura 8B). A contração de todas essas fibras promove uma base de estabilidade para a língua. Quando as fibras transversais e verticais se contraem, promovem alongamento e afilamento com sua protrusão. A contração das fibras longitudinais, por sua vez, encurta e engrossa a língua. De qualquer forma, essa descrição se torna simples, visto que esses músculos atuam em conjunto, gerando movimentos ondulatórios de rodar ou enrolar. A língua desenvolve-se a partir de duas origens, sendo os dois terços anteriores do primeiro arco branquial e o terço posterior do segundo e terceiro arcos branquiais. O segmento anterior é suprido pelo ramo nervoso lingual do nervo trigêmeo e do nervo corda do tímpano. O segmento posterior é suprido pelo nervo glossofaríngeo e o ramo laríngeo superior do nervo vago[1] (Figura 8A e C).

Em relação à gustação, o dorso da língua responde pela região primária, sendo complementado por outras áreas, como: arco palatoglosso, palato mole, epiglote e parede posterior da orofaringe. A região central do corpo da

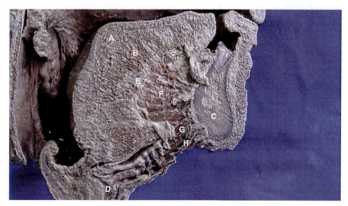

FIGURA 7 Vista interna de região anterior de uma hemiface. A: músculo longitudinal superior; B: músculo transverso da língua; C; corpo mandibular; D: osso hioide; E: septo da língua; F: músculo genioglosso; G: músculo genio-hióideo; H: músculo milo-hióideo. Fonte: arquivos da FMJ.

língua e a raiz da língua não apresentam sensação gustativa. No dorso da língua, no segmento anterior, existem quatro tipos de papilas gustativas: filiformes, fungiformes, foliadas ou foliáceas e circunvaladas. As filiformes são a maioria, as foliáceas são pouco presentes, e as fungiformes localizam-se na região do ápice da língua. As circunvaladas ou valadas são anteriores à linha terminal da língua, distribuídas em forma de letra "V" (Figura 9A e B).

A superfície inferior da língua, voltada para o assoalho bucal, é recoberta por mucosa bucal firmemente aderida à musculatura desse assoalho. O epitélio não é queratinizado e é bem fino. Em razão da translucidez desse epitélio, é possível observar vasos nessa região, principalmente a artéria e a veia sublingual.

Posteriormente à linha terminal no dorso da língua, encontra-se a região conhecida como raiz da língua ou parte faríngea da língua, na qual se observa uma massa com proeminências arredondadas ou ovaladas, separadas por pequenos sulcos. Isso ocorre em decorrência da presença de tecido linfático ou folículos linguais. A raiz da língua é conectada com o palato pelo arco palatoglosso e com a epiglote pelas pregas glossoepiglóticas medianas e laterais. Entre essas pregas, formam-se depressões chamadas de valéculas epiglóticas.[1,8]

Músculos da língua

Os músculos da língua são divididos em intrínsecos, já descritos, e extrínsecos. A mus-

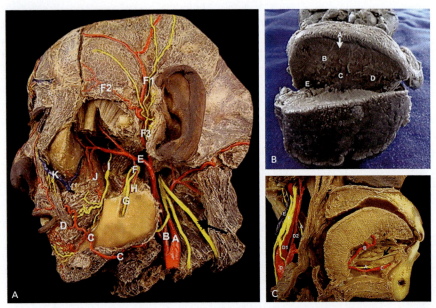

FIGURA 8 (A) Vista lateral externa de vasos e nervos relacionados à face. A: artéria carótida interna; B: artéria carótida externa; C: artéria facial; D: artéria do lábio inferior; E: artéria maxilar; F: artéria alveolar inferior; F1: artéria temporal superficial, ramo parietal; F2: artéria temporal superficial, ramo frontal; F3: artéria temporal superficial; G: nervo alveolar inferior; H: nervo milo-hióideo; I: nervo bucal; J: artéria bucal; K: veia facial; seta: nervo vago. (B) Músculos intrínsecos da língua. Corte transversal na estrutura com o intuito de evidenciá-los. A: músculo longitudinal superior; B: músculo vertical da língua; C: septo da língua; D: músculo transverso da língua; E: músculo longitudinal inferior. (C) Vista interna de inervação da língua. A: nervo hipoglosso; B: artéria profunda da língua; C: artéria sublingual; D: artéria carótida comum; D1: artéria carótida interna; D2: artéria carótida externa; E: veia jugular interna; F: nervo vago; seta: ducto da glândula submandibular. Fonte: José Ari Gualberto Junqueira – Faculdade de Odontologia de Araçatuba da Universidade Estadual Paulista (FOA/Unesp) e arquivos da FMJ.

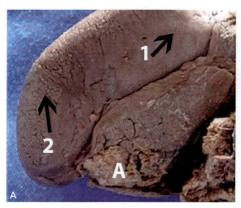 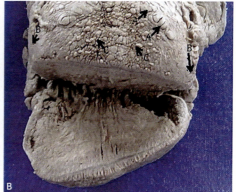

FIGURA 9 (A) Língua, vista lateral. A: glândula sublingual; 1: papilas foliáceas; 2: papilas filiformes. (B) Língua, vista superior. A: papilas circunvaladas; B: papilas foliáceas; C: papilas fungiformes. Fonte: arquivos da FMJ.

culatura extrínseca difere da intrínseca pois tem relação com partes externas a língua.

Existem quatro pares de músculos extrínsecos: genioglosso, estiloglosso, palatoglosso e hioglosso (Figuras 7 e 10). O músculo genioglosso é um dos mais potentes e permite diversos movimentos da língua, como tração e protrusão. Sua origem é na espinha mentual superior, localizada na superfície posterior da sínfise mandibular. Possui um centro fibroso, e suas fibras convergem e se distribuem pelo corpo da língua, dando um aspecto triangular para esse músculo; alguns feixes mais inferiores se ligam ao osso hioide. Sua inervação motora fica a cargo do nervo hipoglosso. O músculo estiloglosso origina-se na superfície anterior do processo estiloide, por vezes relacionado ao ligamento estilomandibular. Suas fibras seguem inferior, anterior e medialmente, penetrando na língua entre seu terço médio e posterior. Seus feixes se entrelaçam e penetram na língua, de forma que o feixe mais inferior relaciona-se com as fibras do músculo hioglosso. O músculo estiloglosso é um retrator e elevador da língua, também inervado pelo nervo hipoglosso.[8]

O músculo palatoglosso tem origem na face inferior da aponeurose palatina, seguindo inferiormente para a língua, de maneira a formar o arco ou pilar palatoglosso (Figura 1). Na língua, ele se entrelaça com as fibras do músculo transverso da língua. Esse músculo atua como um esfíncter separando a cavidade oral da orofaringe, sua inervação ocorre a partir de ramos do nervo vago e do plexo nervoso faríngeo. O músculo hioglosso origina-se na borda superior do corno maior do osso hioide, da parte lateral do corpo e do corno menor deste mesmo osso. Sua forma de placa fina chega até a língua e tem as direções superior e anterior a partir do osso hioide. Os feixes musculares que partem do corno menor do osso hioide são descritos como músculo condroglosso por alguns autores. Normalmente, a artéria lingual está na superfície interna desse músculo, mas perfurá-lo é comum, percorrendo-o lateralmente. Esse músculo tem como função principal abaixar a língua e sua inervação se dá pelo nervo hipoglosso.[1,2] Clinicamente, durante a protrusão da língua, a lesão do nervo hipoglosso causa seu deslocamento lateral, o que pode ser usado como um diagnóstico diferencial nesses casos.

GLÂNDULAS SALIVARES

Algumas glândulas se desenvolvem anexas ao trajeto das cavidades e dos tubos digestórios e exercem a função nos processos digestivos por meio da ação de seu produto, conhecido como saliva.

Essas glândulas são divididas em maiores e menores e estão presentes em diferentes animais. As menores, presentes na mucosa e na submu-

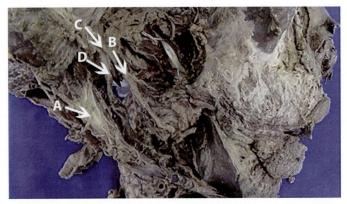

FIGURA 10 Vista lateral de músculos supra-hióideos e da língua. A: ventre posterior do músculo digástrico; B: músculo estiloglosso; C: origem no processo estiloide do músculo estiloglosso; D: músculo estilo-hióideo localizado posteriormente ao músculo estiloglosso. Fonte: arquivos da FMJ.

cosa do epitélio bucal, ficam localizadas na língua, no assoalho bucal, no palato, na bochecha e nos lábios e se abrem diretamente na cavidade bucal por pequenos ductos salivares. Além delas, as glândulas parótida, submandibular e sublingual são categorizadas como glândulas salivares maiores, que serão abordadas em detalhe neste capítulo.[1-9]

Saliva

Antes de iniciar a descrição anatômica das glândulas salivares, é importante descrever algumas características do fluido secretado por esses órgãos, conhecido como saliva. Sua funções básicas são umedecer e lubrificar o alimento e a cavidade bucal, facilitando a deglutição, além da sua ação química e antimicrobiana. De acordo com sua secreção, as glândulas podem ser divididas em serosas, mucosas ou mistas. Entre as serosas, estão a glândula parótida, a submandibular e a sublingual, por outro lado, são consideradas, de forma geral, mistas.[1]

Glândula parótida

Esta glândula apresenta forma triangular com base superior e ápice inferior, seu peso médio varia de 25 a 50 g. A maior parte dessa glândula situa-se na fossa retromandibular, mais precisamente na cavidade ou loja parotídea. Nesta cavidade, a glândula está envolta por uma aponeurose ou cápsula glandular de tecido conjuntivo fibroso que se relaciona com a fáscia cervical superficial lateralmente e medialmente com parte da superfície externa do ramo da mandíbula (Figura 11A, B e C).

Essa glândula alcança os processos estiloide e mastoide e a borda do músculo esternocleidomastóideo posteriormente. Superiormente, relaciona-se com o meato acústico externo e anteriormente com o músculo masseter. Alguns estudos mais detalhados dessa glândula mostram prolongamentos em sua porção medial, chegando até a bainha carotídea e a faringe, o que deve ser levado em consideração em casos cirúrgicos. Lateralmente, a parótida e sua cápsula fibrosa se relacionam com a fáscia superficial e a pele.

Na maioria dos casos, a glândula parótida é dividida em lobo superficial e profundo. A parte superficial se relaciona com grande parte do músculo masseter e possui uma extensão anterior que acompanha a borda inferior do arco zigomático. Essa extensão se destaca da glândula principal em algumas situações, formando a glândula parótida acessória. A parte profunda posiciona-se entre o músculo pterigóideo medial e os músculos relacionados ao processo estiloide.

A porção superficial compreende a maior parte desse órgão, e os dois lobos estão conec-

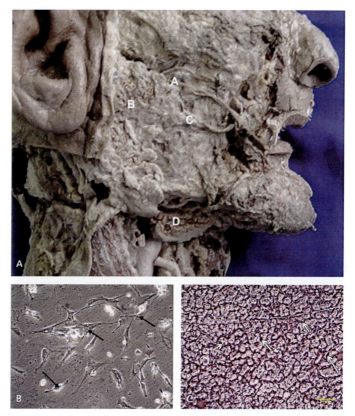

FIGURA 11 (A) Vista lateral de glândula parótida, nervo facial e ducto parotídeo. A: nervo facial (ramo zigomático); B: glândula parótida; C: ducto parotídeo; D: glândula submandibular. (B) Cultura de células da glândula parótida em meio de cultura RPMI-1640. Extração de camundongos (linhagem Balb/C/Unib). Objetiva de 10X. As setas indicam o núcleo das células. (C) Corte histológico da glândula parótida. Glândula retirada de camundongo Balb/C. Imagem em objetiva de 20X. Coradas em hematoxilina-eosina. As setas indicam os núcleos das células. Fonte: arquivos da FMJ e professor Eduardo Caldeira (FMJ).

tados pelo istmo da glândula parótida. Os ramos do nervo facial podem ser encontrados entre os lobos, sendo que sua bifurcação ocorre na altura do estreitamento glandular.

Em torno da altura do lóbulo da orelha, na borda anterior, emerge o ducto parotídeo, clinicamente conhecido como ducto de Stensen ou Stenon, cujo trajeto anterior alcança a borda anterior do músculo masseter, contornando-o em relação a um coxim gorduroso presente nessa região da bochecha, local comum de paradas de cálculos glandulares ou sialolitos (Figura 3B). Em seu curso medial, esse ducto agora penetra no músculo bucinador, o qual perfura em direção oblíqua, anterior e medial. O ducto abre-se no vestíbulo bucal, na região do dente segundo molar superior, através de uma saliência mucosa conhecida como papila parotídea.

Em relação aos vasos, a artéria carótida externa está relacionada ao lobo ou à parte cervical da glândula. A veia retromandibular atravessa a glândula em quase toda sua extensão.

Deve-se ter atenção a esse fato em casos de cirurgias nessa área. A glândula é irrigada por ramos relacionados às artérias auricular posterior e transversa da face. As veias com trajeto homólogo drenam para a veia jugular externa, e os vasos linfáticos seguem para os linfonodos parotídeos e, em seguida, para os linfonodos cervicais laterais profundos.[1,8]

A inervação da glândula parótida fica a cargo de ramos do nervo auriculotemporal e ramos nervosos do plexo cervical, além da inervação simpática.

Glândula submandibular

A glândula submandibular, segunda maior glândula salivar, apresenta em média 7 a 8 g, e em tamanho é menor apenas que a glândula parótida. Possui forma arredondada e biconvexa, ocupando a região do trígono submandibular ou trígono digástrico (Figura 12A). Apresenta secreção mucosa, no entanto, alguns estudos também mostram conteúdo seroso secretado por ela (Figura 12B). Seu polo superior repousa sobre a superfície medial da mandíbula, conhecida como fóvea submandibular, o polo inferior relaciona-se com o tendão intermediário do músculo digástrico. Sua parte superficial e inferior, mais visível, interage com o músculo platisma. A porção medial da glândula repousa sobre os músculos estilo-hióideo e digástrico, e seu ducto contorna o músculo milo-hióideo. Anteriormente, observam-se o músculo hioglosso e a borda posterior do músculo milo-hióideo. Na parte superior da superfície interna, emerge o ducto submandibular, clinicamente conhecido como ducto de Wharton, cujo trajeto segue anteriormente e medialmente, cruzando o nervo lingual, local de atenção em procedimentos cirúrgicos. Este ducto por fim se abre em uma saliência chamada de carúncula sublingual.

A glândula submandibular é envolta por uma cápsula fibrosa e, segundo alguns autores, é derivada da fáscia cervical profunda ou pré-vertebral. Diferentemente da parótida, essa cápsula é frouxamente ligada à glândula submandibular, o que facilita seu deslocamento durante procedimentos cirúrgicos.

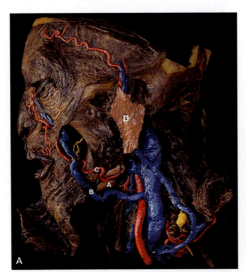
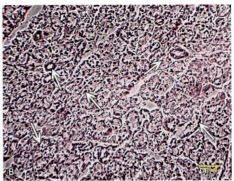

FIGURA 12 (A) Vista lateral da glândula submandibular. A: glândula submandibular; B: veia facial; C: artéria facial; D: glândula parótida. (B) Corte histológico da glândula submandibular. Glândula extraída de camundongo Balb/C. As setas indicam os núcleos das células da glândula. Objetiva de 20X e coradas por método de hematoxilina-eosina. Imagens cedidas por José Ari Gualberto Junqueira – FOA/Unesp – e pelo professor Eduardo Caldeira (FMJ).

A glândula submandibular apresenta relação íntima com o trajeto da artéria e da veia faciais, passando por sua superfície interna e superior.

A irrigação dessa glândula ocorre a partir de ramos das artérias facial e submentual. A drenagem venosa ocorre a partir de veias homólogas. Em relação aos vasos linfáticos, a drenagem ocorre para os linfonodos submandibulares e para os linfonodos cervicais laterais profundos. A inervação ocorre pelo nervo lingual e corda do tímpano, a partir do gânglio nervoso submandibular.[8]

Glândula sublingual

Menor glândula salivar, com características de uma glândula de secreção mista. Pesa em torno de 3 g e situa-se no assoalho da boca, ao lado de cada freio ou frênulo lingual (Figura 13). Possui forma alongada e achatada no sentido transversal, relacionada com a parte medial do corpo da mandíbula, que se aloca na fóvea sublingual. Sua superfície superior é coberta pela mucosa bucal, cuja forma revela uma saliência no assoalho bucal. A face medial relaciona-se com o músculo genioglosso.

É uma glândula complexa, pois não possui um ducto único, mas vários ductos menores, em torno de 5 a 15 cm, clinicamente conhecidos como ductos de Rivinus ou Walther, que se abrem na crista da prega sublingual. Em alguns casos, um ducto maior apresenta-se e é conhecido como ducto sublingual maior ou, clinicamente, como ducto de Bartholin.[2]

Sua vascularização está relacionada aos vasos linguais e submentuais. Os vasos linfáticos drenam para os linfonodos submandibulares e cervicais laterais profundos. A inervação refere-se à mesma da glândula submandibular.[1,2]

Glândulas salivares menores

Glândulas labiais

Estas glândulas apresentam características mucosas ou mistas. Situadas na submucosa dos lábios, em alguns casos invadem a mucosa do vestíbulo bucal, por vezes localizam-se entre as

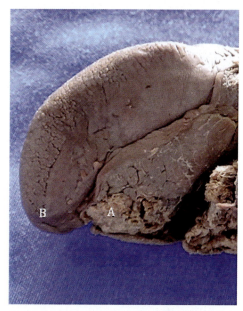

FIGURA 13 Vista lateral da glândula sublingual. A: glândula sublingual; B: ápice de língua. Fonte: arquivos da FMJ.

fibras musculares do músculo orbicular da boca. Seus ductos se abrem diretamente na mucosa dos lábios superior e inferior (Figura 14). Em casos de oclusão desses ductos, pode ocorrer a formação de cistos mucosos ou mucoceles.[2]

Glândulas palatinas

Estas glândulas formam um corpo compacto, preenchendo toda a região posterior dos palatos duro e mole (Figura 15). Situadas na submucosa, não avançam anteriormente a linha dos primeiros molares superiores. Alguns estudos mostram sua presença também na região do arco palatoglosso. Inúmeros ductos se abrem na mucosa palatina e podem ser vistos macroscopicamente por pequenos orifícios.[1]

Glândulas linguais

São aglomerados glandulares presentes principalmente na região da raiz da língua e na região do dorso lingual. Em alguns casos, a presença de uma glândula lingual maior pode ser observada, recebendo o nome de Nuhn ou Blandin. Os grupos dorsais dessas glândulas podem ser

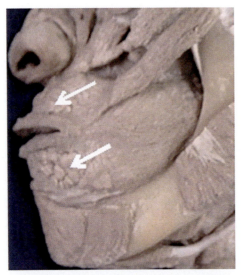

FIGURA 14 Glândulas labiais superior e inferior (setas) na região de submucosa ao redor dos lábios. Fonte: Laboratório de Anatomia da FORP-USP.

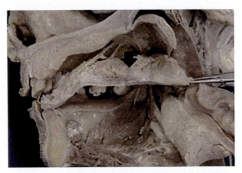

FIGURA 15 Glândulas palatinas situadas entre a fibromucosa e a região palatina (seta preta). Fonte: Laboratório de Anatomia da FORP-USP.

divididos em serosas e mucosas. As serosas alcançam a região das papilas linguais valadas ou circunvaladas, já as glândulas mucosas caracterizam-se por estar próximas à raiz da língua e por seus ductos estarem presentes nessa região.

Glândulas incisivas

Estas pequenas glândulas estão presentes no assoalho bucal próximo à inserção do freio ou frênulo lingual, posteriormente aos dentes incisivos inferiores.

As glândulas salivares possuem inervação simpática e parassimpática. As fibras simpáticas, pós-ganglionares, têm origem do gânglio cervical superior e seguem a artéria carótida externa. As fibras parassimpáticas têm origem nos núcleos salivatórios superior e inferior. Do núcleo salivatório superior seguem o nervo intermédio do facial e alcançam as glândulas, com exceção à glândula parótida. Do núcleo salivatório inferior segue o nervo glossofaríngeo, que chega até a parótida. O nervo facial, apesar de se relacionar com a glândula parótida, não participa de sua inervação. Clinicamente, a inervação simpática se relaciona com uma secreção salivar viscosa e pouco abundante. A inervação parassimpática promove uma salivação fluida e abundante.[1,8]

BIBLIOGRAFIA

1. Sicher H, DuBrul EL. Anatomia oral. 8. ed. São Paulo: Artes Médicas; 1991.
2. Testut L, Latarjet A. Tratado de anatomia humana. vol. I-V. 9. ed. Barcelona: Salvat; 1959.
3. Wolf-Heidegger G. Atlas de anatomia humana. 6. ed. Rio de Janeiro: Guanabara-Koogan; 2006.
4. Gardner E, Gray DJ, O'Rahilly R. Anatomia – estudo regional do corpo humano. 4. ed. Rio de Janeiro: Guanabara-Koogan; 1988.
5. Fehrenbach MJ, Herring SW. Anatomia ilustrada da cabeça e pescoço. 2. ed. Barueri: Manole; 2004.
6. McMinn RMH, Hijtchings RT, Logan BM. Atlas colorido de anatomia da cabeça e do pescoço. 3. ed. Artes Médicas; 2005.
7. Johnson DR, MOORE WJ. Anatomia para estudantes de odontologia. 3. ed. Rio de Janeiro: Guanabara-Koogan; 1999.
8. Madeira MC. Anatomia da face. 7. ed. São Paulo: Sarvier; 2010.
9. Netter FH. Atlas de anatomia humana. 4. ed. Rio de Janeiro: Elsevier; 2008.
10. da Silva Faria AL, Dias MA, Leme VB, Mayoral EE, da Silva RE, Mancio RD, et al. Dipeptidyl peptidase IV inhibitor improves the salivary gland histology of spontaneously diabetic mice. Arch Oral Biol. 2013;58(7):755-61.

CAPÍTULO 6

Irrigação da cabeça e do pescoço

Domingos Donizeti Roque

INTRODUÇÃO

A irrigação da cabeça e do pescoço é feita pelas artérias carótidas comuns dos lados esquerdo e direito, com origens diferentes em relação ao arco aórtico, sendo a do lado direito oriunda do ramo do tronco braquiocefálico (o primeiro ramo do arco) e a do lado esquerdo com origem direta do arco aórtico, um pouco à esquerda do plano mediano, situado à frente da traqueia. O tronco braquiocefálico tem aproximadamente 4 cm de comprimento e bifurca-se nos ramos terminais: artérias carótida comum direita e subclávia direita.

ARTÉRIAS CARÓTIDAS COMUNS

As duas artérias carótidas comuns (direita e esquerda) têm trajeto lateral no pescoço e bifurcam-se em artérias carótidas internas e externas. As artérias carótidas internas e carótidas comuns estão envolvidas pela bainha carotídea, juntamente com as veias jugulares internas (direita e esquerda) e os nervos vagos (direito e esquerdo) e cobertos pelos músculos esternocleidomastóideos. A bainha carotídea é uma condensação da fáscia cervical que circunda as artérias carótidas comuns e internas, veias jugulares internas, os nervos vagos e a raiz superior da alça cervical. Ela funde-se com as três lâminas da fáscia cervical. Muitos linfonodos cervicais profundos localizam-se ao longo dessa bainha.

As artérias carótidas comuns bifurcam-se no nível da cartilagem tireoide em carótida interna (posteromedialmente) e carótida externa (anterolateralmente), e nesse nível encontra-se o corpo carótico, uma estrutura neurovascular. O corpo ou glomo carotídeo é uma massa oval castanho-escura, localizado na luz da bifurcação da artéria carótida comum. É um quimiorreceptor de dióxido de carbono e oxigênio que reage às alterações desses gases, portanto estimulável por hipóxia e hipercapnia (alta concentração de íon hidrogênio), alterando frequência cardíaca, ritmo respiratório e pressão arterial, cujas informações vão ao sistema nervoso central pelo IX par de nervo craniano (nervo glossofaríngeo).

A bifurcação das artérias carótidas comuns tanto do lado direito como do esquerdo ocorre no nível da borda superior da cartilagem tireoide.

Nesse local, também pode ser observada uma dilatação leve na parte proximal da artéria carótida interna ou na artéria carótida comum, o seio carotídeo – uma área reguladora da pressão arterial (PA). Portanto, pressorreceptores são receptores localizados na dilatação da artéria sensíveis às alterações da PA, cujas informações vão ao sistema nervoso central via nervo glossofaríngeo.

Artéria carótida externa

A artéria carótida externa tem trajeto de baixo para cima e no interior da glândula parótida, podendo ser dividida didaticamente em ramos anteriores, posteriores, medial e terminais.

Ramos anteriores da artéria carótida externa

Os ramos anteriores são: artéria tireóidea superior, artéria lingual e artéria facial. O primeiro ramo anterior é a artéria tireóidea superior, que surge da artéria carótida externa (ACE) após a bifurcação da artéria carótida comum, com um trajeto descendente em direção ao polo superior da glândula tireoide. Emite a artéria laríngea superior que irriga a laringe, continuando seu trajeto até o polo superior e anterior da glândula tireoide, completando seu território de irrigação.

O segundo ramo anterior é a artéria lingual, que se origina no nível do osso hioide. Pode ter origem em um tronco comum com a artéria facial, tronco linguofacial ou um tronco comum aos ramos anteriores, o tronco tireolinguofacial. A artéria lingual é dividida pelo músculo hioglosso em três partes: posterior, profunda e anterior. A posterior forma uma alça em torno do músculo constritor médio da faringe; a profunda passa profundamente ao músculo hioglosso e superior ao osso hioide; e a anterior, que ascende entre o músculo genioglosso e músculo longitudinal inferior da língua até anastomosar com a contralateral, onde é denominada artéria profunda da língua ou artéria ranina.

Os ramos da artéria lingual estão listados a seguir:

- Ramos supra-hióideos: irrigam os músculos supra-hióideos do trígono submentual.
- Artéria sublingual: irriga o soalho da cavidade bucal e glândula sublingual.
- Ramos dorsais da língua: irrigam as musculaturas extrínseca e intrínseca e a mucosa do dorso da língua.
- Artéria profunda da língua ou artéria ranina: irriga a musculatura intrínseca interna da língua (Figura 1).

Artéria facial

O terceiro ramo anterior da ACE é artéria facial, que tem origem no nível do ângulo da mandíbula e divide-se em parte cervical inicial

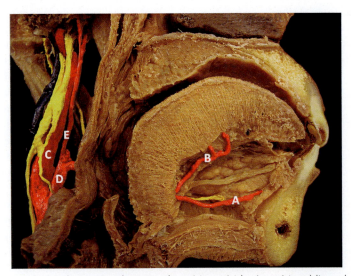

FIGURA 1 Peça anatômica demonstrando ramos da artéria carótida. A: artéria sublingual; B: artéria profunda da língua; C: artéria carótida interna; D: artéria carótida externa; E: artéria faríngea ascendente. Imagem preparada e gentilmente cedida por José Ari Gualberto Junqueira – da Faculdade de Odontologia de Araçatuba da Universidade Estadual Paulista (FOA/Unesp).

e em uma parte facial terminal. A parte cervical ascendente no trígono carotídeo, onde passa por um sulco profundo da glândula submandibular, é coberta pelo músculo platisma, subindo profundamente aos músculos digástrico e estilo-hióideo. Volta-se em direção inferior entre a glândula e o músculo pterigóideo medial. Chega ao nível do ângulo da mandíbula, marcando sua borda inferior (incisura pré-goníaca), na qual suas pulsações podem ser sentidas.

Os ramos da parte cervical da artéria facial são:

- Artéria palatina ascendente: irriga o palato mole e parte da faringe.
- Ramo tonsilar: irriga a tonsila palatina.
- Ramos glandulares: irrigam a glândula submandibular.
- Artéria submentual: possui trajeto abaixo do músculo milo-hióideo e irriga músculos adjacentes e as glândulas submandibular e sublingual.

A parte facial terminal tem início a partir do contorno na incisura pré-goníaca, coberta apenas pelo músculo platisma, e onde pode ser palpada. Nesse local deve-se ter cuidado em drenagens de abscessos que acometem os molares inferiores ou traumatismos, por conta de sua superficialidade, sendo também o local indicado para sua ligadura, se necessário. Nesse trajeto, a artéria é bem tortuosa, por conta da mobilidade dos lábios e da bochecha, e é acompanhada por trás pela veia facial. Apresenta uma relação profunda ao músculo zigomático maior e ao músculo levantador do lábio superior. Localiza-se anteriormente em relação à veia facial, que tem um percurso menos tortuoso. Após atingir a região da comissura labial, contorna a asa do nariz e segue superiormente margeando o nariz até o ângulo medial do olho, no qual termina como artéria angular, local em que ela faz uma anastomose com a artéria oftálmica, que é ramo da artéria carótida interna (anastomose entre artéria carótida interna – ACI e ACE).

Os ramos da parte facial da artéria facial estão listados a seguir:

- Artéria labial inferior: irriga o lábio inferior (músculos, pele e mucosa) e anastomosa com a contralateral.
- Artéria labial superior: irriga o lábio superior (músculos, pele e mucosa), dá ramos alar e septal para o nariz e anastomosa com a contralateral.
- Ramo nasal lateral: irriga a pele do dorso e a asa do nariz.
- Artéria angular: ramo terminal da artéria facial, irriga os músculos e estruturas próximos ao ângulo medial do olho.

Ramo medial da artéria carótida externa

- A artéria faríngea ascendente origina-se medialmente da ACE próximo da bifurcação da artéria carótida comum ao mesmo nível da artéria lingual e irriga parte da faringe.

Ramos posteriores da artéria carótida externa

Os ramos posteriores da ACE são a artéria occipital e a artéria auricular posterior. A artéria occipital tem origem no mesmo nível da artéria facial, cruza o nervo hipoglosso na sua origem, passando por trás do músculo esternocleidomastóideo, seguindo para trás ao longo da borda inferior do ventre posterior do músculo digástrico. Esse ramo posterior irriga a parte posterior do couro cabeludo.

A artéria auricular posterior é um ramo com origem um pouco acima da artéria occipital, portanto localizado acima do ventre posterior do músculo digástrico. Irriga músculos adjacentes, parte da glândula parótida, orelha média, membrana do tímpano e nervo facial (Figura 2).

Ramos terminais da artéria carótida externa

Os ramos terminais da ACE são a artéria temporal superficial e a artéria maxilar, ambas com origem no interior da glândula parótida, atrás do colo da mandíbula.

A artéria temporal superficial passa entre a articulação temporomandibular e o meato acústico externo, sendo uma continuação da ACE.

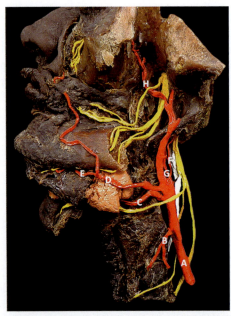

FIGURA 2 Peça anatômica demonstrando ramos da artéria carótida externa. A: artéria carótida externa; B: artéria tireóidea superior; C: artéria lingual; D: artéria facial; E: artéria submentual; F: artéria occipital; G: artéria faríngea ascendente; H: artéria maxilar. Imagem preparada e gentilmente cedida por José Ari Gualberto Junqueira – da FOA/Unesp.

Apresenta um trajeto ascendente, cruzando superficialmente o arco zigomático, irrigando o couro cabeludo da região temporal, o ducto parotídico, parte da glândula parótida e o músculo temporal. Sua pulsação pode ser sentida na frente do trágus. Na fossa temporal, emite os ramos frontal e parietal, e ao nível do colo da mandíbula, emite a artéria transversa da face, terminando na bochecha.

Artéria maxilar

A artéria maxilar é um ramo terminal de maior calibre da ACE, com origem dentro da glândula parótida, atrás do colo da mandíbula. Apresenta trajeto anterior e medial, situando profundamente ao colo da mandíbula, onde emite seus ramos nas fossas infratemporal e pterigopalatina. Ela irriga diversas estruturas: dura-máter, mandíbula, maxila, músculos da mastigação, dentes, grande parte da cavidade bucal, parte da cavidade nasal, seio maxilar, parte da cavidade orbitária e orelhas externa e média. Didaticamente, divide-se a artéria maxilar em quatro porções.

Porção mandibular

Esta porção emite os seguintes ramos:

- Artéria auricular profunda: irriga parte da articulação temporomandibular.
- Artéria timpânica anterior: irriga a membrana do tímpano.
- Artéria meníngea média: apresenta trajeto ascendente entre o ligamento esfenomandibular e o músculo pterigóideo lateral, repousando sobre o músculo tensor do véu palatino. Penetra no crânio pelo forame espinhoso para irrigar grande parte da dura-máter.
- Ramo meníngeo acessório: de natureza variável, quando presente, alcança a fossa craniana média através do forame oval.
- Artéria alveolar inferior, este ramo tem um trajeto descendente no espaço pterigomandibular junto com o nervo alveolar inferior

para penetrarem no forame da mandíbula. Antes de penetrar no forame da mandíbula, a artéria alveolar inferior emite os ramos musculares, para o músculo pterigóideo medial e milo-hióideo, que irriga o músculo milo-hióideo. No interior do canal da mandíbula, emite os seguintes ramos: ramos pulpares, para as raízes dos dentes pré-molares e molares; ramos ósseos, para os alvéolos, osso esponjoso da mandíbula e periodonto; e ramos gengivais, que irrigam as gengivas. No nível dos pré-molares inferiores, há o forame mentual, onde a artéria alveolar inferior se divide em:

- Artéria mentual: de trajeto lateral, saindo do canal e forame mentual para irrigar a pele e a mucosa do lábio inferior, onde anastomosa-se com ramos da artéria facial (artéria labial inferior).
- Artéria incisiva que é uma continuação da artéria alveolar inferior, para irrigar os dentes caninos e incisivos inferiores, tecido ósseo da parte anterior da mandíbula, tecido mucoso gengival adjacente e anastomosa-se com a contralateral na linha mediana.

Porção muscular

É a porção que irriga os músculos da mastigação e o bucinador, numa posição ora profunda ora superficial ao músculo pterigóideo lateral (feixe inferior), emite os seguintes ramos:

- Artéria temporal profunda anterior.
- Artéria temporal profunda posterior.
- Artéria pterigóidea lateral.
- Artéria pterigóidea medial.
- Artéria massetérica, que atravessa pela incisura da mandíbula, alcançando a parte profunda do músculo masseter.
- Artéria bucal com um trajeto anterior, descendente e lateral no início sobre o músculo pterigóideo lateral para chegar à face lateral do músculo bucinador, no qual se anastomosa com ramos da artéria facial.

Porção maxilar

Esta porção emite dois ramos, a artéria alveolar superior posterior e a artéria infraorbital.

Artéria alveolar superior posterior tem um trajeto em direção da tuberosidade da maxila, onde penetra através dos forames alveolares superiores posteriores e emite os seguintes ramos:

- Ramos pulpares, para as raízes dos dentes molares e pré-molares superiores.
- Ramos ósseos, para os alvéolos, tecido ósseo da maxila e periodonto.
- Ramos gengivais, para os alvéolos e a gengiva vestibular.
- Ramos para o seio maxilar.

A artéria infraorbital penetra na órbita pela fissura orbitária inferior, percorrendo o sulco e depois o canal infraorbital, emergindo na face pelo forame infraorbital. Irriga cavidade orbitária, dentes anteriores superiores, tecido ósseo da maxila, tecido mole e gengiva vestibular adjacente, pálpebra inferior, asa do nariz e lábio superior. Emite os ramos:

- Ramo orbital irriga glândula lacrimal, músculos inferiores do olho, pálpebra inferior.
- Ramos alveolares superiores anteriores irrigam raízes dos dentes superiores anteriores, alvéolo e periodonto dessa região, gengiva vestibular anterior superior (incisivos superiores e caninos).
- Ramos terminais irrigam pálpebra inferior, ramos nasais laterais e ramos labiais superiores.

Porção pterigopalatina

Porção terminal da artéria maxilar dentro da fossa pterigopalatina que emite os seguintes ramos: artéria palatina descendente, artéria do canal pterigóideo, ramo faríngeo e artéria esfenopalatina.

A artéria palatina descendente percorre o canal palatino maior descendentemente, no qual dá origem a duas artérias:

- Artéria palatina maior, que emerge no palato duro pelo forame palatino maior e possui trajeto para anterior, entre a rafe palatina e o processo alveolar da maxila, abaixo da mucosa palatina. Irriga mucosa, gengiva, glândulas salivares palatinas e tecido ósseo do palato duro dessa região, anastomosando-se anteriormente com ramos da artéria nasopalatina. É importante evitar qualquer tipo de incisão no sentido laterolateral para não haver corte nela, e, sempre que for necessário realizar esse procedimento cirúrgico, fazê-lo o mais próximo do rebordo gengival e no sentido anteroposterior.
- Artérias palatinas menores, que emergem no palato duro pelos forames palatinos menores e caminham posteriormente em direção ao palato mole, onde irriga o palato mole e as tonsilas palatinas.

A artéria do canal pterigóideo é um ramo que pode originar-se das palatinas e dirige-se posteriormente no canal pterigóideo para irrigar parte da nasofaringe e a tuba auditiva.

O ramo faríngeo tem trajeto posterior em direção do canal palatovaginal e irriga as partes superior e posterior da cavidade nasal (coanas) e nasofaringe.

A artéria esfenopalatina passa da fossa pterigopalatina para a cavidade nasal através do forame esfenopalatino, quando recebe seu nome. Em seguida, emite os seguintes ramos:

- Artérias nasais posteriores laterais, que irrigam a parede lateral da cavidade nasal, mucosa dos seios frontal, etmoidais e maxilar.
- Artéria septal posterior, também chamada de nasopalatina, que irriga o septo nasal, indo em direção ao forame incisivo quando passa a ser chamada de nasopalatina, que irrigará a mucosa do palato anterior e anastomosará com a artéria palatina maior (Figura 3).

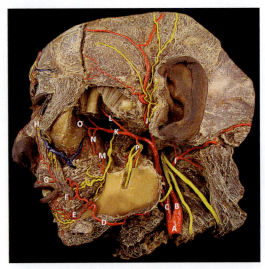

FIGURA 3   Peça anatômica demonstrando ramos da artéria carótida comum, evidenciando principalmente ramos da artéria carótida externa. A: artéria carótida comum; B: artéria carótida interna; C: artéria carótida externa; D: artéria facial; E: artéria mentual; F: artéria labial inferior; G: artéria labial superior; H: artéria angular; I: artéria occipital; J: artéria temporal superficial; K: artéria maxilar; L: artéria temporal profunda posterior; M: artéria bucal; N: artéria alveolar superior posterior; O: artéria infraorbital; P: artéria alveolar inferior. Imagem preparada e gentilmente cedida por José Ari Gualberto Junqueira – da FOA/Unesp.

Artéria carótida interna

Possui um trajeto ascendente (posterior e medial) desde sua origem, na artéria carótida comum, e vai em direção ao canal carotídeo, sem emitir nenhum ramo no pescoço. Faz parte do feixe neurovascular da bainha carotídea, ocupando o espaço medial em relação ao nervo vago (intermédio) e veia jugular interna (lateral). A ACI está separada da ACE pelo processo estiloide, pelo músculo estilofaríngeo, pelo nervo glossofaríngeo e pelo ramo faríngeo do nervo vago (X par de nervo craniano – PNC).

Ela penetra na fossa craniana média ao lado do forame lácero, possui trajeto tortuoso (sifão carotídeo) e em seguida entra no seio cavernoso, onde guarda relação com o nervo abducente (VI PNC), perfura o teto do seio cavernoso e entra no espaço subaracnóideo, indo até a extremidade medial do sulco lateral, onde emite seus ramos terminais: artéria cerebral anterior e artéria cerebral média. É dividida didaticamente em porções cervical, petrosa, cavernosa e cerebral. Tem os ramos colaterais: artéria oftálmica, artéria comunicante posterior, artéria cerebral anterior, artéria cerebral média e artéria coróidea anterior.

A artéria oftálmica origina-se da artéria carótida interna acima do teto do seio cavernoso, entra na cavidade orbitária pelo canal óptico. Os ramos irrigam pálpebras, nariz, músculos e periósteo da fronte. Dentro da órbita, irriga glândula lacrimal, seios etmoidais, todos os músculos da órbita e também as túnicas fibrosa (esclera) e vascular (coroide), a íris e a conjuntiva. Seu primeiro ramo é a artéria central da retina, e sua obstrução produz cegueira.

A artéria comunicante posterior é um vaso relativamente pequeno que comunica a artéria carótida interna com a artéria cerebral posterior, – um ramo da artéria basilar, que, por sua vez, é formada pelas junções das artérias vertebrais direita e esquerda, que são ramos das artérias subclávias.

A artéria cerebral anterior tem um trajeto acima do nervo óptico (II PNC) e une-se com a contralateral através da artéria comunicante anterior. Irriga a parte medial da face inferior do lobo frontal e trafega ao longo da face superior do corpo caloso, irrigando a face medial do lobo frontal, os lobos parietais e o corpo caloso, áreas sensitivas e motoras dos membros inferiores. Quando obliterada, produz paralisia motora e sensitiva no membro inferior contralateral.

A artéria cerebral média é o maior ramo terminal da artéria carótida interna, localizada no sulco lateral. Ela irriga a face lateral dos lobos frontal, parietal e temporal e quando obstruída produz paralisia motora e sensitiva da face e do membro superior do lado oposto à obstrução.

A artéria coriódea anterior origina-se proximamente ao término da ACI ou é ramo da artéria cerebral média. Acompanha o trato óptico e irriga a parte interna do cérebro, plexo coroide do corno inferior do ventrículo lateral.

CÍRCULO ARTERIAL CEREBRAL (WILLIS)

É o resultado da junção das artérias carótidas internas e das artérias vertebrais na face inferior do encéfalo.

O círculo é composto por: artéria comunicante anterior, artérias cerebrais anteriores, artéria carótida interna, artéria comunicante posterior e artérias cerebrais posteriores.

A parte posterior do encéfalo (menor) é irrigada pelas artérias vertebrais, que são ramos das artérias subclávias e penetram na cavidade craniana através do forame magno, onde as artérias vertebrais direita e esquerda se fundem e formam a artéria basilar, que repousa sobre o sulco basilar da ponte (Figura 4).

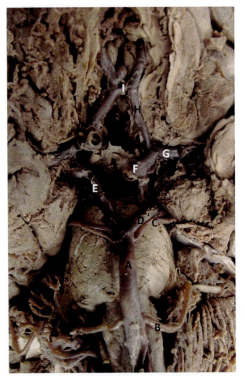

FIGURA 4 Peça anatômica (face inferior do encéfalo) demonstrando círculo arterial cerebral (polígono de Willis). A: artéria basilar; B: artéria cerebelar inferior anterior; C: artéria cerebelar superior; D: artéria cerebral posterior; E: artéria comunicante posterior; F: artéria carótida interna; G: artéria cerebral média; H: artéria cerebral anterior; I: artéria comunicante anterior. Fonte: Faculdade de Odontologia de Bauru da Universidade de São Paulo.

BIBLIOGRAFIA

1. Dangelo JG, Fattini CA. Anatomia humana sistêmica e segmentar. 3. ed. São Paulo: Atheneu; 2007.
2. Figun ME, Garino RR. Anatomia odontológica funcional e aplicada. 2. ed. Porto Alegre: Artmed; 2003.
3. Gardner E, Gray DJ, O'Rahilli R. Anatomia – Estudo regional do corpo humano. 4. ed. Rio de Janeiro: Guanabara-Koogan; 1988.
4. Madeira MC. Anatomia da face. 7. ed. São Paulo: Sarvier; 2010.
5. Moore KL, Dalley AF, Agur AMR. Anatomia orientada para a clínica. 7. ed. Rio de Janeiro: Guanabara-Koogan; 2014.
6. Rizzolo RJC, Madeira MC. Anatomia facial com fundamentos de anatomia sistêmica geral. 5. ed. São Paulo: Sarvier; 2016.
7. Sicher H, DuBrul EL. Anatomia oral. 8. ed. São Paulo: Artes Médicas; 1991.
8. Teixeira LMS, Reher P, Reher VGS. Anatomia aplicada à odontologia. 2. ed. Rio de Janeiro: Guanabara-Koogan; 2008.
9. Testut L, Jacob O. Tratado de anatomia topográfica con aplicaciones medicoquirúrgicas. 8. ed. Barcelona: Salvat; 1961.
10. Testut L, Latarjet A. Tratado de anatomia humana. v. I-V. 9. ed. Barcelona: Salvat; 1959.
11. Turvey TA, Fonseca RJ. The anatomy of the internal maxillary artery in the pterygopalatine fossa: Its relationship to maxillary surgery. J Oral Surg. 1980; 38(2):92-5.

CAPÍTULO 7

Drenagem venosa da cabeça e do pescoço

João Paulo Mardegan Issa
Victor Augusto Ramos Fernandes

INTRODUÇÃO

Ao pensar em drenagem venosa da cabeça e do pescoço, deve-se ter em mente que esse processo ocorre em um nível mais profundo, por capilares microscópicos que recolhem o líquido intersticial resultante das trocas metabólicas teciduais. Na sequência, esses capilares se unem, formando veias de pequeno, médio e grande calibres, à medida que trajetam em direção ao coração. O percurso das veias lembra o leito de um rio, no qual as veias menores, que contribuem para formar uma veia maior, são chamadas de tributárias. É importante ressaltar que as veias de maior calibre geralmente estão situadas mais profundamente, a maioria bem protegida por músculos, o que funciona como um fator de proteção ao indivíduo.

A distribuição espacial das veias nos indivíduos nem sempre é homogênea, assim, o leito venoso está mais sujeito às variações anatômicas quando comparado ao leito arterial. Por esse motivo, existem muitos artigos na literatura a respeito dessas peculiaridades individuais de alguns vasos após dissecações anatômicas.

As veias possuem algumas características diferentes das artérias, entre elas, menos tecido muscular liso e maior calibre do lúmen, o que resulta em um fluxo sanguíneo mais lento. Esse fato clínico é importante, pois em procedimentos invasivos não representa perigo para o paciente. Além disso, verifica-se o dobro dessa estrutura em comparação com as artérias.

REGIÃO ENCEFÁLICA

Diferentes vasos na região do encéfalo e da face são responsáveis pelo retorno venoso do sangue ao coração, sendo agrupados em seios da dura-máter encefálica, veias encefálicas, emissárias, diploicas, meníngeas, da face e sistema venoso vertebral.

Seios da dura-máter

Os seios da dura-máter encefálica são subdivididos, de acordo com a localização, em seios da abóbada craniana, mais superiores e seios da base, mais inferiores.

Os seios da abóbada craniana dividem-se em seio sagital superior, seio sagital inferior, seio transverso, seio sigmoide, seio occipital e, por fim, a confluência dos seios.

Os seios da base dividem-se em seio cavernoso, seio esfenoparietal, seio petroso superior, seio petroso inferior, plexo basilar, seio marginal e seio petroescamoso.

As veias encefálicas, meníngeas e do bulbo ocular confluem para ambos os seios da dura-máter encefálica, abóbada e base.

Veias encefálicas

As veias encefálicas dividem-se em cerebrais superficiais, cerebrais profundas, do tronco encefálico e do cerebelo. Essas veias, na sequência descrita, vão drenando das regiões mais superficiais para as mais profundas do encéfalo.

Veias emissárias

As veias emissárias são compostas por:

- Veia emissária mastóidea.
- Veia emissária parietal.
- Veia emissária condilar.
- Veia emissária occipital.
- Plexo venoso do canal do hipoglosso.
- Plexo venoso do forame oval.
- Plexo venoso carótido interno.

Conforme a ordem apresentada, essas veias drenam a base do crânio através de seus forames. Elas apresentarão comunicações entre os seios da dura-máter e as veias extracranianas.

Veias diploicas

As veias diploicas correm na díploe e terminam nos seios da dura-máter e nas veias do couro cabeludo, sendo representadas pela veia frontal, veias diploicas temporal anterior e posterior e veia diploica occipital. As veias diploicas têm o papel de comunicar as veias meníngeas com os seios da dura-máter e as veias da superfície craniana.

Veias meníngeas

As veias meníngeas são aquelas originadas nos plexos venosos da dura-máter e drenam para vasos sanguíneos na camada externa da dura-máter, seios da dura-máter, veia meníngea média e veias diploicas.

Sistema venoso vertebral

Sistema venoso vertebral é formado por veias de paredes finas, sem válvulas e que se distribuem de forma anastomótica formando plexos.

Veias da face

As veias da face são divididas em veias mais superficiais e profundas. As primeiras são: veias temporal superficial, retromandibular, facial, lingual, occipital e tireóidea superior, drenando as respectivas regiões de acordo com a trajetória que percorrem. As veias profundas são representadas pelo plexo pterigóideo e pela veia maxilar. A veia temporal, juntamente com as veias supraorbital e occipital, compõem as veias do couro cabeludo. A veia temporal superficial segue trajetória próxima e em sentido oposto à artéria de mesmo nome, finalizando-se na região de união com a veia maxilar e formando a veia retromandibular. A veia tireóidea superior segue proximamente a artéria de mesmo nome, e elas se encontram na região mediana da glândula tireoide. A veia lingual finaliza-se na veia jugular interna, possuindo como seus afluentes as veias dorsais e profunda da língua e veia sublingual, drenando, portanto, essas regiões (Figura 1). O plexo pterigóideo recebe este nome por estar entre os músculos pterigóideos lateral e medial, formado pelas veias dos músculos da mastigação, cavidade nasal, palato, meníngeas médias, dos dentes e seus tecidos de suporte e as comunicações com a veia facial e seus tecidos de suporte, drenando, portanto, as regiões profunda e superficial da face. A veia maxilar é formada pela confluência dos vasos que formam o plexo pterigóideo, posteriormente a veia maxilar se une à veia temporal superficial, formando a veia retromandibular. A porção anterior da veia retromandibular une-se à veia facial, formando a veia facial comum, e a porção posterior une-se à veia auricular posterior, formando a veia jugular externa. A veia facial, em trajetória oposta à artéria facial, inicia-se como veia angular na região nasolacrimal, comunicando-se com o seio cavernoso pelas veias oftálmicas superior e inferior. A veia facial segue em direção à veia jugular interna, sendo suas tributárias as veias nasal externa, labial inferior, submentoniana e palatina externa. Desse modo, a área de drenagem da veia facial corresponde ao ângulo medial do olho, nariz, lábios, bochechas, glândula submandibular e região submentoniana. A veia facial comum finaliza-se na veia jugular interna, tendo como seus afluentes a veia facial e o ramo anterior da veia retromandibular (Figuras 2 e 3).

A veia jugular interna inicia sua trajetória no forame jugular, região posterior da base do crânio, descendo em trajetória retilínea na região cervical e sempre protegida pelo músculo esternocleidomastóideo, terminando na região clavicular após sua união à veia subclávia, formando a veia braquiocefálica. Os afluentes da veia jugular interna são: seios da dura-máter encefálica, veias cranianas, faringe, face, veias da língua, laringe e glândula tireóidea (Figura 3).

A porção posterior da veia retromandibular segue mais superficialmente sobre o músculo esternocleidomastóideo em direção ao ângulo mandibular, unindo-se com a veia auricular posterior e formando a veia jugular externa, que assume trajetória descendente sobre o músculo esternocleidomastóideo. Em sua porção final, um arco venoso jugular une uma veia jugular externa na outra (Figuras 2 e 3).

DRENAGEM LINFÁTICA DA CABEÇA E PESCOÇO

O conhecimento anatômico das vias de drenagem linfática da região de cabeça e pescoço é de fundamental importância para alunos e profissionais de odontologia, pois as cadeias linfáticas dessa região representam potenciais vias de disseminação de quadros infecciosos ou inflamatórios que podem desencadear processos patológicos mais graves, como as neoplasias. Clinicamente, esses linfonodos devem ter os seguintes aspectos avaliados: localização, consistência e tamanho do gânglio, fixação nos planos teciduais mais profundos, sensibilidade à palpação e alterações regionais em sua locali-

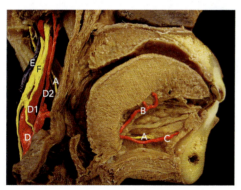

FIGURA 1 Vista interna do sistema vasculonervoso da língua. A: nervo hipoglosso; B: artéria profunda da língua; C: artéria sublingual; D: artéria carótida comum; D1: artéria carótida interna; D2: artéria carótida externa; E: veia jugular interna; F: nervo vago. Imagem cedida por José Ari Gualberto Junqueira – Faculdade de Odontologia de Araçatuba da Universidade Estadual Paulista (FOA/Unesp).

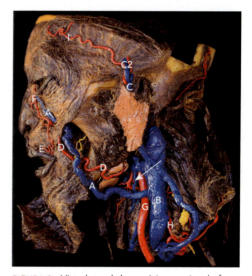

FIGURA 2 Vista lateral das artérias e veias da face. A: veia facial; B: veia jugular interna; C: veia temporal superficial; C2: veia temporal média; D: artéria facial; E: artéria labial superior; F: artéria angular; G: artéria carótida externa; H: artéria carótida interna; I: ramo frontal da artéria temporal superficial. A seta indica a artéria tireóidea superior. Imagem cedida por José Ari Gualberto Junqueira – FOA/Unesp.

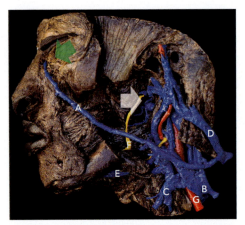

FIGURA 3 Vista lateral de drenagem venosa da face. A: veia facial; B: veia jugular interna; C: veia tireóidea superior; D: veia retromandibular; E: veia submental; F: nervo lingual; G: artéria carótida externa. A seta branca indica o plexo pterigóideo. A seta verde indica o forame infraorbital, próximo à passagem da veia facial (A). Imagem cedida por José Ari Gualberto Junqueira – FOA/Unesp.

zação, como dor, rubor, presença de cicatrizes e feridas.

Introdutoriamente, define-se o sistema linfático como um colaborador do sistema venoso, pois o sangue rico em oxigênio e nutrientes é levado via artérias de grande calibre até as de menor calibre e, por fim, aos capilares que extravasam seu conteúdo às células, para que então ocorram as trocas metabólicas. Esse conteúdo extravasado recebe o nome de líquido intersticial e retorna pelas vênulas até chegar às veias de maior calibre, próximas ao coração. O conteúdo extravasado que não retornou pelas veias retornará via vasos linfáticos, e esse líquido intersticial passa a ser denominado linfa quando adentra nessa via. A linfa, em termos de composição, é similar ao sangue circulante, mas não possui hemácias. Além disso, a linfa da região intestinal apresenta-se um pouco mais esbranquiçada que aquelas das demais regiões do corpo. Sua composição é de aproximadamente 90% de linfócitos, e os outros 10% também são formados por células do sistema imu-

ne. Funcionalmente, na presença de moléculas agressoras ao organismo, os linfonodos iniciam o combate, multiplicando as células de defesa e avolumando-se na tentativa de exterminá-los. Isso provoca um inchaço na região afetada, formando as famosas ínguas.

Integrando o sistema linfático, além dos linfonodos, vasos linfáticos e linfa, existem os órgãos linfoides associados a esse sistema, sendo eles o timo, o baço e as tonsilas linguais, palatinas e faríngeas. Estas últimas formam o anel linfático da faringe.

Os vasos linfáticos apresentam-se interrompidos por linfonodos, formando as cadeias linfáticas, concentração que é mais intensa nas regiões inguinais e axilar. O linfonodo, também chamado de nódulo linfático ou gânglio linfático, é uma estrutura ovoide encapsulada, semelhante a um grão de feijão que filtra a linfa, regula a corrente linfática e serve como região de produção e maturação de linfócitos.

A linfa, seguindo seu fluxo unidirecional, penetra pela porção convexa, vaso aferente, fica retida em sua malha interna e sai pela porção côncava do linfonodo, vaso eferente. Ela atravessa pelo menos um linfonodo antes de ser lançada na circulação sanguínea e quanto maior o número de cadeias a atravessar, maior a chance de combate a um agente agressor, caso haja algum na circulação. Assim, a linfa circula inicialmente pelos linfonodos regionais ou primários e segue para os linfonodos de posição mais central, que recebem o nome, de acordo com a localização, de cadeias secundárias, terciárias e assim por diante.

Na cabeça e no pescoço, as cadeias linfáticas são definidas de acordo com a região em que se situam: occipitais, parotídeas, mastóideas, submandibulares, submentonianas, cervicais superficiais e cervicais profundas.

Linfonodos occipitais

Como o nome diz, estão localizados bilateralmente na região occipital, drenando essa área e direcionando para a cadeia dos cervicais profundos.

Linfonodos parotídeos

Dividem-se em superficiais e profundos. Os primeiros estão em número de um a quatro, situados à frente do trago, e os profundos podem ser intra ou extraglandulares. Os linfonodos parotídeos drenam a pele da região anterior, porção lateral da fronte, glândula parótida e região posterior da bochecha e parte da orelha externa, direcionando a linfa para a cadeia dos linfonodos cervicais superficiais e profundos (Figura 4).

Linfonodos mastóideos

Também são chamados de retroauriculares, por se localizarem na região lateral do processo mastóideo e drenarem a porção lateral da cabeça para a cadeia de linfonodos cervicais superficiais e profundos.

Linfonodos submandibulares

Constituem a cadeia de linfonodos situada entre a glândula submandibular e a porção medial da mandíbula, drenando a porção externa da face, dentes superiores e inferiores, além de suas respectivas regiões gengivais, exceto os incisivos inferiores e a gengiva vestibular adjacente; drenam ainda lábios superior e inferior, exceto a porção média do lábio inferior. Por fim, drenam também margens laterais da língua, região anterior nasopalatina, glândulas submandibular e sublingual e soalho de boca e bochecha. A linfa é direcionada posteriormente para a cadeia de linfonodos cervicais profundos superiores e inferiores (Figuras 4 e 5).

Linfonodos submentonianos

Estão situados entre os ventres anteriores dos músculos digástricos, drenando pele do mento, gengiva vestibular e dentes incisivos inferiores, porção mediana da língua e soalho da cavidade bucal. A linfa posteriormente é direcionada para a cadeia de linfonodos submandibulares e cervicais profundos superiores e inferiores (Figura 4).

Linfonodos cervicais superficiais

Esta cadeia linfática situa-se na região do trígono anterior do pescoço, ao longo da veia jugular anterior, e no trígono posterior, seguindo a veia jugular externa. Esse grupo de linfonodos drena o lóbulo da orelha e a região cutânea adjacente, direcionando-se para a cadeia de linfonodos cervicais profundos superiores e inferiores (Figura 5).

Linfonodos cervicais profundos

Esta cadeia não é facilmente palpável pelo examinador. Drena língua, porção posterior nasopalatina, soalho de boca e bochecha, glândulas salivares maiores e tonsila palatina; também drena para a cadeia de linfonodos cervicais profundos superiores e posteriormente para os cervicais profundos inferiores (Figura 5).

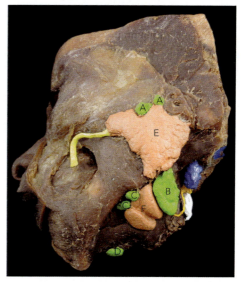

FIGURA 4   Nodos linfáticos parotídeo, submandibular e submental. A: nodos linfáticos parotídeos; B: nodo linfático profundo jugulodigástrico; C: nodo linfático submandibular; D: nodo linfático submental; E: glândula parótida; F: glândula submandibular. Imagem cedida por José Ari Gualberto Junqueira – FOA/Unesp.

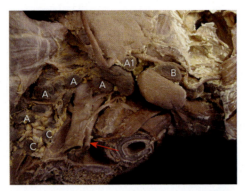

FIGURA 5   Vista inferior interna dos nodos linfáticos profundos e superficiais. A: nodos linfáticos profundos; A1: nodo linfático profundo jugulodigástrico; B: nodo linfático submandibular; C: nodos linfáticos superficiais. A seta vermelha indica a veia jugular interna. Imagem cedida por José Ari Gualberto Junqueira – FOA/Unesp.

Os vasos linfáticos finalizam-se no ducto torácico e linfático direito. O ducto linfático direito finaliza-se na união da veia subclávia direita com a veia jugular interna direita, com seu orifício de entrada protegido por válvulas semilunares que evitam a passagem de sangue venoso para o ducto. O ducto linfático direito direciona a linfa para a circulação sanguínea da região direita da cabeça, pescoço e tórax, membro superior direito, pulmão direito, lado direito do coração e face diafragmática do fígado. O ducto torácico direciona a circulação sanguínea para a maior parte da linfa do corpo, indo da segunda vértebra lombar à base do pescoço, de forma que conduz a linfa de todos os demais vasos linfáticos, exceto aqueles relacionados ao ducto linfático direito. O ducto torácico finaliza-se na união da veia subclávia esquerda com a veia jugular interna esquerda.

BIBLIOGRAFIA

1. Dangelo JG, Fattini CA. Anatomia humana sistêmica e segmentar. 3. ed. São Paulo: Atheneu; 2007.
2. Figun ME, Garino RR. Anatomia odontológica funcional e aplicada. 2. ed. Porto Alegre: Artmed; 2003.
3. Rizzolo RJC, Madeira MC. Anatomia facial com fundamentos de anatomia sistêmica geral. 5. ed. São Paulo: Sarvier; 2016.
4. Teixeira LMS, Reher P, Reher VGS. Anatomia aplicada à odontologia. 2. ed. Rio de Janeiro: Guanabara Koogan; 2008.

CAPÍTULO 8

Generalidades sobre sistema nervoso central e periférico

Valéria Paula Sassoli Fazan

INTRODUÇÃO

O sistema nervoso humano é responsável por um grande número de funções, com várias subdivisões. De fato, a complexidade desse sistema faz do estudo da neuroanatomia uma tarefa exigente. No entanto, essa tarefa pode ser simplificada pela abordagem do estudo do sistema nervoso por meio de duas perspectivas: a anatomia regional e a anatomia funcional. A primeira define as principais divisões do sistema nervoso, bem como sua localização, estruturas vizinhas e relações entre as divisões. A anatomia funcional examina as partes do sistema nervoso que trabalham em conjunto para realizar determinada tarefa. Conhecimento sobre a função de uma estrutura e sua localização é essencial para o entendimento da organização do sistema nervoso como um todo. Este capítulo abordará generalidades a respeito do sistema nervoso, sua nomenclatura, divisões anatômicas e funcionais, além de introdução a vocabulário específico para o estudo desse importante sistema.

COMPONENTE CELULAR DO SISTEMA NERVOSO

A célula nervosa – ou neurônio – é a unidade funcional do sistema nervoso. Embora os neurônios se apresentem em várias formas e tamanhos, todos possuem quatro regiões morfologicamente especializadas para funções distintas: dendritos, corpo celular, axônio e terminais axônicos. De maneira geral, os dendritos recebem informações de outros neurônios, o corpo celular contém o núcleo e as organelas celulares necessárias para manter a vitalidade do neurônio, o axônio conduz a informação em forma de potencial de ação para o terminal axônico, que, por sua vez, participa da sinapse (comunicação entre dois neurônios em sequência).

Os neurônios não são contínuos entre si, e uma sinapse apresenta três elementos distintos:

- Terminal pré-sináptico: terminal axônico já descrito.
- Fenda sináptica: espaço estreito entre dois neurônios que se comunicam.
- Membrana receptora: membrana do dendrito ou corpo celular do neurônio seguinte na cadeia, que recebe a informação proveniente do terminal axônico.

Para que a informação possa seguir adiante, o terminal axônico libera na fenda sináptica uma substância química chamada neurotransmissor, que é reconhecido pela membrana receptiva do neurônio seguinte, ocasionando uma mudança na permeabilidade a certos íons nessa membrana, o que estimula ou inibe o neurônio consecutivo.

Apesar da ampla variedade de tamanhos e formas dos neurônios, três classes principais podem ser classificadas com base na configuração de seus dendritos e axônio: neurônio unipolar, neurônio bipolar e neurônio multipolar. Os primeiros são os mais simples em termos de forma: não apresentam dendritos e o corpo celular recebe e integra a informação recebida. Um único axônio que se origina desse corpo celular dá origem a múltiplos processos no terminal axônico. No sistema nervoso humano, esses neurônios controlam a secreção das glândulas exócrinas e a contratilidade dos músculos lisos.

Neurônios bipolares apresentam dois processos que se originam em polos opostos do corpo celular. O fluxo de informação em um neurônio bipolar vai de um processo a outro, atravessando o corpo celular, de forma que um processo funciona como dendrito e outro como axônio. Um subtipo morfológico desse neurônio é o neurônio pseudounipolar, no qual, durante o desenvolvimento embrionário, os dois processos do neurônio bipolar fundem-se em um único processo que logo se bifurca, a uma curta distância do corpo celular. Muitos dos neurônios sensitivos são bipolares ou pseudounipolares. Neurônios multipolares têm como característica um arranjo complexo de dendritos a partir do copo celular e um único axônio. A maioria dos neurônios do encéfalo e da medula espinal é desse tipo. Neurônios com axônios muito longos, com terminal sináptico localizado em pontos distantes do corpo celular, são chamados de neurônios de projeção. Neurônios multipolares que apresentam axônios curtos e se localizam em regiões próximas do sistema nervoso central (SNC) são chamados de interneurônios.

As células da glia são o outro grande componente celular do sistema nervoso; a proporção entre essas células e os neurônios chega a ser de 10:1. Elas dão suporte estrutural e metabólico aos neurônios, além de participarem de processos inflamatórios e imunológicos no sistema nervoso. A glia divide-se em duas grandes classes: macróglia e micróglia. A primeira apresenta um papel fagocítico, ou de limpeza, respondendo rapidamente a infecções ou lesões do tecido nervoso. A macróglia, que apresenta quatro subtipos celulares – oligodendrócitos, células de Schwann, astrócitos e células ependimárias – apresenta as funções de nutrição e suporte. Os oligodendrócitos e as células de Schwann formam a bainha de mielina dos axônios centrais e periféricos, respectivamente. Essa bainha aumenta a velocidade de condução nos axônios. Os astrócitos, por sua vez, possuem função estrutural e metabólica e podem comunicar-se diretamente com o neurônio com o qual estão em contato, modulando a atividade neuronal. As células ependimárias revestem as cavidades preenchidas por líquido cerebroespinal no SNC e possuem papel fundamental na regulação do fluxo de substâncias químicas desse líquido para o parênquima cerebral.

DIVISÕES ANATÔMICAS DO SISTEMA NERVOSO

O sistema nervoso está organizado em duas porções anatomicamente separadas, mas funcionalmente interligadas: o SNC e o sistema nervoso periférico (SNP).

Sistema nervoso central

Formado pela medula espinal e pelo encéfalo, as porções do sistema nervoso que ficam protegidas por caixas ósseas, o canal vertebral e o crânio, respectivamente. Essas estruturas contêm os centros nos quais ocorrem as correlações e as integrações das funções nervosas.

O encéfalo é ainda subdividido em cérebro, tronco encefálico e cerebelo (Tabela 1). O cérebro, por sua vez, divide-se em telencéfalo e diencéfalo, enquanto o tronco encefálico divide-se em mesencéfalo, ponte e bulbo, no sentido craniocaudal. No interior dessas divisões do SNC, existe ainda um "labirinto" de cavidades preenchidas por líquido cerebroespinal, chamadas de ventrículos.

As cavidades ventriculares presentes no telencéfalo são os dois ventrículos laterais, cada um localizado em uma das metades do telencéfalo, em regiões chamadas hemisférios cerebrais. O terceiro ventrículo é ímpar e localiza-se no diencéfalo, e o quarto localiza-se entre a ponte e o bulbo anteriormente, e o cerebelo posteriormente. A comunicação entre o terceiro e o quarto ventrículos ocorre através de um canal estreito que passa pelo interior do mesencéfalo, chamado aqueduto mesencefálico. Os ventrículos laterais não se comunicam entre si, mas se comunicam com o terceiro ventrículo através do forame interventricular.

Além disso, as estruturas do SNC são revestidas e protegidas por três camadas de tecido conjuntivo chamadas de meninges, estruturas chamadas de dura-máter, aracnoide-máter e pia-máter, da mais externa a mais interna, respectivamente. Entre a aracnoide-máter e a pia-máter, existe um espaço real, preenchido por líquido cerebroespinal produzido nos ventrículos, que circula nesse espaço (espaço subaracnoide). A comunicação entre os ventrículos e o espaço subaracnoide acontece no IV ventrículo, por três aberturas: dois forames laterais e um forame medial. A dura-máter do encéfalo apresenta duas lâminas, que se separam em algumas regiões, formando grandes canais venosos, chamados de seios venosos da dura-máter, responsáveis pela drenagem sanguínea das estruturas do encéfalo.

Corpos celulares e axônios dos neurônios não são distribuídos uniformemente no sistema nervoso. No SNC, corpos celulares de neurônios e seus dendritos localizam-se na superfície do cérebro e do cerebelo, áreas chamadas de córtex. Também existem aglomerados de corpos celulares localizados no interior das divisões do SNC, chamados de núcleos, que se apresentam de vários tamanhos e formas. Na medula espinal, essa organização difere do cérebro e do cerebelo, e os corpos celulares têm localizações mais centrais, recebendo o nome de colunas ou cornos.

Regiões do SNC que contêm basicamente axônios apresentam grande variedade de nomes. O mais comum deles é trato, que se refere a um conjunto de axônios com início e terminação em estruturas em comum, responsáveis pela mesma função. Tratos estão presentes tanto no encéfalo quanto na medula espinal, de modo que o conjunto de fibras nervosas no interior da medula espinal é organizado de forma longitudinal, formando os chamados funículos, que normalmente contêm mais de um trato.

Em tecido fresco, regiões de concentração de corpos celulares apresentam aparência mais acinzentada, recebendo o nome geral de substância cinzenta do SNC; as áreas ricas em axônios têm coloração mais clara e recebem a terminologia geral de substância branca (Figura 1). Dessa forma, córtex, colunas ou cornos e núcleos são áreas de substância cinzenta no SNC; já os funículos da medula espinal são regiões de substância branca.

O SNC tem orientação complexa e pode ser dividido em dois grandes eixos: rostrocaudal e dorsoventral. Estes eixos são mais bem compreendidos nos animais quadrúpedes, nos quais o SNC tem orientação que acompanha uma linha reta, da extremidade do nariz à cauda. Esse eixo longitudinal muitas vezes é chamado de neuroeixo, pois o SNC tem uma organização predominantemente longitudinal. O eixo dorsoventral é perpendicular ao rostrocaudal e tem direção do dorso ao abdome, sendo os termos dorsal e ventral sinônimos de posterior e ante-

TABELA 1 Divisão anatômica do sistema nervoso central

Divisão principal	Subdivisão primária	Subdivisão secundária
Encéfalo	Cérebro	Telencéfalo
		Diencéfalo
	Tronco encefálico	Mesencéfalo
		Ponte
		Bulbo
	Cerebelo	
Medula espinal		

rior, respectivamente. Nos seres humanos, o eixo rostrocaudal não é retilíneo como nos quadrúpedes, porque durante o desenvolvimento acentuado particularmente do telencéfalo, esse eixo apresenta uma curvatura acentuada anteriormente, na região do mesencéfalo.

Três grandes planos de secção do encéfalo são utilizados rotineiramente no estudo da anatomia dessa estrutura: coronal ou frontal; horizontal ou transversal e sagital mediano. O plano coronal secciona o encéfalo paralelamente à sutura coronal do crânio (Figura 1), e o plano horizontal secciona o encéfalo paralelamente ao eixo longitudinal (Figura 1). As secções de tronco encefálico e medula espinal nesse sentido são denominadas secções transversais. Por fim, o plano sagital mediano separa o SNC em duas metades simétricas a partir da linha média (Figura 2).

Das divisões anatômicas do SNC, a medula espinal apresenta a organização mais simples. Ela está envolvida no processamento da informação sensitiva dos membros, tronco e muitos órgãos internos, no controle dos movimentos do corpo e na regulação de muitas funções viscerais. Além disso, serve como um conduíte para a passagem das informações sensitivas pelos tratos ascendentes para o encéfalo e para a informação motora pelos tratos descendentes. A medula espinal é a única parte do SNC que apresenta uma organização externa segmentar, remanescente de sua origem embriológica e filogenética. Sua organização é modular, na qual cada segmento apresenta uma estrutura básica semelhante, sendo que cada segmento medular contém um par de raízes nervosas (ventral e dorsal), que formarão os nervos espinais, que fazem parte do SNP.

O tronco encefálico – mesencéfalo, ponte e bulbo – apresenta três funções gerais:

- Receber informação sensitiva proveniente de estruturas craniais e controlar os músculos da cabeça e da face. Essas funções são semelhantes às da medula espinal para o restante do corpo.

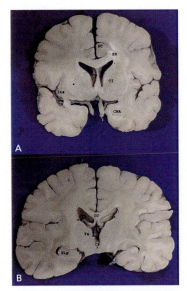
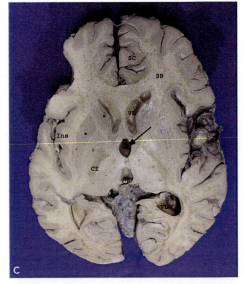

FIGURA 1 Cortes coronais (A e B) e transversal (C) do cérebro, mostrando áreas de substância cinzenta (SC) do córtex cerebral e substância branca (SB), bem como núcleos da base (*), formação hipocampal (Hip), complexo nuclear amigdaloide (CNA), ínsula (Ins), tálamo (Ta), fibras da cápsula interna (CI), comissura posterior (CP), corpo caloso (CC), ventrículos laterais (VL) e terceiro ventrículo (seta).

- De forma semelhante à medula espinal, o tronco encefálico é um conduíte para fluxo de informação, porque tratos sensitivos ascendentes e motores descendentes passam por ele.
- Núcleos do tronco encefálico integram informações de uma variedade de fontes, controlando nível de consciência e outras funções cerebrais altas.

Além destas três funções gerais, as diferentes subdivisões do tronco encefálico apresentam funções sensitivas e motoras específicas. Por exemplo, o bulbo participa dos mecanismos de regulação da pressão arterial e respiração, já a ponte e o mesencéfalo apresentam papel no controle dos movimentos oculares.

As principais funções do cerebelo são o controle dos movimentos dos olhos e dos membros e a manutenção da postura e do equilíbrio, também possui um papel em aspectos mais complexos do controle do movimento, como na tomada de decisões motoras.

Os dois principais componentes do diencéfalo são o tálamo e o hipotálamo (Figura 4), que participam de diversas funções sensitivas, motoras e integrativas. O tálamo é uma estrutura essencial na transmissão de informações aos hemisférios cerebrais. Neurônios de diferentes núcleos do tálamo transmitem a informação para áreas corticais específicas. O hipotálamo integra funções do sistema nervoso autônomo e controla a liberação de hormônios pela hipófise.

Os hemisférios cerebrais apresentam a organização tridimensional mais complexa e desenvolvida de todas as estruturas do SNC humano. Cada hemisfério é uma metade distinta, com quatro componentes principais: córtex cerebral, formação hipocampal, núcleos da base e complexo nuclear amigdaloide (Figura 1). Juntas, essas estruturas são responsáveis pelos comportamentos humanos mais sofisticados, por meio de conexões anatômicas muito complexas. A formação hipocampal é importante no aprendizado e na memória, enquanto o complexo nuclear amigdaloide não apenas participa

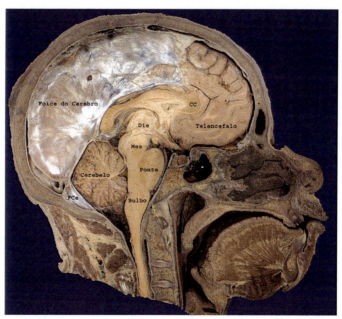

FIGURA 2 Corte sagital mediano de uma cabeça com encéfalo em sua posição real. Notar as pregas da dura-máter formando a foice do cérebro e a foice do cerebelo (Fce). As divisões do encéfalo estão identificadas. O corpo caloso (CC), parte do telencéfalo, foi seccionado ao meio.

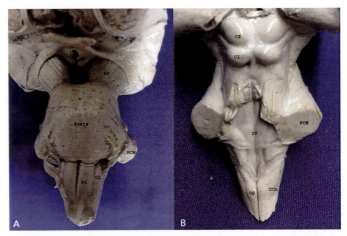

FIGURA 3 Tronco encefálico em visão anterior (A) e posterior (B) mostrando algumas estruturas das suas divisões principais. No bulbo anterior, estão indicados a pirâmide (Pi) e a oliva (Ol). Na vista posterior, estão indicados os colículos grácil (CG) e cuneiforme (CCn). Na ponte, podem ser observados o pedúnculo cerebelar médio (PCM), sendo que a visão posterior mostra a abertura do IV ventrículo (IV). No mesencéfalo, estão indicados o pedúnculo cerebral (PC) anteriormente e os colículos superior (CS), inferior (CI) e posteriormente.

dos comportamentos emocionais como também auxilia na coordenação das respostas do corpo a situações de estresse e ameaça, como na preparação para fuga ou luta. Essas duas estruturas fazem parte do chamado sistema límbico, que inclui outras estruturas dos hemisférios cerebrais, do diencéfalo e do mesencéfalo. Partes do sistema límbico participam do controle do humor, sendo comum a associação entre doenças psiquiátricas e lesões no sistema límbico. Os núcleos da base são coleções de corpos celulares de neurônios localizados profundamente na substância branca dos hemisférios cerebrais que apresentam função no controle motor. Além disso, também têm papel na cognição e na emoção, trabalhando em conjunto com o córtex cerebral, e são estruturas importantes, envolvidas com dependência química.

Por fim, o córtex cerebral, que está localizado na superfície dos hemisférios cerebrais, é altamente irregular. A presença de depressões (sulcos) e elevações (giros) na superfície cortical é uma adaptação evolutiva para aumentar a área de superfície em uma cavidade de espaço limitado, a caixa craniana. De fato, somente um total de 25 a 33% de todo o córtex cerebral fica exposto. Os dois hemisférios cerebrais são parcialmente separados entre si pela fissura inter-hemisférica.

Existem quatro lobos cerebrais, que recebem seus nomes de acordo com os ossos do crânio com o qual se relacionam: frontal, parietal, temporal e occipital (Figura 4). As funções dos diferentes lobos são marcadamente distintas, assim como a função de cada giro em um mesmo lobo. O lobo frontal participa de várias funções comportamentais, embora a maior parte dele esteja dedicada ao planejamento e à produção dos movimentos do corpo, dos olhos, da fala, além de cognição e emoção. O giro pré-central, à frente do sulco central, contém o córtex motor primário, que controla as ações mecânicas dos movimentos. Muitos dos neurônios localizados nesse córtex apresentam axônios que terminam na medula espinal. O lobo parietal, separado do lobo frontal pelo sulco central, é responsável pela percepção de tato, dor e posição espacial dos membros. Essas funções são executadas pelo córtex sensitivo primário, localizado no giro pós-central. O lobo occipital está separado do lobo parietal pelo sulco parieto-occipital, mais evidente na face medial do hemisfério cerebral. Na superfície lateral e inferior, não há divisão evidente, apenas uma linha imaginária que conecta a incisura pré-occipital com o sulco parieto-occipital. O córtex visual primário está localizado ao redor da fissura calcarina, na superfície medial do lobo occipital e é importante para os estágios iniciais do processamento visual. O lobo temporal, separado dos lobos frontal e parietal pelo sulco lateral, controla diversas funções sensitivas e também participa da memória e das emoções. O córtex auditivo primário, localizado no giro temporal superior, trabalha juntamente com áreas profundas no sulco lateral para a percepção e localização dos sons. O córtex do polo temporal e áreas próximas tem papel importante nas emoções.

Profundamente, no interior do sulco lateral, encontram-se as partes dos lobos frontal, parietal e temporal. Esse território é denominado córtex insular (Figura 1), que fica escondido no assoalho do sulco lateral ao término do desenvolvimento pré-natal. Porções do córtex insular percebem o gosto, sensações internas do corpo e alguns aspectos da dor.

O corpo caloso (Figura 4), que se localiza profundamente na fissura inter-hemisférica, contém axônios que interconectam o córtex dos dois hemisférios cerebrais. Tratos contendo axônios que conectam dois lados do encéfalo são denominados comissuras, sendo o corpo caloso a comissura do encéfalo.

Sistema nervoso periférico

O SNP consiste basicamente de nervos cranianos e espinais e seus gânglios correspondentes. Na divisão periférica do sistema nervoso, corpos celulares localizam-se em estruturas chamadas gânglios (grupamentos de corpos celulares no SNP), enquanto os axônios estão contidos em nervos e estruturas relacionadas, como raízes, ramos, troncos nervosos e plexos. Anatomicamente, os nervos ainda podem ser agrupados em cranianos – 12 pares de nervos (usualmente numerados com algarismos romanos, de I a XII), que tem sua origem a partir de estruturas do encéfalo (Tabela 2 e Figura 5) – e espinais – 31 pares de nervos com origem a partir da medula espinal.

Os nervos espinais recebem denominação de acordo com as regiões da coluna vertebral a que são associados. Assim, há 8 nervos espinais cervicais (C1-C8), 12 nervos espinais torácicos (T1-T12), 5 nervos espinais lombares (L1-L5) e 1 nervo espinal coccígeo (Co1). É importante notar que existem 8 nervos espinais cervicais e

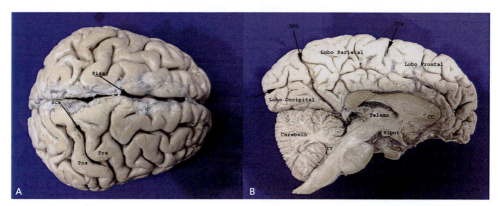

FIGURA 4   Encéfalos em visão superior (A) e corte sagital mediano (B) demonstrando os sulcos e giros cerebrais e os lobos do telencéfalo. São identificados fissura interemisférica (Fiss), sulco cental (Sce), giros pré e pós-central, sulco parieto-occipital (SPO), fissura calcarina (FC) no lobo occipital e principais divisões do diencéfalo: tálamo e hipotálamo (Hipot).

TABELA 2 Número e nome dos 12 pares de nervos cranianos e região do encéfalo a qual pertencem

Nervo craniano	Divisão do sistema nervoso central de origem
I – Olfatório	Telencéfalo
II – Óptico	Diencéfalo
III – Oculomotor	Mesencéfalo
IV – Troclear	Mesencéfalo
V – Trigêmeo	Ponte
VI – Abducente	Ponte
VII – Facial	Ponte
VIII – Vestibulococlear	Ponte/bulbo
IX – Glossofaríngeo	Bulbo
X – Vago	Bulbo
XI – Acessório	Bulbo/medula espinal cervical
XII – Hipoglosso	Bulbo

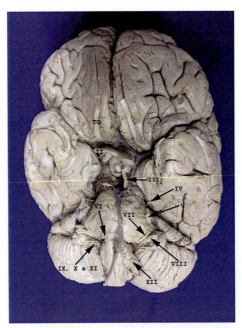

FIGURA 5 Origem aparente de alguns dos 12 pares de nervos cranianos, numerados de acordo com a Tabela 2. TO: trato olfatório.

apenas 7 vértebras cervicais, pois C1 tem origem acima da primeira vértebra cervical e T1 tem origem abaixo da primeira vértebra torácica.

Cada nervo espinal é formado a partir de raízes que se originam na medula espinal, uma ventral e uma dorsal. As raízes ventrais consistem de fibras nervosas pelas quais as informações vão do SNC para a periferia, ela são chamadas de fibras eferentes. A raiz posterior é formada por fibras (denominadas aferentes) que recebem informações percebidas na periferia, particularmente informações sobre tato, dor, temperatura, vibração e outros tipos de sensações e transmitem essas informações ao SNC.

Os gânglios do SNP podem ser divididos em sensitivos e autonômicos. Os gânglios sensitivos estão associados aos nervos cranianos ou à raiz dorsal dos nervos espinais (Figura 6) e contêm os corpos celulares do neurônio sensitivo primário, e os gânglios autonômicos fazem parte da divisão funcional do sistema nervoso (sistema nervoso autônomo) e contêm corpos celulares de neurônios motores para as vísceras.

DIVISÕES FUNCIONAIS DO SISTEMA NERVOSO

Funcionalmente, o sistema nervoso pode ser dividido em sistema nervoso autônomo (SNA) ou visceral e sistema nervoso somático (SNS). De maneira simplificada, o SNA controla as glândulas e a musculatura lisa das vísceras e dos vasos. A divisão somática, por outro lado, é responsável pela inervação sensitiva dos tecidos de todo o corpo, bem como pela inervação motora dos músculos estriados esqueléticos. Estruturas das divisões somática e autônoma estão presentes tanto no SNC quanto no SNP.

Tanto a divisão somática quanto a divisão autônoma possuem componentes aferentes e eferentes. A porção eferente somática pode ser dividida em somatomotora e branquiomotora, de acordo com a origem embrionária do músculo esquelético a ser inervado; se de origem dos somitos ou dos arcos branquiais, respectivamente. A porção aferente somática pode ser dividida em aferente geral e aferente especial,

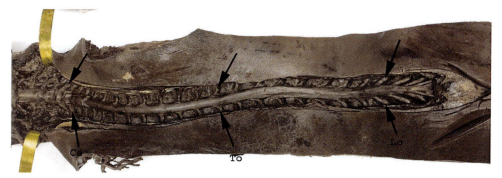

FIGURA 6 Medula espinal *in locu* e saída dos nervos espinais a partir dela. As setas indicam os gânglios das raízes dorsais cervicais (Ce), torácicos (To) e lombares (Lo).

de acordo com o tipo de informação sensitiva que chega ao SNC. As porções aferentes especiais são responsáveis pelos sentidos de visão, audição, gustação, olfato e tato epicrítico, enquanto todas as outras sensibilidades são de responsabilidade da parte aferente geral do sistema nervoso.

Em relação à divisão autônoma do sistema nervoso, sua parte motora pode ser dividida em simpática e parassimpática, com diferenças anatômicas, funcionais e farmacológicas entre elas. Tanto na divisão simpática quanto na divisão parassimpática, existem fibras aferentes responsáveis pela sensibilidade visceral para formação de alças para reflexos viscerais.

De maneira simplificada, a divisão simpática do SNA prepara o corpo para uma situações de emergência, luta ou fuga. A divisão parassimpática do SNA é responsável por restaurar o equilíbrio interno dos sistemas, repondo e poupando energia.

TABELA 3 Resumo das divisões funcionais do sistema nervoso

Sistema nervoso somático	Aferente	Especial
		Geral
	Eferente	Somatomotor
		Branquiomotor
Sistema nervoso autônomo	Eferente	Simpático
		Parassimpático
	Aferente	

BIBLIOGRAFIA

1. Afifi AK, Bergman RA. Functional neuroanatomy. Text and atlas. 2. ed. Nova York: McGraw-Hill; 2005.
2. Kandel ER, Schwartz JH, Jessel TM. Principles of neural science. 4. ed. Nova York: McGraw-Hill; 2000.
3. Martin JH. Neuroanatomy text and atlas. 3. ed. Nova York: McGraw-Hill; 2003.
4. Snell RS. Clinical neuroanatomy. 7. ed. Baltimore: Lippincott Williams & Wilkins; 2010.

CAPÍTULO 9

Nervos cranianos associados ao sistema estomatognático

Valéria Paula Sassoli Fazan

INTRODUÇÃO

O sistema estomatognático é definido como um conjunto de estruturas bucais que desenvolvem funções comuns, tendo como característica constante a participação da mandíbula. Embora tenha características próprias, como todo sistema, ele depende da função de outros sistemas, particularmente o sistema nervoso.

O sistema muscular estomatognático é um conjunto de músculos esqueléticos, cuja função depende diretamente da informação motora proveniente do sistema nervoso central, entre os quais os fundamentais são os músculos mandibulares, particularmente os levantadores.

Este capítulo apresentará as porções motoras somáticas e/ou branquiais, os nervos cranianos associados ao sistema estomatognático, não somente aqueles relacionados à mandíbula, mas também aos outros músculos que, constituindo a cavidade oral e da faringe, participam dos processos de mastigação e deglutição. Ao final do capítulo, informações complementares – exceto as motoras somáticas e/ou branquiais, de responsabilidade dos nervos cranianos associados ao sistema estomatognático – serão abordadas.

PARTE MOTORA BRANQUIAL DO NERVO TRIGÊMEO

A informação motora para os músculos mandibulares tem origem no núcleo motor do nervo trigêmeo, quinto par de nervos cranianos (abreviado normalmente com o algarismo romano V). Esse núcleo tem sua localização na porção média da ponte e fica medial ao núcleo sensitivo principal desse nervo.

O nome trigêmeo decorre do fato de o V nervo craniano apresentar três grandes divisões: oftálmica (V_1), maxilar (V_2) e mandibular (V_3) (Figura 1). Embora o trigêmeo seja o nervo motor para os músculos mandibulares, sua principal função é sensitiva para praticamente todas as estruturas da face e da cabeça, incluindo a órbita e seu conteúdo, as cavidades nasal e oral, parte da orelha externa e membrana timpânica e meninges das fossas cranianas anterior e média. As fibras que se destinam aos músculos mandibulares cursam pela divisão mandibular (V_3) desse nervo.

O núcleo motor do trigêmeo, no tegmento da ponte, recebe informações sensitivas provenientes de ramos sensitivos do próprio trigêmeo e também de outros nervos cranianos sensitivos através de interneurônios. Por exemplo, neurônios provenientes do núcleo do trato mesencefálico do trigêmeo fazem sinapse com os neurônios motores da mastigação, promovendo reflexo de estiramento semelhante ao que ocorre na medula espinal. O núcleo motor também recebe impulsos do córtex motor de ambos os hemisférios cerebrais e prevê o controle voluntário da mastigação. Além disso, esse núcleo recebe comunicações da formação reticular, do núcleo rubro e do fascículo longitudinal medial.

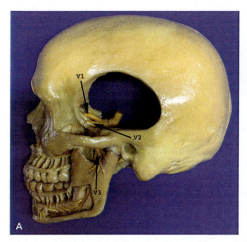
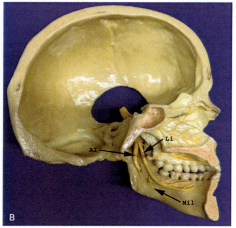

FIGURA 1 Modelo de acrílico representando as divisões principais do nervo trigêmeo (V_1, V_2 e V_3) e as grandes divisões do nervo mandibular (V_3): nervo alveolar inferior (AI) e ramo para o músculo milo-hióideo (Mil) e nervo lingual (Li).

Os axônios provenientes desse núcleo motor (que são neurônios motores inferiores) cursam lateralmente pela ponte para emergir como a raiz motora do nervo trigêmeo, no lado medial à raiz sensitiva. O núcleo motor do trigêmeo supre a inervação dos músculos principais da mastigação (temporal, masseter e pterigóideos lateral e medial), além dos músculos tensor do tímpano, tensor do véu palatino, milo-hióideo e o ventre anterior do músculo digástrico. Os axônios motores cursam profundamente no gânglio trigeminal (sensitivo, localizado na fossa média do crânio) e deixam a cavidade cranial através do forame oval.

Imediatamente após a saída pelo forame oval, a raiz motora une-se à raiz sensitiva V_3 do trigêmeo para formar um tronco único principal, o nervo mandibular. O nervo pterigóideo medial origina-se do tronco principal e cursa próximo ao gânglio ótico. Após a emissão de dois pequenos ramos – tensor do véu palatino e tensor do tímpano (que passa pelo interior do gânglio ótico sem fazer sinapse) –, o nervo pterigóideo medial penetra no ventre do músculo de mesmo nome, o qual inerva.

O nervo massetérico origina-se do nervo mandibular, passa lateralmente e acima do músculo pterigóideo lateral através da incisura mandibular para inervar o músculo masseter.

Existem de dois a três nervos temporais profundos que se originam do nervo mandibular e ascendem, passando superiormente ao músculo pterigóideo lateral para penetrar na superfície profunda do músculo temporal.

O nervo pterigóideo lateral também tem sua origem no nervo mandibular e, usualmente, apresenta curto trajeto junto com o nervo bucal para depois penetrar na face profunda do músculo pterigóideo lateral.

O nervo milo-hióideo caminha juntamente com o nervo alveolar inferior, sendo um ramo deste imediatamente antes de penetrar no canal mandibular. Então, o nervo milo-hióideo cursa anteriormente e inferiormente em um sulco presente na face profunda do ramo da mandíbula para alcançar a superfície inferior do músculo milo-hióideo, onde se divide emitindo um ramo para inervar o ventre anterior do músculo digástrico e outro para inervar o músculo milo-hióideo.

PARTE MOTORA BRANQUIAL DO NERVO FACIAL

Embora os músculos levantadores da mandíbula apresentem papel fundamental no funcionamento do sistema estomatognático, os músculos auxiliares da mastigação também devem ser estudados nesse sistema. Assim, a musculatura mímica situada ao redor da boca tem papel importante na mastigação e sua inervação ocorre pelo nervo facial, VII par de nervos cranianos. O nervo facial é complexo, apresenta os componentes aferente geral e aferente especial, branquiomotor e motor visceral. O componente aferente geral supre a pele da concha da orelha externa e complementa a inervação sensitiva V_3 da membrana timpânica. O componente aferente especial supre a gustação dos dois terços anteriores da língua e alcança essa região pelo nervo corda do tímpano, quando ele se une ao nervo lingual, ramo de V_3. O componente motor visceral destina-se às glândulas lacrimal, submandibular e sublingual, bem como à membrana mucosa do nariz e aos palatos duro e mole. O componente branquiomotor suscita maior interesse neste capítulo, pois supre os músculos da expressão facial além do estapédio, estilo-hióideo e o ventre posterior do digástrico.

O nervo facial emerge do tronco encefálico e penetra o meato acústico interno, apresentando um curso pela parte petrosa do osso temporal, onde apresenta um gânglio sensitivo, o gânglio geniculado. Este gânglio contém os corpos celulares dos neurônios sensitivos primários das porções aferente visceral e geral. Nessa região, o nervo facial emite o ramo petroso maior, motor visceral, que segue para o gânglio pterigopalatino. Continuando pelo canal facial, ainda na parte petrosa do temporal, ele emite o ramo corda do tímpano, que contém a informação sensitiva especial (gustação) para os dois terços anteriores da língua e informação motora visceral para o gânglio submandibular. Por fim, o nervo facial deixa a cavidade craniana pelo forame estilomastóideo, passa pelo interior da glândula parótida e supre os músculos mímicos da face.

O núcleo motor do nervo facial localiza-se no tegmento da ponte e recebe sinais para movimentação voluntária provenientes do trato corticobulbar, que tem origem no córtex motor voluntário dos hemisférios cerebrais. As fibras desse trato cursam pela cápsula interna e pela base do pedúnculo cerebral para alcançar o núcleo motor do nervo facial bilateralmente. Entretanto, somente a porção do núcleo motor do nervo facial que se destina à inervação dos músculos da fronte recebe projeção bilateral do trato corticobulbar. As fibras desse trato que se destinam aos neurônios que inervarão o restante dos músculos da face projetam-se apenas contralateralmente. A emergência do nervo facial pelo forame estilomastóideo ocorre por um tronco único, do qual se origina o ramo auricular posterior para inervar os músculos occipital e auricular posterior. Em seguida, o tronco principal emite um ramo para o músculo estilo-hióideo e o ventre posterior do digástrico, antes de penetrar na glândula parótida. No interior da glândula, o nervo facial bifurca-se, dando origem às divisões temporofacial e cervicofacial, que podem se combinar posteriormente, formando uma alça ainda no interior da parótida, de onde se originarão os cinco ramos terminais (Figura 2).

O ramo terminal mais superior (ramo temporal) inerva os músculos da têmpora e da fronte. O ramo zigomático se distribui aos músculos da proeminência da face e do ângulo lateral do olho. O ramo bucal, o maior de todos, distribui-se em uma grande área, cursando sobre o masseter e o bucinador, para inervar os músculos do nariz e do lábio superior. O ramo mandibular passa profundamente ao músculo abaixador do ângulo da boca e ao platisma, para suprir os músculos do lábio inferior. O ramo cervical cursa profundamente ao platisma para inervá-lo. Uma lista completa dos músculos inervados pelos ramos terminais do nervo facial pode ser encontrada na Tabela 1.

PARTE MOTORA BRANQUIAL DOS NERVOS GLOSSOFARÍNGEO E VAGO

Após descrever a inervação dos músculos levantadores da mandíbula e da musculatura mímica situada ao redor da boca, ainda em termos auxiliares do sistema estomatognático, merecem atenção os músculos do palato e da faringe, participantes dos processos de deglutição.

O nervo glossofaríngeo, IX par de nervos cranianos, recebe esse nome porque indica sua distribuição para a língua (*glossus*, do latim) e

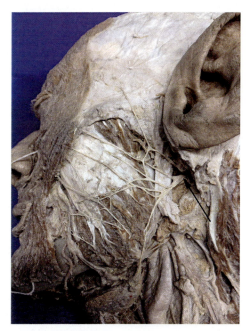

FIGURA 2 Distribuição superficial dos ramos terminais do nervo facial, formando alças para inervação da musculatura mímica da face. A seta indica a origem aparente do nervo pelo forame estilomastóideo, como um tronco único, antes da sua ramificação.

TABELA 1 Ramos do nervo facial na superfície da face e respectivos músculos inervados

Ramo	Músculos inervados
Temporal	Auricular anterior, auricular superior, frontal, orbicular do olho e corrugador do supercíclio
Zigomático	Orbicular do olho, corrugador do supercíclio
Bucal	Prócero, nasal, abaixador do septo nasal, zigomáticos maior e menor, levantador do lábio superior, levantador do ângulo da boca, levantador do lábio superior e da asa do nariz, risório, orbicular da boca e bucinador
Mandibular	Abaixador do ângulo da boca, abaixador do lábio inferior, mentual
Cervical	Platisma

para a faringe. Ele apresenta componentes aferentes somático, visceral e especial, motor visceral e branquiomotor. O componente aferente geral supre a pele da orelha externa e a inervação sensitiva da superfície interna da membrana timpânica, além da sensibilidade geral do um terço posterior da língua. O componente aferente especial supre a gustação do um terço posterior da língua. O componente aferente visceral, por sua vez, carrega a informação dos corpos caróticos e dos seios caróticos ao sistema nervoso central. O componente motor visceral destina-se à glândula parótida através do gânglio ótico. O componente branquiomotor aqui desperta interesse mais direto e supre o músculo estilofaríngeo. Os outros músculos estriados da faringe são supridos pelo nervo vago, que será apresentado a seguir.

O IX par tem origem aparente do bulbo (ver Figura 5 do capítulo 8, "Generalidades sobre sistema nervoso central e periférico"), através de três a quatro pequenas raízes que se localizam em situação mais rostral no sulco entre a oliva bulbar e o pedúnculo cerebelar inferior. Na fossa jugular, o IX emite o nervo timpânico, antes que seu tronco principal entre no forame jugular. Nesse forame, encontram-se os gânglios superior e inferior (petroso), que contêm os corpos celulares dos neurônios sensitivos geral e especial. Os nervos provenientes do corpo carótico e do seio carótico se unem ao gânglio inferior, assim como ramos lingual e faríngeo, sensitivos da faringe e língua. Ao sair do crânio pelo forame jugular, anterior aos nervos vago e acessório, o IX apresenta um trajeto descendente no pescoço, profundo ao processo estiloide, e curva-se ao redor da borda posterior do músculo estilofaríngeo, para suprir sua inervação. Esse músculo eleva a faringe durante os processos de deglutição e fonação.

O nervo vago, X par de nervos cranianos, assim como o IX, apresenta componentes aferente somático, visceral e especial, motor visceral e branquiomotor. O componente aferente geral supre a pele da orelha externa e do meato acústico externo, parte da superfície externa da membrana timpânica e a faringe. O componente aferente especial supre a gustação das papilas gustativas da faringe. O componente aferente visceral carrega a informação da laringe, traqueia, esôfago e vísceras abdominais, até a flexura cólica esquerda, e dos mecanorreceptores do arco aórtico e quimiorreceptores adjacentes ao arco aórtico. O componente motor visceral destina-se aos músculos lisos e às glândulas da faringe, laringe e vísceras torácicas e abdominais. O componente branquiomotor de interesse para o sistema estomatognático supre os músculos estriados da faringe, exceto o estilofaríngeo (suprido pelo IX), o palatoglosso e a laringe.

Os neurônios branquiomotores dos nervos IX e X têm seu corpo celular localizado no núcleo ambíguo no bulbo, que, por sua vez, recebe informações provenientes do trato corticobulbar bilateralmente. O nervo IX emerge do bulbo a partir de oito a dez pequenas raízes que se localizam no sulco entre a oliva bulbar e o pedúnculo cerebelar inferior, logo abaixo das raízes do IX, que se origina também nesse sulco (ver Figura 5 do capítulo 8, "Generalidades sobre sistema nervoso central e periférico"). Tanto o IX quanto o X pares saem do crânio pelo forame jugular, sendo que o X passa posteriormente ao IX nesse forame (Figura 3).

Assim como o IX, o X apresenta dois gânglios sensitivos, um superior e um inferior (nodoso), que se localizam na fossa jugular, na parte petrosa do osso temporal, e juntamente com o osso occipital forma o forame jugular. Em seu trajeto descendente, abaixo do gânglio inferior, o X par recebe fibras provenientes do núcleo ambíguo, que cursaram temporariamente pelo nervo acessório (XI). No pescoço, o X localiza-se entre a veia jugular interna e a carótida interna, descendendo no interior da bainha carótica. Da raiz do pescoço em direção inferior, o X apresenta trajeto diferente nos dois lados do corpo para alcançar os plexos cardíaco, pulmonar e esofágico. A partir do plexo esofágico, troncos vagais anterior e posterior suprem as vísceras abdominais até a região da flexura cólica esquerda.

O componente motor branquial do X par, ao sair do crânio, destina-se aos músculos constritores da faringe e aos músculos intrínsecos da laringe. Essas fibras motoras deixam o X por três grandes ramos. O ramo faríngeo, principal

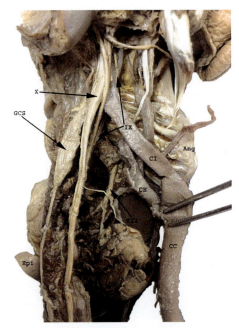

FIGURA 3 Visão posterior de uma secção sagital de cabeça com pescoço, para identificação de estruturas nervosas. Os nervos cranianos IX, X e XII são apontados com seus respectivos números. Ang: ângulo da mandíbula; CC: artéria carótida comum; CI: artéria carótida interna; CE: artéria carótida externa; Epi: epiglote; GCS: gânglio cervical superior do tronco simpático.

nervo motor da faringe, emerge do gânglio vagal inferior e passa inferomedialmente entre as artérias carótidas interna e externa. Em seguida, penetra na faringe passando na borda superior do músculo constritor médio e se junta ao plexo faríngeo para suprir todos os músculos da faringe e do palato, exceto o estilofaríngeo (IX) e o tensor do véu palatino (V_3). Assim, esse nervo supre os músculos constritores superior, médio e inferior, levantador palatino, salpingofaríngeo, palatofaríngeo e um músculo extrínseco da língua, o palatoglosso. O ramo laríngeo superior deixa o X em situação distal ao ramo faríngeo, a partir do gânglio vagal inferior e desce adjacente à faringe, bifurcando-se em um ramo laríngeo externo e um laríngeo interno. O ramo laríngeo externo supre o músculo constritor inferior, perfurando-o, e alcança o músculo cricotireóideo para inervá-lo. Ele também envia ramos para o plexo faríngeo e para o nervo cardíaco superior. O nervo laríngeo recorrente, o terceiro grande ramo branquiomotor do X, apresenta trajeto diferente em ambos os lados do corpo. À direita, o nervo laríngeo recorrente emerge do X anteriormente à artéria subclávia. Então, cursa posteriormente por debaixo da artéria e ascende posteriormente a ela, no sulco entre a traqueia e o esôfago. À esquerda, o nervo laríngeo recorrente deixa o X no nível do arco aórtico e direciona-se posteriormente por baixo do arco da aorta e ascende no mediastino superior até alcançar o sulco entre a traqueia e o esôfago do lado esquerdo. O nervo laríngeo recorrente passa profundamente à margem inferior do músculo constritor inferior para inervar os músculos intrínsecos da laringe, exceto o cricotireóideo.

NERVO HIPOGLOSSO

O nervo hipoglosso (XII par de nervos cranianos) supre a inervação motora somática de todos os músculos intrínsecos da língua, bem como os músculos extrínsecos, exceto o músculo palatoglosso, que é de responsabilidade do nervo vago.

Os neurônios motores do nervo XII têm seu corpo celular localizado no núcleo do hipoglosso no bulbo, que por sua vez recebe informações provenientes do trato corticobulbar predominantemente contralateral. O núcleo do hipoglosso tem localização bulbar entre o núcleo dorsal do nervo vago e a linha média. É um núcleo alongado no sentido longitudinal, com extensão semelhante à extensão longitudinal da oliva bulbar e estende-se rostralmente, formando o trígono do hipoglosso no assoalho do IV ventrículo. Os axônios provenientes desse núcleo passam em direção ventral, em situação lateral ao lemnisco medial no bulbo e emergem na superfície bulbar, através de várias raízes, no sulco ventrolateral, entre a pirâmide e a oliva. Essas raízes convergem para a formação do nervo hipoglosso, que deixa o crânio pelo canal do hipoglosso.

Ao sair da fossa posterior do crânio, o nervo XII passa lateralmente e em sentido inferior (Figura 3), próximo ao gânglio jugular do nervo X e localiza-se entre a artéria carótida e a veia jugular internas, em situação profunda ao ventre posterior do músculo digástrico. Ao passar lateralmente pela bifurcação da carótida comum, o nervo XII faz uma alça anteriormente ao corno maior do osso hioide. Então, nervo XII corre na superfície lateral do músculo hioglosso, passando sobre a borda livre posterior do músculo milo-hióideo e se ramifica para suprir os músculos da língua.

PARTE SENSITIVA DO NERVO TRIGÊMEO

Como mencionado anteriormente, o nervo trigêmeo apresenta função principal sensitiva para praticamente todas as estruturas da face e da cabeça, sendo subdividido em nervos oftálmico (V_1), maxilar (V_2) e mandibular (V_3), a partir de um gânglio sensitivo (gânglio semilunar ou trigeminal), situado no assoalho da fossa média do crânio. Ao sair da parte distal desse gânglio, as três grandes divisões (V_1, V_2 e V_3) deixam a cavidade craniana pela fissura orbital superior, forame redondo e forame oval, respectivamente, antes de se ramificarem extensamente pela cabeça e face (Figura 4). Como mencionado anteriormente, a porção motora desse nervo cursa por V_3. A Tabela 2 mostra as três grandes divisões do nervo trigêmeo e os ramos sensitivos dessas divisões.

Divisão oftálmica (V_1)

As informações de dor, tato, temperatura e propriocepção de conjuntiva, córnea, olho, órbita, fronte e seios frontal e etmoidal são percebidas por receptores periféricos e encaminhadas ao cérebro pelas três grandes divisões de V_1: nervos frontal, lacrimal e nasociliar (Tabela 2).

O nervo supraorbital, proveniente da fronte e do couro cabeludo, e o nervo supratroclear, proveniente da raiz do nariz, lado medial da pálpebra superior e da fronte, entram no crânio

TABELA 2 Divisões do nervo trigêmeo e seus respectivos ramos sensitivos

Divisão	Nervo	Ramos
Oftálmico (V_1)	Lacrimal	
	Frontal	Supratroclear Supraorbital Nervo para o seio frontal
	Nasociliar	Nervos ciliares curtos e longos Infratroclear Etmoidal anterior (nasal interno e externo) Etmoidal posterior Ramo meníngeo (para tenda do cerebelo)
Maxilar (V_2)	Zigomático	Zigomaticotemporal Zigomaticofacial
	Infraorbital	Nasal externo Labial superior Alveolar superior (posterior, médio, anterior)
	Pterigopalatino	Ramos orbitais Nervos palatinos (maior e menor) Ramo nasal posterior superior Faríngeo
	Ramo meníngeo	(Para fossas anterior e média do crânio)
Mandibular (V_3)	Bucal	
	Auriculotemporal	Facial Auricular anterior Ramo para o meato acústico externo Ramo articular (para articulação temporomandibular) Temporal superficial
	Lingual	
	Alveolar inferior	Dental Incisivo Mentual
	Ramo meníngeo	(Para fossas anterior e média do crânio)

na margem superior da órbita e se unem para formar o nervo frontal. Nesse momento, ele recebe um pequeno ramo sensitivo proveniente do seio frontal. Em seguida, o nervo frontal cursa posteriormente, próximo ao teto da órbita, em direção à fissura orbital superior, onde se une aos nervos lacrimal e nasociliar.

O nervo lacrimal é responsável pela informação sensitiva do lado lateral da pálpebra superior, conjuntiva e glândula lacrimal. Ele cursa posteriormente entre o músculo reto lateral e o teto da órbita, para se unir aos nervos frontal e nasociliar, no nível da fissura orbital superior. A inervação secretomotora da glândula lacrimal é de responsabilidade do VII nervo craniano.

Por um lado, o nervo nasociliar é formado pela convergência de vários ramos terminais (Tabela 2), o nervo infratroclear, por outro lado, supre a pele do lado medial das pálpebras e lateral do nariz. O nervo nasal externo supre a pele da asa e ápice do nariz, e o nervo nasal interno supre a parte anterior do septo nasal e a parede lateral da cavidade nasal. Os nervos etmoidais anterior e posterior suprem as células aéreas do etmoide, e os nervos ciliares curtos e longos suprem o bulbo do olho. O nervo nasociliar cursa em direção posterior pelo interior do cone muscular da órbita, passa superiormente ao nervo óptico e deixa a órbita depois de passar pelo interior do anel tendíneo comum, pela fissura orbital superior, juntamente com os nervos frontal e lacrimal, com os quais se une na parte posterior dessa fissura, para formar a divisão oftámica do trigêmeo. Antes dessa divisão chegar ao gânglio trigeminal, ela recebe um ramo meníngeo proveniente da tenda do cerebelo.

Axônios proprioceptivos dos músculos extrínsecos do bulbo do olho cursam pelos nervos cranianos III, IV e VI e penetram em V_1 durante seu trajeto pelo interior do seio cavernoso.

Divisão maxilar (V_2)

A divisão maxilar do trigêmeo é responsável pela informação sensitiva da maxila e a pele sobrejascente, da cavidade nasal, da nasofaringe, do palato e das meninges das fossas anterior e média do crânio.

A sensibilidade da proeminência da face é de responsabilidade do nervo zigomaticofacial, que atravessa o processo frontal da maxila e penetra na parede lateral da órbita, assumindo então um trajeto posterior para unir-se ao nervo zigomaticotemporal e formar o nervo zigomático. O nervo zigomaticotemporal, responsável pela sensibilidade da parte lateral da fronte, atravessa o processo frontal do osso zigomático na sua parte posterior e penetra na parede lateral da órbita para unir-se ao nervo zigomaticofacial e formar o nervo zigomático. O nervo zigomático cursa posteriormente ao longo do assoalho da órbita para unir-se ao nervo maxilar próximo da fissura orbital inferior.

Ramos cutâneos do lábio superior, da parte medial da proeminência da face e face lateral do nariz, unem-se para formar o nervo infraorbital, que atravessa o forame de mesmo nome na maxila e cursa posteriormente no canal infraorbital, onde recebe os ramos anteriores do nervo alveolar superior. Esses nervos combinados emergem do canal infraorbital no assoalho da órbita para formar o nervo maxilar, que continua posteriormente e recebe os nervos alveolares superiores médio e posterior e os nervos palatinos. O nervo maxilar entra na fossa média do crânio pelo forame redondo. Os nervos alveolares superiores são responsáveis particularmente pela sensibilidade dolorosa dos dentes superiores.

Os nervos palatinos maior e menor originam-se do palato duro e mole, respectivamente, e ascendem em direção ao nervo maxilar pelo canal pterigopalatino. Nesse trajeto, os nervos palatinos recebem um ramo faríngeo da nasofaringe e um ramo nasal da cavidade nasal posterior, incluindo um ramo particularmente longo, o nervo nasopalatino. Os nervos palatinos e seus ramos penetram no gânglio pterigopalatino sem que seus axônios façam sinapse e se unam ao nervo maxilar, que entra no crânio pelo forame redondo. Antes dessa divisão chegar ao gânglio trigeminal, ela recebe ramos meníngeos provenientes das fossas anterior e média do crânio.

Divisão mandibular (V_3)

A informação sensitiva da região bucal, incluindo a membrana mucosa da boca e das gengivas, é de responsabilidade do nervo bucal, que cursa em direção posterior, profundamente ao masseter e perfura o músculo pterigóideo lateral para se unir ao tronco principal do nervo mandibular. A sensibilidade da parte lateral da face e do couro cabeludo é de responsabilidade dos ramos anterior e posterior do nervo auriculotemporal, que acompanha a artéria temporal superficial em seu trajeto. Esses dois ramos convergem anteriormente à orelha externa, formando um tronco único que recebe ramos do meato acústico externo, superfície externa da membrana timpânica e da articulação temporomandibular. O nervo passa então profundamente ao músculo pterigóideo lateral, e o colo da mandíbula se divide formando um anel ao redor da artéria meníngea média antes de se juntar ao tronco principal do nervo mandibular.

A sensibilidade geral de toda a região mandibular – incluindo os dentes inferiores, as gengivas e os dois terços anteriores da língua – é de responsabilidade de dois grandes nervos: o lingual e o alveolar inferior.

Axônios sensitivos dos dois terços anteriores da língua convergem para formar o nervo lingual que apresenta trajeto posterior ao longo da parte lateral da língua, lateralmente à glândula submandibular, ducto e gânglio de mesmo nome. Na parte posterior da língua, o nervo lingual curva em direção superior, cruza obliquamente sobre os músculos constritor superior da faringe e estilofaríngeo e passa entre o músculo pterigóideo medial e a mandíbula. Nesse ponto, o nervo corda do tímpano deixa o nervo lingual em direção ao VII nervo craniano. O nervo lingual continua seu trajeto superior em direção ao tronco principal do nervo mandibular profundamente ao músculo pterigóideo lateral. É importante mencionar que a informação da sensibilidade gustatória dos dois terços anteriores da língua é de responsabilidade do VII par de nervos cranianos.

A inervação sensitiva do mento e do lábio inferior converge para o nervo mentual, que entra na mandíbula pelo forame de mesmo nome, percorrendo o interior do canal mandibular. No interior desse canal, ramos dos dentes inferiores unem-se ao nervo mentual, formando o nervo alveolar inferior. Esse nervo continua posteriormente, deixando o interior do canal mandibular pelo forame de mesmo nome, recebendo o nervo milo-hióideo (motor, discutido anteriormente). O nervo alveolar inferior ascende profundamente ao músculo pterigóideo lateral para se unir ao tronco principal do nervo mandibular.

A sensibilidade das meninges das fossas anterior e média do crânio é de responsabilidade do ramo meníngeo V_3 do trigêmeo (Tabela 2). Dois troncos nervosos maiores acompanham o trajeto da artéria meníngea média e convergem, formando um nervo único que sai do crânio pelo forame espinhoso. Esse nervo se une ao tronco principal de V_3 antes que ele entre no crânio pelo forame oval. A divisão mandibular, incluindo suas porções sensitiva e motora, entra no crânio como um único tronco, pelo forme oval.

PARTES MOTORA VISCERAL, AFERENTE GERAL E AFERENTE ESPECIAL DO NERVO FACIAL

Uma parte importante do nervo facial é sua divisão parassimpática, responsável pelo controle das glândulas lacrimal, submandibular e sublingual, das glândulas mucosas do nariz, seios paranasais e palatos duro e mole. Os corpos celulares pré-ganglionares parassimpáticos para essas estruturas estão distribuídos ao longo do tegmento da ponte e são coletivamente chamados de núcleo salivatório superior, sendo que eles recebem aferências principalmente do hipotálamo. As fibras eferentes do núcleo salivatório superior cursam pelo nervo intermédio (de origem aparente juntamente com o nervo facial, no sulco bulbopontino), que se divide, no interior do canal facial, em nervo petroso maior (para a glândula lacrimal e glândulas nasais) e nervo corda do tímpano (para as glândulas submandibular e sublingual). O nervo petroso maior deixa a porção petrosa do osso temporal através do forame petroso maior, para entrar na fossa média do crânio. Passa profundamente ao gânglio trigeminal e lateral ao forame lácero, para alcançar o canal pterigóideo. Neste local, ele une-se ao nervo petroso profundo (que possui fibras simpáticas do plexo carótico ao redor da artéria carótida interna) para juntos formarem o nervo do canal pterigóideo, que se localiza na base do processo pterigóideo medial do osso esfenoide e se abre na fossa pterigopalatina, onde o gânglio pterigopalatino se encontra unido à V_2. Os axônios parassimpáticos do nervo do canal pterigóideo fazem sinapse nesse gânglio. Os axônios pós-sinápticos acompanham os ramos de V_2 para alcançar a glândula lacrimal e as glândulas das cavidades nasal e oral. O nervo corda do tímpano passa pela fissura petrotimpânica para se unir ao nervo lingual, ramo de V_3, como mencionado anteriormente. As fibras parassimpáticas acompanham o trajeto do nervo lingual na borda lateral do assoalho da cavidade oral para alcançar o gânglio submandibular, que está unido a esse nervo. As fibras pós-ganglionares alcançam as glândulas submandibular e sublingual, além de glândulas menores do assoalho da boca.

O VII par de nervos cranianos apresenta um pequeno componente sensorial geral cutâneo ao redor da pele da concha da orelha externa e uma pequena área posterior a ela. Esses ramos provavelmente complementam o ramo V_3 na inervação do meato acústico externo e da superfície externa da membrana timpânica. Os corpos celulares desses neurônios sensitivos do VII nervo localizam-se no gânglio geniculado, na porção petrosa do osso temporal. Os axônios desses neurônios entram no tronco encefálico via nervo intermédio e descendem para fazer sinapse no núcleo do trato espinal do nervo trigêmeo. Desse núcleo, projeções vão ao tálamo contralateral, núcleo ventral posterior. Neurônios do tálamo projetam-se ao córtex sensorial primário, no giro pós-central do lobo parietal.

A parte sensitiva especial do VII é responsável pela sensibilidade da gustação proveniente dos dois terços anteriores da língua e palatos duro e mole. Os corpos celulares desses neurônios sensitivos estão localizados no gânglio geniculado, na parede medial da cavidade timpânica. Os processos periféricos desses neurônios cursam pelo nervo corda do tímpano, na fissura petrotimpânica, enquanto os processos que se dirigem ao sistema nervoso central entram no tronco encefálico pelo nervo intermédio. Esses processos alcançam o núcleo do trato solitário (NTS), fazendo sinapse em sua porção mais rostral. Desse núcleo, fibras projetam-se bilateralmente para os núcleos ventroposterior do tálamo, que, por sua vez, projetam-se para a área gustatória cortical no giro pós-cental e ínsula.

PARTES MOTORA VISCERAL, AFERENTE GERAL E AFERENTE ESPECIAL DO NERVO GLOSSOFARÍNGEO

Os corpos celulares dos neurônios pré-ganglionares parassimpáticos do IX localizam-se no núcleo salivatório inferior, no bulbo, que, por sua vez, recebe aferências do hipotálamo e do sistema olfatório. Os axônios do núcleo salivatório inferior deixam o forame jugular juntamente com os outros componentes do IX par e o nervo timpânico apresenta um trajeto ascendente pelo canalículo timpânico para alcançar a cavidade timpânica e formar um plexo sobre a superfície do promontório na orelha média. Desse plexo, ramos suprem a sensibilidade da membrana mucosa da cavidade da orelha média, a tuba auditiva e as células aéreas do processo mastoide. Fibras motoras viscerais formam o nervo petroso menor, que passa através de um pequeno canal de volta ao crânio para a fossa média para então passar por uma pequena abertura ao lado do forame do nervo petroso maior. Em seguida, esse nervo descende pelo forame oval e faz sinapse no gânglio ótico, localizado imediatamente abaixo do forame oval, muito próximo do nervo para o músculo pterigóideo medial (ramo de V_3). Desse gânglio, fibras pós-ganglionares se unem ao nervo auriculo-temporal (ramo de V_3) para suprir a parte secretomotora da glândula parótida.

A informação sensitiva visceral opera em um nível "subconsciente" de atenção. Quimiorreceptores do corpo carótico monitoram a tensão de oxigênio circulante, enquanto os barorreceptores no seio carótico monitoram o nível de pressão arterial. Os corpos celulares desses neurônios localizam-se no gânglio inferior e as informações chegam até ele via nervo carótico. Os processos centrais desses neurônios chegam na porção caudal do NTS. Desse núcleo, conexões são feitas com o hipotálamo e a formação reticular, para as respostas reflexas de controle da pressão arterial, débito cardíaco e respiração.

A sensibilidade de dor e temperatura da pele de parte da orelha externa, superfície interna da membrana timpânica, um terço posterior da língua e parte superior da faringe tem neurônios com corpos celulares nos gânglios superior e inferior do IX. Os processos periféricos desses neurônios acompanham o trajeto principal desse nervo. Os processos centrais descendem para a porção caudal do núcleo do trato espinal do trigêmeo. Desse núcleo, neurônios secundários cruzam a linha mediana no bulbo e ascendem até o núcleo ventral posterior do tálamo. Em seguida, neurônios provenientes desse núcleo talâmico alcançam o giro pós-central.

A sensibilidade gustatória do um terço posterior da língua, incluindo as papilas valadas, é de responsabilidade de neurônios com corpo celular no gânglio inferior do IX. Os processos centrais desses neurônios acompanham o IX par pelo forame jugular e alcança o NTS rostral. Axônios provenientes desse núcleo ascendem bilateralmente no tronco encefálico para alcançar o núcleo ventral posterior do tálamo. Então, neurônios provenientes desse núcleo talâmico alcançam o giro pós-central, na área gustatória.

PARTES MOTORA VISCERAL, AFERENTE GERAL E AFERENTE ESPECIAL DO NERVO VAGO

Corpos celulares dos neurônios parassimpáticos do nervo vago estão localizados no núcleo dorsal do nervo vago, localizado no assoalho do IV ventrículo (trígono vagal), estendendo-se para a substância cinzenta da porção fechada do bulbo. Aferências para esse núcleo são provenientes do hipotálamo, sistema olfatório, formação reticular e do NTS. Os axônios pré-ganglionares vagais se distribuem para o plexo faríngeo através dos ramos faríngeo e laríngeo superior. No interior do tórax, os nervos vagos emitem muitos ramos que se unem aos plexos ao redor dos grandes vasos para os pulmões e o coração, bem como ao redor do esôfago. Esses axônios fazem sinapse em gânglios de localização intramural nesses órgãos. A partir do plexo esofágico, troncos vagais anterior e posterior emergem e inervam estômago, intestino delgado, apêndice vermiforme, ceco e cólon ascendente e a maior parte do cólon transverso. Nesses locais, a sinapse ocorre em gânglios dos plexos mioentérico e submucoso (Auerbach e Meissner, respectivamente).

As sensações viscerais vagais não são entendidas de modo consciente, dando impressões gerais de bem-estar ou mal-estar (sentir-se bem ou sentir-se mal). Fibras sensitivas ao redor das vísceras abdominais convergem para os troncos vagais anterior e posterior, passam em direção ascendente pelo hiato esofágico do diafragma e entram no plexo esofágico. Fibras sensitivas dos pulmões e do coração também se unem ao plexo esofágico e continuam seu curso ascendente no tórax até os nervos vagos direito e esquerdo no pescoço. Informações sensitivas da membrana mucosa da epiglote, base da língua, pregas ariepiglóticas e da maior parte da laringe cursam pelo nervo laríngeo superior. Abaixo das pregas vocais, a sensibilidade da laringe é de responsabilidade dos nervos laríngeos recorrentes. Os corpos celulares dos neurônios sensitivos viscerais localizam-se no gânglio vagal inferior, que recebe informação proveniente dos barorreceptores e quimiorreceptores aórticos, bem como a sensibilidade da língua, faringe, laringe, traqueia, brônquios, pulmões, coração, esôfago, estômago e intestinos. Os prolongamentos centrais desses neurônios entram no bulbo, alcançando a parte caudal do NTS. A partir dele, conexões bilaterais para reflexos que controlam funções cardiovasculares, respiratórias e gastrointestinais se estabelecem com diversas áreas da formação reticular e com o hipotálamo. A sensibilidade dolorosa visceral cursa juntamente com o sistema simpático.

O componente sensitivo geral do X é responsável pelas informações de dor, tato, temperatura da laringe, faringe, pele da orelha externa, meato acústico externo e superfície externa da membrana timpânica, bem como as meninges da fossa posterior do crânio. A sensibilidade geral das pregas vocais e região subglótica é de responsabilidade do nervo laríngeo recorrente. A sensibilidade geral da laringe acima das pregas vocais é de responsabilidade do nervo laríngeo interno, que deixa a laringe atravessando a membrana tireo-hióidea e ascende no pescoço para se unir ao ramo laríngeo externo, formando o nervo laríngeo superior, que se une ao X par posteriormente. Fibras sensitivas da pele da orelha externa, meato acústico externo e superfície externa da membrana timpânica cursam pelo ramo auricular, que chega ao gânglio vagal superior, no qual os corpos celulares se localizam. Os processos centrais provenientes dos gânglios superior e inferior passam para o interior do crânio pelo forame jugular, onde o X recebe o ramo meníngeo, com as fibras sensitivas das meninges da fossa posterior do crânio. Todos esses axônios sensitivos dirigem-se ao núcleo do trato espinal do trigêmeo, de onde neurônios de segunda ordem projetam-se contralateralmente, através do trato trigeminotalâmico, ao núcleo ventral posterior do tálamo. Neurônios de terceira ordem projetam-se do tálamo para a área correspondente do córtex sensitivo primário.

BIBLIOGRAFIA

1. Martin JH. Neuroanatomy text and atlas. 3. ed. Nova York: McGraw-Hill; 2003.
2. Snell RS. Clinical neuroanatomy. 7. ed. Baltimore: Lippincott Williams & Wilkins; 2010.
3. Wilson-Pawels L, Akesson EJ, Stewart PA. Cranial nerves. Anatomy and clinical comments. Philadelphia: B.C. Decker; 1988.

CAPÍTULO 10

Anatomia imaginológica craniofacial

Leda Maria Pescinini Salzedas
Antonio Augusto Ferreira Carvalho

INTRODUÇÃO

Os exames por imagem na prática odontológica têm grande importância no diagnóstico das doenças da região dentomaxilofacial, complementando a avaliação clínica. Entre os exames por imagem, podem ser utilizados exames radiográficos intra e extrabucal e tomografia computadorizada.

A obtenção da imagem radiográfica baseia-se na atenuação do feixe de raios X pelas estruturas corpóreas do paciente e o registro do feixe remanescente em um receptor de imagem (filme radiográfico ou sensor eletrônico). É essencial o conhecimento claro e completo dos aspectos radiográficos das estruturas anatômicas craniofaciais normais e suas variações para a interpretação da imagem radiográfica, assim como o reconhecimento de padrões anormais.

EXAME RADIOGRÁFICO ODONTOLÓGICO

Na imagem radiográfica odontológica, todo o volume (tridimensional) de tecido do paciente entre a fonte de raios X e o receptor de imagem é projetado em uma imagem de duas dimensões (bidimensional) em tons de preto, branco e cinza (Figura 1). A sobreposição de imagens é inevitável, pois diferentes planos, com profundidades diferentes, têm representação bidimensional na imagem radiográfica. Portanto, em imagens radiográficas planas, não é possível inferir a profundidade de uma determinada área, a menos que sejam feitas imagens em ângulos retos entre si para informações adicionais (Figura 2).

Na formação da imagem radiográfica, a atenuação dos raios X pelas estruturas corpóreas é determinante nos níveis de cinza detectados na imagem. A estrutura mais densa resiste mais à passagem da radiação, resultando em imagens claras ou brancas na radiografia, denominada estrutura radiopaca e inclui: esmalte, dentina e cortical óssea (Figura 3). A estrutura que não tem densidade oferece pouca ou nenhuma resistência à passagem dos raios X, resultando em imagem escura ou preta na radiografia, é denominada estrutura radiolúcida e inclui espaço aéreo, polpa, cavidades e fossas (Figura 3). O grau de escurecimento da imagem radiográfica está relacionado, entre outros fatores, a espessura, densidade e composição (número atômico) da estrutura radiografada.

A aparência radiográfica das estruturas anatômicas normais sofre ampla variação de forma, tamanho e posição entre os indivíduos e entre regiões homólogas, e muitas delas são identificadas na maioria dos pacientes, com rara identificação de todas em um único paciente. Para um adequado conhecimento da anatomia radiográfica, deve-se ter atenção às variações nas imagens das estruturas nas diversas técnicas

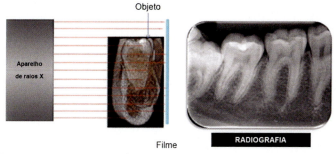

FIGURA 1 Produção da imagem radiográfica pela exposição da mandíbula aos raios X. Fonte: arquivo da Disciplina de Radiologia da Faculdade de Odontologia de Araçatuba da Universidade Estadual Paulista (FOA/Unesp).

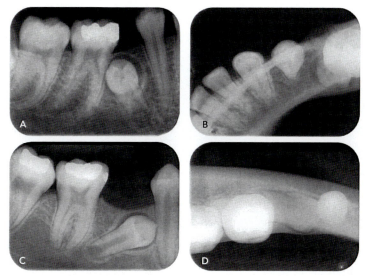

FIGURA 2 (A) Imagem radiográfica periapical com segundo pré-molar inferior não erupcionado. (B) Radiografia oclusal identificando a localização do dente não erupcionado, coroa na região lingual da mandíbula e raiz na vestibular. (C) Imagem radiográfica periapical com o segundo pré-molar inferior não erupcionado. (D) Radiografia oclusal identificando a localização do dente não erupcionado, com longo eixo acompanhando o rebordo sem inclinação vestibular ou lingual significativa. Fonte: arquivo da Disciplina de Radiologia da Faculdade de Odontologia de Araçatuba da Universidade Estadual Paulista (FOA/Unesp).

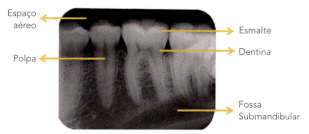

FIGURA 3 Radiografia periapical da região de molar inferior esquerdo. Fonte: arquivo da Disciplina de Radiologia da Faculdade de Odontologia de Araçatuba da Universidade Estadual Paulista (FOA/Unesp).

radiográficas utilizadas. Para a obtenção de imagens radiográficas do crânio e região maxilomandibular, podem ser utilizados exames radiográficos intra e extrabucais.

ANATOMIA RADIOGRÁFICA INTRABUCAL

Os exames radiográficos intrabucais podem ser divididos em três categorias: periapical, interproximal (*bite-wing*) e oclusal. Nesses exames, o receptor radiográfico fica posicionado dentro da cavidade bucal. O exame radiográfico periapical deve mostrar o dente e as estruturas circunjacentes (região periapical – Figura 4). O exame radiográfico interproximal registra apenas as coroas dos dentes superiores e inferiores no mesmo filme, mostrando face interproximal dos dentes posteriores e a crista óssea alveolar adjacente (Figura 5). O exame radiográfico oclusal mostra área maior da maxila ou da mandíbula no mesmo filme (Figura 6).

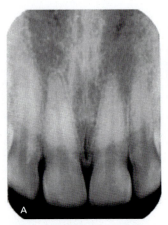 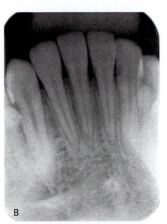

FIGURA 4 Radiografia periapical da região de incisivos superiores e inferiores. Fonte: arquivo da Disciplina de Radiologia da Faculdade de Odontologia de Araçatuba da Universidade Estadual Paulista (FOA/Unesp).

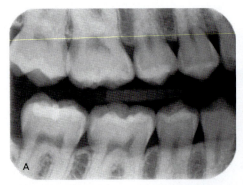 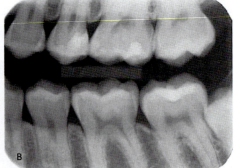

FIGURA 5 Radiografias interproximais da região de molares dos lados direito e esquerdo. Fonte: arquivo da Disciplina de Radiologia da Faculdade de Odontologia de Araçatuba da Universidade Estadual Paulista (FOA/Unesp).

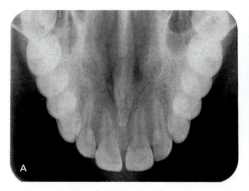 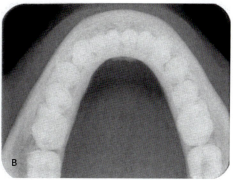

FIGURA 6   Radiografia oclusal total de maxila e da mandíbula. Fonte: arquivo da Disciplina de Radiologia da Faculdade de Odontologia de Araçatuba da Universidade Estadual Paulista (FOA/Unesp).

ANATOMIA RADIOGRÁFICA DA MAXILA E DA MANDÍBULA EM RADIOGRAFIAS PERIAPICAIS

O exame radiográfico periapical para avaliação de dentes da maxila e da mandíbula permite também a observação de imagens de estruturas anatômicas, características de cada região.

Na região de incisivos e caninos na maxila (Figuras 7 a 9), observa-se imagem das cavidades nasais [1], do assoalho da cavidade nasal [2], do septo nasal [3], das conchas nasais inferiores [4], da abertura superior do canal incisivo (nasopalatino) [5], do canal incisivo (nasopalatino) [6], do forame incisivo [7], da espinha nasal anterior [8], da sutura intermaxilar (palatina mediana) [9], além da sobreposição de imagem da cartilagem nasal [10]. Na região de caninos superiores, observam-se imagens das mesmas estruturas e podem ser acrescentadas imagens do seio maxilar [11] e do Y invertido de Ennis [12] (sobreposição da imagem da cavidade nasal e do seio maxilar).

Na região de pré-molares e molares da maxila (Figuras 10 e 11), podem ser observadas as imagens do assoalho da cavidade nasal [2], do assoalho do seio maxilar [13], do processo zigomático da maxila em forma de U acima dos dentes 17 e 27 [14], do osso zigomático [15] e do túber da maxila [16]. Mais raramente, observam-se imagens da lâmina lateral do processo pterigoide [17] e do hâmulo pterigoide. A imagem do processo coronoide [19] também pode ser observada na região de molares superiores (sobreposta ou não à imagem do túber). O seio maxilar pode apresentar extensão, estando seu assoalho muito próximo do rebordo alveolar [20], bem como ser atravessado por linhas radiolúcidas correspondentes a canais nutrientes [21].

A sobreposição da imagem radiográfica do assoalho da cavidade nasal [2] sobre a imagem do seio maxilar [11], verificada em radiografias periapicais (Figuras 10 e 11), pode ser demonstrada utilizando a imagem de tomografia computadorizada de feixe cônico (TCFC) da maxila em corte coronal (Figura 12).

A anatomia radiográfica da mandíbula é mais simples, visto que menor número de estruturas anatômicas é comumente visualizado em radiografias periapicais (Figuras 13 a 19). Assim, na região de incisivos inferiores, observa-se a imagem do forame lingual [22] e das espinhas mentonianas [23]. Na região de pré-molares, observa-se a imagem do forame mentoniano [24] (limite anterior do canal mandibular) e, na região de molares, as imagens da linha oblíqua (externa) [25] e da linha milo-hióidea (oblíqua interna) [26], paredes radiopacas do canal da mandíbula [27], da fossa submandibular [28] (delimitada superiormente pela linha milo-hióidea) e da base da mandíbula [29].

A sobreposição de imagens, característica inerente das imagens radiográficas planas, requer

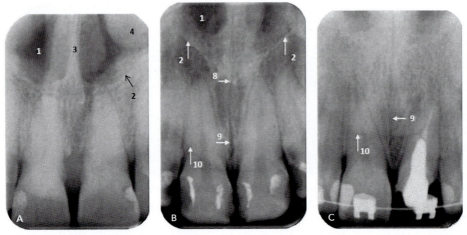

FIGURA 7 Radiografias periapicais da região de incisivos superiores. Fonte: arquivo da Disciplina de Radiologia da Faculdade de Odontologia de Araçatuba da Universidade Estadual Paulista (FOA/Unesp).

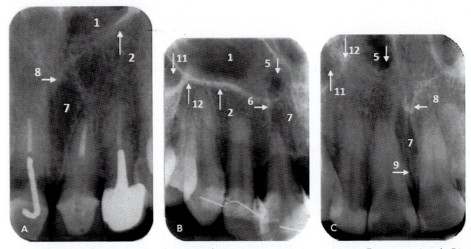

FIGURA 8 Radiografias periapicais da região de incisivos e caninos superiores. Fonte: arquivo da Disciplina de Radiologia da Faculdade de Odontologia de Araçatuba da Universidade Estadual Paulista (FOA/Unesp).

cuidado especial na interpretação, pois envolve identificar a representação bidimensional de estruturas anatômicas tridimensionais. Nas radiografias periapicais já apresentadas, é possível verificar a sobreposição das imagens de diversas estruturas anatômicas entre si e sobre elementos dentários, como da cartilagem nasal [10] (Figuras 7 e 16) nos incisivos superiores, do assoalho da cavidade nasal no seio maxilar [2] (Figuras 10 e 11), forame mentoniano [24] sobre a raiz do pré-molar inferior (Figuras 13 e 17) e do processo coronoide no túber da maxila [19] (Figura 10).

A imagem do forame mentoniano pode induzir a erros de interpretação, em razão do aspecto de sua imagem, próxima ou sobreposta à

CAPÍTULO 10 ANATOMIA IMAGINOLÓGICA CRANIOFACIAL 107

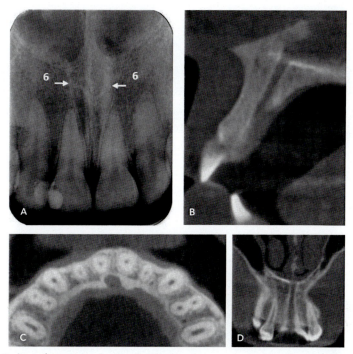

FIGURA 9 (A) Radiografia periapical com identificação das paredes laterais do canal incisivo (6). (B) Corte sagital em tomografia computadorizada de feixe cônico (TCFC) mostrando a abertura superior do canal incisivo na cavidade nasal, as bordas anterior e posterior do canal incisivo e o forame incisivo. (C) Corte axial em TCFC mostrando as bordas anterior e lateral do canal incisivo situadas por palatino em relação às imagens transversais das raízes dos incisivos. (D) Corte coronal em TCFC mostrando as paredes laterais do canal incisivo do forame incisivo à abertura superior do canal incisivo na cavidade nasal. Fonte: arquivo da Disciplina de Radiologia da Faculdade de Odontologia de Araçatuba da Universidade Estadual Paulista (FOA/Unesp).

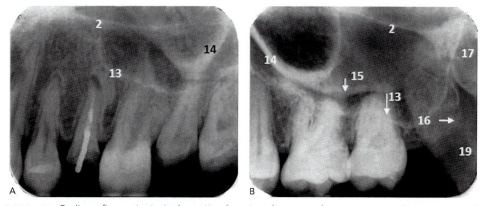

FIGURA 10 Radiografias periapicais da região de pré-molares e molares superiores. Fonte: arquivo da Disciplina de Radiologia da Faculdade de Odontologia de Araçatuba da Universidade Estadual Paulista (FOA/Unesp).

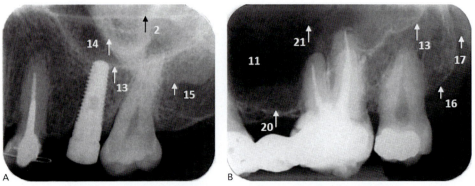

FIGURA 11 Radiografias periapicais da região de pré-molares e molares superiores. Fonte: arquivo da Disciplina de Radiologia da Faculdade de Odontologia de Araçatuba da Universidade Estadual Paulista (FOA/Unesp).

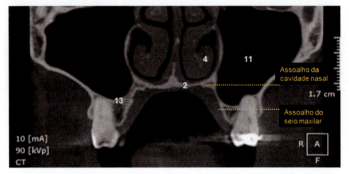

FIGURA 12 Tomografia computadorizada de feixe cônico da maxila em corte coronal: identificação da projeção vertical em radiografia periapical (linha tracejada), do assoalho da cavidade nasal sobre a imagem do seio maxilar. Assoalho da cavidade nasal [2], concha nasal inferior [4], seio maxilar [11] e assoalho do seio maxilar [13]. Fonte: arquivo da Disciplina de Radiologia da Faculdade de Odontologia de Araçatuba da Universidade Estadual Paulista (FOA/Unesp).

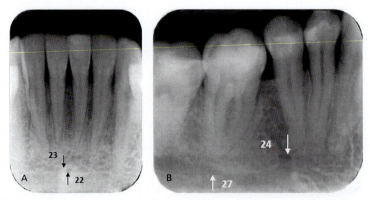

FIGURA 13 Radiografias periapicais da região de incisivos e pré-molares inferiores. Fonte: arquivo da Disciplina de Radiologia da Faculdade de Odontologia de Araçatuba da Universidade Estadual Paulista (FOA/Unesp).

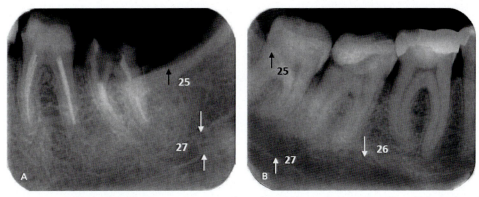

FIGURA 14 Radiografias periapicais da região de molares inferiores. Fonte: arquivo da Disciplina de Radiologia da Faculdade de Odontologia de Araçatuba da Universidade Estadual Paulista (FOA/Unesp).

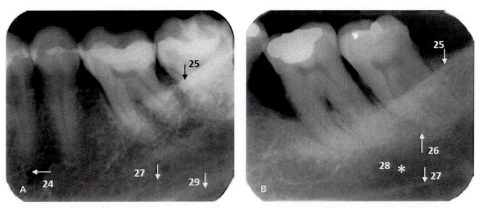

FIGURA 15 Radiografias periapicais da região de molares inferiores. Fonte: arquivo da Disciplina de Radiologia da Faculdade de Odontologia de Araçatuba da Universidade Estadual Paulista (FOA/Unesp).

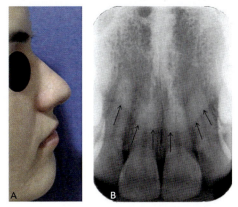

FIGURA 16 Vista lateral da cartilagem nasal em perfil de paciente e radiografia periapical da região de incisivos superiores com sobreposição da imagem da cartilagem nasal (setas) sobre a imagem das raízes. Fonte: arquivo da Disciplina de Radiologia da Faculdade de Odontologia de Araçatuba da Universidade Estadual Paulista (FOA/Unesp).

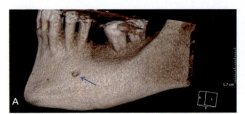
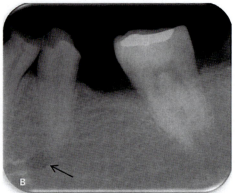

FIGURA 17 (A) Reconstrução tridimensional em tomografia computadorizada de feixe cônico de mandíbula com seta indicando o forame mentoniano. (B) Imagem radiográfica de forame mentoniano superposto à imagem da raiz do pré-molar. Fonte: arquivo da Disciplina de Radiologia da Faculdade de Odontologia de Araçatuba da Universidade Estadual Paulista (FOA/Unesp).

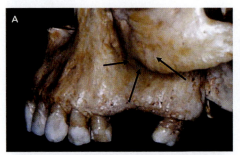
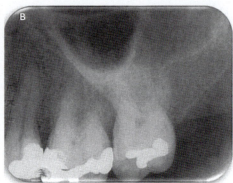
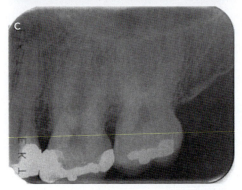

FIGURA 18 (A) Vista lateral da maxila em crânio. (B) Imagem radiográfica da sobreposição do processo zigomático e osso zigomático no ápice dos molares superiores. (C) Imagem radiográfica modificando a orientação dos raios X, sem a sobreposição da imagem anterior. Fonte: arquivo da Disciplina de Radiologia da Faculdade de Odontologia de Araçatuba da Universidade Estadual Paulista (FOA/Unesp).

região apical dos dentes da área (Figura 17). A diferença entre a imagem do forame e de um processo patológico deve ser feita por meio de sinais clínicos ou pela cuidadosa observação da integridade da imagem da lâmina dura do dente em questão. No caso da lâmina dura e espaço periodontal apresentarem-se íntegros, é quase certo que se trata de uma sobreposição de imagens. Com a obtenção de nova imagem radiográfica em outro ângulo horizontal do feixe de raios X, essa imagem deixará de se sobrepor à imagem do ápice radicular.

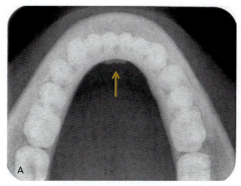 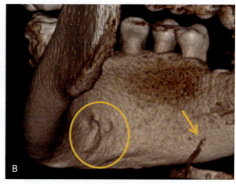

FIGURA 19 (A) Radiografia oclusal total inferior indicando a espinha mentoniana (A). Reconstrução tridimensional em tomografia computadorizada de feixe cônico com visualização das espinhas mentonianas (círculo) e fratura na base da mandíbula (seta). Fonte: arquivo da Disciplina de Radiologia da Faculdade de Odontologia de Araçatuba da Universidade Estadual Paulista (FOA/Unesp).

A sobreposição do processo e osso zigomático (Figura 18) nas raízes dos molares superiores [14] [15] (Figuras 10 e 11) dificulta a visualização do ápice radicular e pode ser minimizada com imagem em ângulo de projeção vertical levemente diferente (Figura 18).

As espinhas mentonianas são pequenos processos observados no corpo da mandíbula, face interna, como saliência irregular, dos dois lados da linha mediana da mandíbula. Em radiografias periapicais, aparecem como um anel radiopaco, na linha mediana logo abaixo dos ápices dos incisivos centrais [23] (Figura 13) e são mais bem observadas em radiografia oclusal total de mandíbula e na reconstrução tomográfica (Figura 19).

O uso de técnicas mais avançadas de imagens diagnósticas como a TCFC pode fornecer imagens adicionais significativas e relevantes, importantes para diagnóstico e planejamento (Figuras 20 a 22). A TCFC possibilita a visualização tridimensional dos tecidos duros e das estruturas ósseas, com aquisição de imagens em cortes, sem a sobreposição de estruturas (assunto a ser abordado neste capítulo).

A imagem radiográfica do canal mandibular em radiografias periapicais como faixa radiolúcida de espessura variável no corpo da mandíbula entre o forame mandibular e o forame mentoniano (Figura 20) – delimitada pela imagem radiopaca das suas paredes superior e inferior (visíveis parcialmente ou não em imagem radiográfica) – pode apresentar proximidade diferente dos ápices radiculares dos dentes inferiores. O conhecimento da topografia do canal da mandíbula para a correta interpretação das imagens radiográficas é muito importante, por conta da elevada incidência dos terceiros molares inclusos que necessitam ser removidos (Figuras 21 a 23) e também para correto planejamento para a colocação de implantes intraósseos, principalmente em rebordos desdentados com pouca altura.

ANATOMIA EM RADIOGRAFIAS EXTRABUCAIS

Na avaliação radiológica extrabucal do crânio e da região maxilomandibular, são examinadas áreas não abrangidas completamente pelo exame radiográfico intrabucal, o que permite visão mais ampla. No exame radiográfico extrabucal, o receptor radiográfico (filme ou sensor eletrônico) está posicionado fora da cavidade bucal do paciente durante a exposição aos raios X, permitindo sua execução também em situações nas quais o paciente não tem condições mínimas necessárias para o exame radiográfico intrabucal. Podem ser incluídos nessa indicação pacientes:

- Com trismo.
- Politraumatizados.

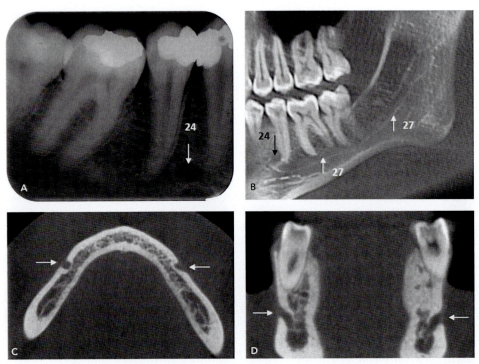

FIGURA 20 (A) Radiografia periapical com canal mentoniano identificado [24]. (B) Corte sagital em tomografia computadorizada de feixe cônico (TCFC) do corpo da mandíbula mostrando o canal mandibular em direção ao forame mentoniano. (C) Corte axial em TCFC da mandíbula mostrando o forame mentoniano bilateralmente. (D) Corte coronal em TCFC mostrando que o canal mandibular ascende para sair no forame mentoniano bilateralmente. Fonte: arquivo da Disciplina de Radiologia da Faculdade de Odontologia de Araçatuba da Universidade Estadual Paulista (FOA/Unesp).

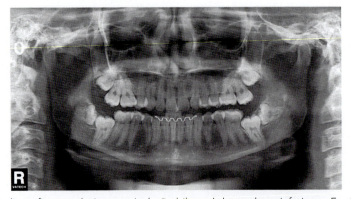

FIGURA 21 Radiografia panorâmica com inclusão bilateral dos molares inferiores. Fonte: arquivo da Disciplina de Radiologia da Faculdade de Odontologia de Araçatuba da Universidade Estadual Paulista (FOA/Unesp).

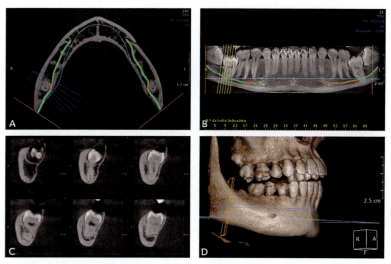

FIGURA 22 (A) Imagem axial espessa simulando imagem oclusal com canal mandibular marcado. (B) Reconstrução multiplanar panorâmica com canal mandibular (verde) e indicação dos cortes transversais (linhas amarelas verticais) no segundo molar inferior direito. (C) Imagens transversais (transaxiais) com canal mandibular assinalado em vermelho, com primeira imagem superior esquerda indicando corte mais posterior e a imagem inferior direita, abaixo raiz mesial. (D) Reconstrução tridimensional, lado direito, indicando o plano de corte. Fonte: arquivo da Disciplina de Radiologia da Faculdade de Odontologia de Araçatuba da Universidade Estadual Paulista (FOA/Unesp).

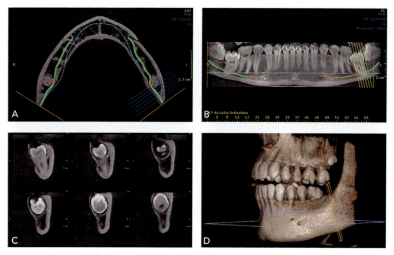

FIGURA 23 (A) Imagem axial espessa simulando imagem oclusal com canal mandibular marcado. (B) Reconstrução multiplanar panorâmica com canal mandibular (verde) e indicação dos cortes transversais (linhas amarelas verticais) no segundo molar inferior esquerdo. (C) Imagens transversais (transaxiais) com canal mandibular assinalado em vermelho, com primeira imagem superior esquerda indicando corte mais anterior e a imagem inferior direita, mais posterior. (D) Reconstrução tridimensional, lado esquerdo, indicando o plano de corte. Fonte: arquivo da Disciplina de Radiologia da Faculdade de Odontologia de Araçatuba da Universidade Estadual Paulista (FOA/Unesp).

- Com reflexo de náusea ao contato do filme com a mucosa bucal.
- Com necessidades especiais (p. ex., dificuldade motora, deficiência mental).

As avaliações extrabucais padronizadas (cefalométricas) também ajudam a avaliar o crescimento e o desenvolvimento da face ou a progressão do tratamento (Figura 26).

Na indicação do exame radiográfico extrabucal, deve-se determinar a estrutura anatômica a ser avaliada para selecionar a técnica ou projeção a ser utilizada, considerando o alinhamento do feixe dos raios X em relação ao receptor radiográfico. A interpretação da imagem radiográfica deve ser cuidadosa, sempre considerando a sobreposição de diversas estruturas anatômicas na área a ser avaliada, e as imagens não apresentam detalhes como nas técnicas intrabucais. A incidência da radiação pode ser lateral, frontal ou axial em relação ao crânio. A indicação do exame, o posicionamento do filme/sensor, a posição da cabeça, o alinhamento do feixe e os fatores de exposição diferem em cada tipo de projeção. Para obter a adequada informação diagnóstica, podem ser necessárias as exposições em ângulos perpendiculares entre si. As técnicas extrabucais mais utilizadas em odontologia incluem:

- Radiografia panorâmica.
- Lateral de crânio (norma lateral).
- Posteroanterior de crânio (norma frontal).
- Posteroanterior de Waters (norma frontal).
- Submentovértice ou Hirtz (norma axial).
- Radiografia da articulação temporomadibular.

Anatomia em radiografia panorâmica

O exame radiográfico panorâmico permite a visualização de grandes áreas da maxila e da mandíbula com uma única projeção, fornecendo informações diagnósticas importantes na avaliação de dentes impactados, de fratura dos maxilares, de lesões amplas na região maxilomandibular, do padrão de erupção e crescimento. A interpretação radiográfica e a identificação das estruturas anatômicas em imagens radiográficas panorâmicas requerem do profissional amplo conhecimento da anatomia do crânio (Figuras 24 e 25).

Anatomia em radiografia lateral de crânio (cefalométrica lateral)

Esta projeção apresenta os ossos da face e do crânio, bem como perfil dos tecidos moles da face. Na radiografia cefalométrica lateral (telerradiografia), é feita a mensuração linear e angular com base na identificação e ligação de pontos anatômicos esqueléticos, dentários e dos tecidos moles na imagem radiográfica, permitindo avaliação do crescimento e desenvolvimento facial. Ocorre sobreposição dos lados direito e esquerdo (Figura 26).

Anatomia em radiografia posteroanterior de crânio

Na radiografia posteroanterior de crânio, o feixe central de raios X é direcionado de posterior para anterior, com o receptor radiográfico posicionado de frente para o paciente. Na imagem resultante, o crânio apresenta-se dividido em duas metades, sendo essa projeção utilizada para avaliação de assimetrias faciais, crescimento e desenvolvimento facial e análise da linha média do paciente. São identificadas diversas estruturas, incluindo os seios frontais, a órbita e a cavidade nasal (Figura 27).

Anatomia em radiografia posteroanterior de Waters

Na projeção posteroanterior de Waters, o feixe central de raios X é direcionado de posterior para anterior na área dos seios maxilares, com o receptor radiográfico posicionado de frente para o paciente e a cabeça do paciente inclinada para cima. São identificadas diversas estruturas incluindo: os seios frontais, os seios maxilares, a órbita, o osso zigomático (Figura 28).

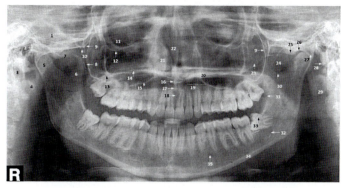

FIGURA 24 Identificação de algumas estruturas anatômicas em radiografia panorâmica. 1: Fossa craniana média; 2: meato acústico externo; 3: processo mastoide; 4: processo estiloide; 5: côndilo da mandíbula; 6: processo coronoide da mandíbula; 7: arco zigomático; 8: túber da maxila; 9: fissura pterigomaxilar; 10: crista infratemporal; 11: canal infraorbital; 12: rebordo infraorbital; 13: processo zigomático da maxila; 14: palato duro; 15: assoalho do seio maxilar; 16: espinha nasal anterior; 17: sutura palatina mediana; 18: forame incisivo; 19: linha do dorso da língua; 20: linha do tecido mole da nasofaringe; 21: concha nasal inferior; 22: septo nasal; 23: osso zigomático; 24: lâmina lateral do processo pterigoide; 25: eminência articular do temporal; 26: fossa mandibular; 27: processo retroarticular; 28: bainha do processo estiloide; 29: orelha; 30: incisura da mandíbula; 31: crista temporal; 32: canal da mandíbula; 33: linha oblíqua externa; 34: base da mandíbula; 35: forame mentoniano. Fonte: arquivo da Disciplina de Radiologia da Faculdade de Odontologia de Araçatuba da Universidade Estadual Paulista (FOA/Unesp).

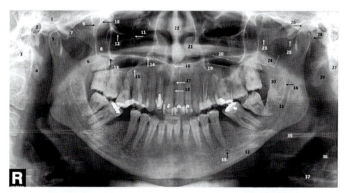

FIGURA 25 Identificação de algumas estruturas anatômicas em radiografia panorâmica. 1: Fossa craniana média; 2: meato acústico externo; 3: processo mastoide; 4: processo estiloide; 5: côndilo da mandíbula; 6: processo coronoide; 7: arco zigomático; 8: túber da maxila; 9: fissura pterigomaxilar; 10: crista infratemporal; 11: canal infraorbital; 12: rebordo infraorbital; 13: processo zigomático da maxila; 14: palato duro; 15: assoalho do seio maxilar; 16: espinha nasal anterior; 17: sutura palatina mediana; 18: forame incisivo; 19: linha do dorso da língua; 20: linha do tecido mole da nasofaringe; 21: concha nasal inferior; 22: septo nasal; 23: osso zigomático; 24: lâmina lateral do processo pterigoide; 25: eminência articular do temporal; 26: fossa mandibular; 27: vértebra cervical; 28: processo retroarticular; 29: orelha; 30: crista temporal; 31: canal da mandíbula; 32: base da mandíbula; 33: forame mentoniano; 34: língula da mandíbula; 35: osso hioide; 36: corno superior da cartilagem tireoide; 37: lâmina da cartilagem tireoide. Fonte: arquivo da Disciplina de Radiologia da Faculdade de Odontologia de Araçatuba da Universidade Estadual Paulista (FOA/Unesp).

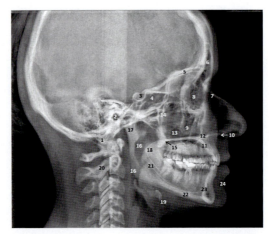

FIGURA 26 Identificação de algumas estruturas anatômicas em radiografia lateral de crânio. 1: processo mastoide; 2: meato acústico externo; 3: sela túrcica (cavidade pituitária); 4: seio esfenoidal; 5: teto da órbita; 6: seio frontal; 7: osso nasal; 8: contorno da órbita; 9: processo zigomático da maxila; 10: espinha nasal anterior; 11: palato duro; 12: assoalho da cavidade nasal; 13: seio maxilar; 14: fissura pterigomaxilar; 15: espinha nasal posterior; 16: espaço aéreo naso e orofaríngeo; 17: cabeça da mandíbula; 18: palato mole; 19: osso hioide; 20: coluna vertebral; 21: canal mandibular; 22: base da mandíbula; 23: cortical interna da mandíbula; 24: perfil de tecido mole. Fonte: imagem cedida por Dr. João Batista Vieira.

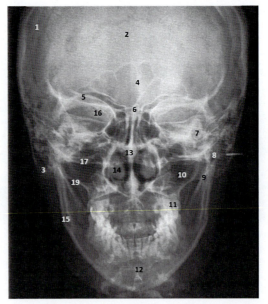

FIGURA 27 Identificação de algumas estruturas anatômicas em radiografia posteroanterior de crânio: 1: sutura sagital; 2: sutura coronal; 3: processo mastoide; 4: seio frontal; 5: teto da órbita; 6: crista galli; 7: porção petrosa do temporal; 8: cabeça da mandíbula; 9: processo coronoide; 10: seio maxilar; 11: maxila; 12: mandíbula; 13: septo nasal; 14: concha nasal inferior; 15: ângulo da mandíbula; 16: asa menor do esfenoide; 17: base do crânio; 19: arco zigomático. Fonte: arquivo da Disciplina de Radiologia da Faculdade de Odontologia de Araçatuba da Universidade Estadual Paulista (FOA/Unesp).

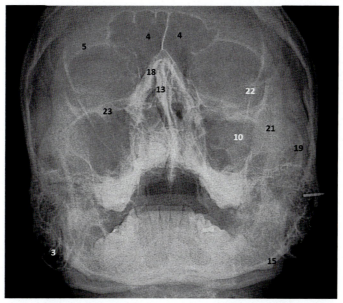

FIGURA 28 Identificação de algumas estruturas anatômicas em radiografia posteroanterior de Waters. Estruturas anatômicas identificadas: 3: processo mastoide; 4: seio frontal; 5: teto da órbita; 10: seio maxilar; 13: septo nasal; 15: ângulo da mandíbula; 18: osso nasal; 19: arco zigomático; 21: osso zigomático; 22: linha inominada; 23: forame infraorbital. Fonte: arquivo da Disciplina de Radiologia da Faculdade de Odontologia de Araçatuba da Universidade Estadual Paulista (FOA/Unesp).

Anatomia em radiografia submentovértice (Hirtz)

Na radiografia submentovértice, o feixe central de raios X é direcionado a partir da região submentoniana, passando pelo vértice do crânio, estando o receptor radiográfico posicionado paralelamente ao plano axial do paciente, sendo indicado para avaliação de fratura do arco zigomático. São identificadas diversas estruturas, incluindo seio esfenoidal, palato duro, cabeça da mandíbula e arco zigomático (Figura 29).

Anatomia radiográfica da articulação temporomandibular

A articulação temporomandibular (ATM) é difícil de examinar radiograficamente, em razão da sobreposição das estruturas do crânio e também por incluir estruturas como o disco articular e outros tecidos moles não identificáveis radiograficamente. Com a radiografia, podem ser identificadas as alterações ósseas e o relacionamento dos componentes articulares. São identificadas as seguintes estruturas anatômicas: cabeça da mandíbula, eminência articular e fossa mandibular (Figura 30). A tomografia computadorizada fornece a imagem mais precisa da ATM.

ANATOMIA EM TOMOGRAFIA COMPUTADORIZADA DE FEIXE CÔNICO

A TCFC é um importante método diagnóstico dentomaxilofacial em que a aquisição de imagens em cortes, sem a sobreposição de estruturas, permite a visualização tridimensional da anatomia, o que facilita o diagnóstico e o planejamento do tratamento. Esse exame tem imagens de alta resolução e permite obtenção

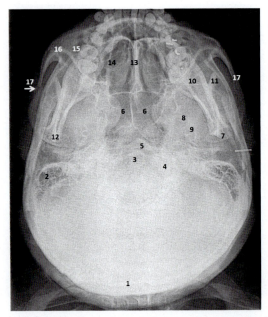

FIGURA 29 Identificação de algumas estruturas anatômicas em radiografia de Hirtz (presença de fratura do arco zigomático no lado indicado pela seta). 1: osso occipital; 2: processo mastoide; 3: processo odontoide; 4: côndilo occipital; 5: arco anterior do atlas; 6: seio esfenoidal; 7: cabeça da mandíbula; 8: forame oval; 9: forame espinhoso; 10: mandíbula; 11: processo coronoide da mandíbula; 12: ângulo mandibular; 13: septo nasal; 14: parede lateral da fossa nasal; 15: seio maxilar; 16: osso zigomático; 17 arco zigomático. Fonte: arquivo da Disciplina de Radiologia da Faculdade de Odontologia de Araçatuba da Universidade Estadual Paulista (FOA/Unesp).

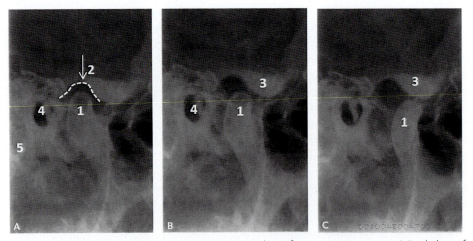

FIGURA 30 Identificação de estruturas anatômicas em radiografia transcraniana na posição de boca fechada (A), repouso (B) e máxima abertura (C). 1: cabeça da mandíbula; 2: fossa mandibular; 3: eminência articular; 4: meato acústico externo; 5: processo mastoide. Fonte: arquivo da Disciplina de Radiologia da Faculdade de Odontologia de Araçatuba da Universidade Estadual Paulista (FOA/Unesp).

de medidas de tamanho real. As imagens de TCFC são mostradas como reconstruções multiplanares das estruturas examinadas em três planos ortogonais – axial, coronal e sagital –, além de reconstrução tridimensional (Figuras 31 a 35). O *software* de TCFC oferece muitas opções de formatação, incluindo a reformatação multiplanar plana linear oblíqua – geradas por um desenho manual ao longo da linha central do arco maxilar, feita em uma imagem axial apropriada (Figura 36A). Isso cria uma imagem panorâmica dental reconstruída (Figura 36B) e imagens transversais (transaxiais) em série (Figura 36C). A espessura do corte e a distância entre as imagens transversais sequenciais podem ser definidas e são ideais para análise dos dentes e dos ossos alveolares (Figura 36C).

Em odontologia, a indicação do exame TCFC inclui: planejamento para instalação de implante, avaliação de estruturas ósseas da ATM, avaliação de fraturas faciais, planejamento de cirurgias ortognáticas, avaliação das anomalias craniofaciais, identificação e localização tridimensional de processos patológicos.

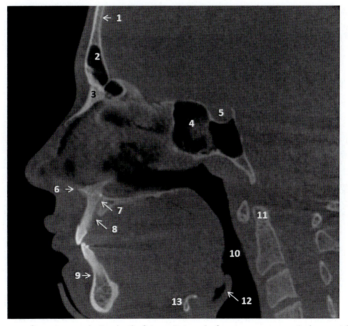

FIGURA 31 Tomografia computadorizada de feixe cônico da face em corte sagital, com identificação de algumas estruturas anatômicas. 1: osso frontal; 2: seio frontal; 3: ossos nasais; 4: seio esfenoidal; 5: sela túrcica; 6: espinha nasal anterior; 7: canal nasopalatino; 8: forame incisivo; 9: mandíbula; 10: orofaringe; 11: coluna vertebral; 12: epiglote; 13: osso hioide. Fonte: arquivo da Disciplina de Radiologia da Faculdade de Odontologia de Araçatuba da Universidade Estadual Paulista (FOA/Unesp).

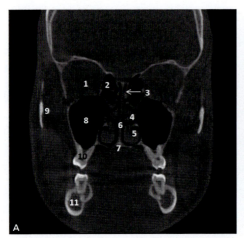 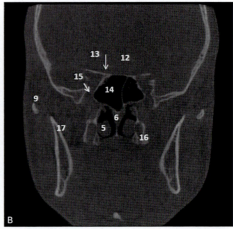

FIGURA 32 Tomografia computadorizada de feixe cônico da face em corte coronal, com identificação de algumas estruturas anatômicas. 1: órbita (globo ocular); 2: células etmoidais; 3: concha nasal superior; 4: concha nasal média; 5: concha nasal inferior; 6: septo nasal; 7: palato ósseo; 8: seio maxilar; 9: arco zigomático; 10: maxila; 11: mandíbula; 12: fossa craniana; 13: osso esfenoide; 14: seio esfenoidal; 15: fissura orbitária inferior; 16: processo pterigoide do osso esfenoide; 17: ramo da mandíbula. Fonte: arquivo da Disciplina de Radiologia da Faculdade de Odontologia de Araçatuba da Universidade Estadual Paulista (FOA/Unesp).

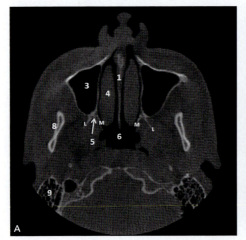 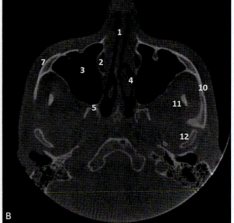

FIGURA 33 Tomografia computadorizada de feixe cônico da face em corte axial, com identificação de algumas estruturas anatômicas. 1: septo nasal; 2: canal nasolacrimal; 3: seio maxilar; 4: concha nasal; 5: processo pterigoide do osso esfenoide; 6: nasofaringe; 7: osso zigomático; 8: ramo da mandíbula; 9: processo mastoide; 10: arco zigomático; 11: processo coronoide da mandíbula; 12: cabeça da mandíbula. Fonte: arquivo da Disciplina de Radiologia da Faculdade de Odontologia de Araçatuba da Universidade Estadual Paulista (FOA/Unesp).

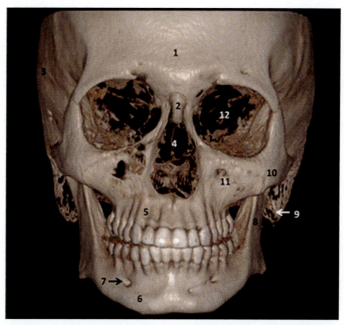

FIGURA 34 Reconstrução volumétrica tridimensional, norma anterior, com base em dados de tomografia computadorizada de feixe cônico, com identificação de algumas estruturas anatômicas: 1: osso frontal; 2: osso nasal; 3: osso parietal; 4: cavidade nasal; 5: maxila; 6: mandíbula; 7: forame mentoniano; 8: ramo da mandíbula; 9: processo mastoide; 10: osso zigomático; 11: forame infraorbitário; 12: órbita. Fonte: arquivo da Disciplina de Radiologia da Faculdade de Odontologia de Araçatuba da Universidade Estadual Paulista (FOA/Unesp).

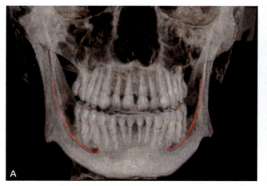
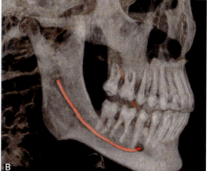

FIGURA 35 Reconstrução volumétrica tridimensional, com localização do canal mandibular (vermelho). Vistas frontal (A) e lateral direita (B). Fonte: arquivo da Disciplina de Radiologia da Faculdade de Odontologia de Araçatuba da Universidade Estadual Paulista (FOA/Unesp).

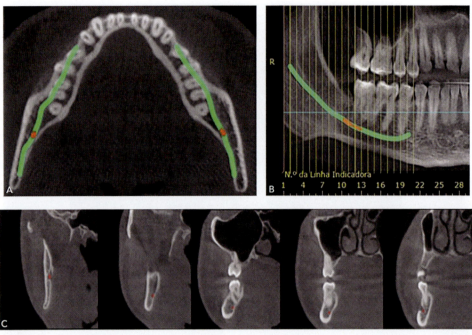

FIGURA 36 (A) Imagem axial espessa simulando uma imagem oclusal com canal mandibular marcado. (B) Reconstrução multiplanar panorâmica com canal mandibular (verde) e indicação dos cortes transversais (linhas amarelas verticais). (C) Algumas das imagens transversais (transaxiais) com canal mandibular assinalado em vermelho com primeira imagem esquerda indicando forame mandibular e a imagem da direita, forame mentoniano. Fonte: arquivo da Disciplina de Radiologia da Faculdade de Odontologia de Araçatuba da Universidade Estadual Paulista (FOA/Unesp).

BIBLIOGRAFIA

1. Freitas CF. Imaginologia. Série Abeno odontologia essencial – parte clínica. São Paulo: Artes Médicas; 2014.
2. Iannucci JM, Howerton LJ. Radiografia odontológica: princípios e técnicas. 3. ed. [Tradução Izabel Fischer RR, Rossetti PHO]. São Paulo: Santos; 2010.
3. Teixeira LMS, Reher P, Reher VGS. Anatomia aplicada à odontologia. 2. ed. Rio de Janeiro: Guanabara-Koogan; 2015.
4. White SC, Pharoah MJ. Radiologia oral: fundamentos e interpretação. 7. ed. Rio de Janeiro: Elsevier; 2015.

CAPÍTULO 11

Anatomia aplicada às anestesias locais

Marcos Antônio Girotto

INTRODUÇÃO

A proposta deste capítulo é apresentar alternativas anestésicas para estudantes e profissionais de odontologia que utilizam as técnicas anestésicas para efetivarem seus procedimentos em menor intervalo possível, com o máximo de eficiência farmacológica e conforto ao paciente, considerando o atendimento às principais especialidades odontológicas.

A avaliação física e psicológica do paciente (anamnese direcionada), o uso de soluções anestésicas com princípios ativos de distintos grupos farmacológicos, a habilidade individual de cada operador, a escolha dos equipamentos para a aplicação das substâncias e as variações anatômicas são fatores que devem ser considerados nos momentos que precedem a anestesia local.

É importante destacar que não existe um protocolo absoluto de técnicas anestésicas de uso odontológico ligado ao sucesso anestésico, no entanto, o fundamento estratégico para conseguir alta taxa de insensibilização de um elemento dentário (ou de uma região) está diretamente relacionado a uma assertiva: o cirurgião-dentista deve ter perícia técnica suficiente para levar a ponta da agulha anestésica o mais próximo possível do feixe nervoso a ser anestesiado, seja ele uma terminação ou um tronco nervoso.

Considerando, entre outros fatores, a neuroanatomia, descrita nos capítulos anteriores e que sustenta o conhecimento nos nervos, tecidos ósseos e tecidos moles, destaca-se a osteologia maxilomandibular, que abriga quase todas as estruturas de interesse do cirurgião-dentista.

CONSIDERAÇÕES ANATÔMICAS

Maxila

Existem distinções importantes a respeito da arquitetura óssea maxilar e mandibular que devem ser consideradas para o sucesso do efeito anestésico do local. São ossos que acolhem os 32 elementos dentários dos humanos os quais, por sua vez, possuem distinções peculiares e variações anatômicas próprias para cada indivíduo. Além disso, estudos suficientemente robustos apontam para circunstâncias de uniformidade anatômica de importância precípua para que o profissional possa realizar uma técnica anestésica com sucesso.

No entanto, quase que invariavelmente, os feixes sensitivos e nutricionais dos elementos dentários humanos penetram por meio dos ápices e se direcionam distomesialmente. A cortical óssea vestibular que recobre as superfícies dos dentes anteriores superiores e inferiores implantados na maxila e na mandíbula, respectivamente, é delgada. Ao mesmo tempo em que se observa uma relação de proporcionalidade bem definida entre o tamanho total da coroa clínica e das respectivas raízes de cada grupo de dentes, a maneira como suas implantações relacionam-se com as características (padrão) craniofaciais de cada indivíduo, o que pode justificar pontos de emersões nervosas em localizações distintas das convencionais. Assim, pode-se destacar a importância dessa observação na inoculação do líquido anestésico de escolha o mais próximo possível da inervação sensitiva terminal localizada no ápice dentário, promovendo condição ideal para a realização do procedimento odontológico.

Entre as particularidades do segundo maior osso da face (a maxila), destacam-se as bordas inferiores projetadas sobre as raízes dos molares e caninos, depositando volume ósseo mais denso e promovendo uma barreira física que deverá ser considerada na escolha das técnicas anestésicas selecionadas (Figura 1). A despeito desses pontos, todos os dentes maxilares são passíveis de atos anestésicos exitosos, com destaque para técnicas de infiltração supraperióstica, inclusive em pontos de reparo específicos para os primeiros molares e caninos superiores.

Os dentes posteriores da maxila do grupo molar, exceto o primeiro molar, são inervados por uma série de nervos (alveolares superiores posteriores) oriundos da superfície temporal inferior da maxila, finalizados pela eminência arredondada da tuberosidade maxilar, que apresenta, na superfície superior, o sulco ósseo que acolhe o nervo maxilar, responsável pela sensibilização de todos os dentes maxilares e seus respectivos anexos.

As projeções ósseas horizontais que formam o assoalho do nariz e teto da boca constituem os processos palatinos que se caracterizam por duas aberturas principais neuronais que sensibilizam o palato duro. Na linha média da região anterior, encontram-se o forame incisivo e outros forames de vasos sanguíneos nutricionais.

Na região posterior do osso palatino (processo palatino da maxila), a borda posterior acolhe o palato mole, no qual estão presentes os traços finais (bilaterais) do canal pterigopalatino denominados nervos palatinos maiores e menores.

É importante destacar que a exemplo dos forames apicais dos elementos dentários, os demais forames que emergem dos ossos maxilares e mandibulares também possuem perfurações anatômicas que amparam artérias e veias com tendência a acompanhar o "desenho" e o sentido anatômico dos nervos de origem. Portanto, o profissional precisa considerar essas informações para realizar a escolha do ponto de ejeção do líquido anestésico, buscando promover a insensibilização dos dentes e regiões selecionadas e a diminuição da ocorrência de sangramento no local de trabalho.

Mandíbula

Considerado o maior e mais resistente osso da face, a mandíbula – anatomicamente dividida entre corpo (parte horizontal) e ramos (porções perpendiculares) – acolhe os dentes inferiores implantados em processos alveolares bem

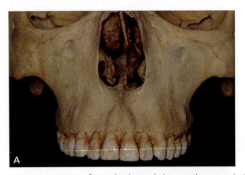 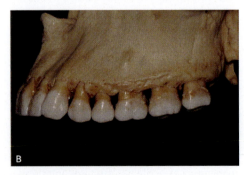

FIGURA 1 Vistas frontal e lateral da maxila em crânio seco.

mais densos que os maxilares, com exceção parcial dentes anteriores, que permitem insensibilização anestésica das terminações do nervo incisivo com relativo sucesso em pacientes pediátricos e jovens adultos.

Na porção medial (anteroposterior) da crista alveolar em direção à base da mandíbula, nas proximidades das raízes dos segundos pré-molares, portanto bilateralmente, encontra-se o forame mentual, do qual emerge o nervo de mesmo nome. Para cima e atrás dessa região, encontram-se os ramos mandibulares e o osso alveolar que acolhem os demais dentes posteriores (grupo dos molares) (Figura 2). Na porção lingual dos molares mandibulares, encontra-se a linha milo-hióidea, que recebe o músculo de mesmo nome. Estudos bem controlados demonstraram ramificações sensitivas do nervo milo-hióideo nas raízes dos molares inferiores, o que pode justificar o insucesso anestésico da polpa dentária desse grupo em procedimentos clínicos que requerem sua insensibilização.

Por outro lado, as anestesias infiltrativas nessas ocasiões (no ápice dos molares inferiores) podem significar uma segunda alternativa, extremamente importante para o sucesso do bloqueio dos impulsos nervosos desse grupo de dentes.

As porções ósseas da cortical lingual dos dentes anteriores e da cortical vestibular dos dentes posteriores da mandíbula raramente permitem a difusão anestésica por infiltração como alternativa de primeira opção para bloqueio anestésico do nervo alveolar inferior, mesmo em pacientes pediátricos ou adolescentes.

Estudos têm demonstrado uma gama de variações na localização do nervo alveolar inferior, responsável pela sensibilização de todos os dentes mandibulares. Contudo, há um consenso quanto aos pontos de reparo anatômicos e imersão do nervo no canal mandibular: a altura do forame encontra-se no mesmo plano oclusal dos molares (em pacientes pediátricos) e até 19 mm (em pacientes adultos). Outro ponto anatômico de destaque inicial é a linha oblíqua que se pronuncia no corpo posterior da mandíbula ao lado da coroa dos molares, na qual se iniciam a borda anterior do ramo e o processo coronoide.

O trígono retromolar – entre a linha oblíqua, a linha milo-hióidea e o plano oclusal dos molares – é um ponto tátil importante para a abordagem anestésica do nervo alveolar inferior. Ademais, a espessura variável dos tecidos moles até a resistência óssea na porção interna do ramo mandibular, região da língula (fixação do ligamento esfenomandibular), é de aproximadamente 20 a 25 mm. Essas informações facilitam o sucesso anestésico do hemiarco mandibular.

ANESTESIA APLICADA ÀS ESPECIALIDADES

As especialidades odontológicas que serão abordadas a seguir foram escolhidas por suas necessidades e problemas correlacionados ao controle da dor na rotina do cirurgião-dentista, muitas vezes atreladas a procedimentos insatisfatórios por falhas técnicas ou por desconhecimento de alternativas anestésicas associadas à abordagem anatômica dos pacientes.

ENDODONTIA

Muitas vezes, as moléculas dos anestésicos locais, inoculados pelo cirurgião-dentista com o objetivo de promover insensibilização de uma determinada área da boca, perdem sua capacidade de efeito, por ocasião do anestésico ser injetado em local com presença de processo inflamatório ou infeccioso.

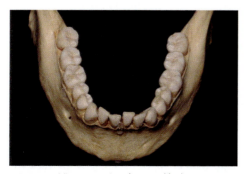

FIGURA 2 Vista superior da mandíbula.

Nessas condições, grande parte das moléculas anestésicas permanecerá ionizada, o pH tecidual ácido, com dificuldade de difusão através da membrana nervosa para o interior do feixe nervoso responsável pela sensibilização da região a ser anestesiada. Nesse tipo de situação, há grande dificuldade de produzir uma anestesia eficaz no local-alvo. Ao mesmo tempo, há grande probabilidade de toxicidade anestésica em função da maior absortividade da droga pela excessiva vasodilatação dos vasos sanguíneos na região inflamada.

Nessas condições, objetivando obter controle do processo infeccioso e aumentar o sucesso anestésico, o profissional deve estabelecer um regime antimicrobiano profilático (60 minutos antes do procedimento), precedendo a anestesia local em um tronco nervoso distante da área inflamada que será intervencionada.

Assim, as técnicas anestésicas regionais são alternativas importantes para a resolutividade de procedimentos endodônticos em regiões inflamadas, com ou sem infecção associada em uma única sessão; o que poderá facilitar sobremaneira a agenda do profissional e o conforto do paciente.

As técnicas discutidas a seguir são recomendadas para promover o controle da dor em dentes com a polpa comprometida, com o objetivo de insensibilizar um ou mais elementos dentários, bem como suas respectivas regiões.

Infiltração local (injeção supraperiosteal)

As infiltrações supraperiosteais são comumente utilizadas para induzir a anestesia pulpar em todos os dentes maxilares e alguns mandibulares. Geralmente são eficazes em procedimentos endodônticos na ausência de inflamação ou infecção grave. Não se deve tentar realizar a infiltração local em uma região na qual a infecção seja evidente (clínica ou radiograficamente), em razão de possível disseminação da infecção para outras regiões, além da taxa de sucesso ser consideravelmente menor. Em presença de infecção, é necessário empregar outras técnicas de controle da dor. Mesmo após a desinfecção e biomecânica do sistema de canais radiculares, pode-se considerar a utilização da anestesia infiltrativa, seja por permanência de remanescentes de fibras neuronais ativas seja pelo conforto psicológico do paciente (Figura 3).

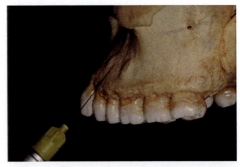

FIGURA 3 Posicionamento da agulha em crânio seco em infiltração local (injeção supraperiosteal).

Bloqueio regional do nervo

As técnicas anestésicas por bloqueio regional são opções importantes em múltiplos procedimentos odontológicos, especialmente quando o cirurgião-dentista busca uma duração do efeito anestésico à distância do local a ser intervencionado. A eficácia desse procedimento provavelmente se deve à injeção da solução anestésica a certa distância do local da inflamação, onde o pH tecidual e outros fatores apresentam-se dentro da normalidade. Portanto, as opções anestésicas por bloqueios maxilares e mandibulares (distante dos locais anatômicos de intervenção) são circunstâncias que devem ser consideradas nas diversas especialidades odontológicas, destacada na especialidade Odontopediatria.

Injeção intrasseptal

Esta técnica é uma variação das injeções intraósseas e intraligamentares que pode ser utilizada como alternativa a elas. É mais bem-sucedida em pacientes jovens, em razão da menor densidade óssea, especialmente para os acessos primários a fibromucosa maxilar; evitando a dor excessiva no momento da punção nos bloqueios ou complementações anestésicas palatinas (Figura 4).

Injeção no ligamento periodontal

A injeção no ligamento periodontal é a técnica de segunda escolha imediata nos casos de insucesso da técnica principal, com destaque aos dentes em fase de pulpite irreversível que não se consegue uma insensibilização pulpar eficaz. No entanto, antes da decisão pelo uso da técnica, o profissional deve se atentar à idade do paciente e à presença de periodontopatias na cavidade bucal. A ocorrência de bacteremia sistêmica e deformidades nos tecidos amelodentinários são contraindicações para o uso desta técnica. A título de revisão, utiliza-se uma agulha extra curta de calibre 32 G, posicionada firmemente entre o osso interproximal e o dente a ser anestesiado.

O bisel da agulha deve estar voltado para o dente, embora sua orientação não seja um fator determinante para o sucesso da técnica (Figura 5). Um pequeno volume (0,2 mL) de anestésico local é injetado sob pressão por cada raiz do dente. Pode haver necessidade de repetir a injeção no ligamento periodontal nas quatro faces do dente. Sistemas de aplicação de anestésico local controlados por computador (C-CLAD) denominado de *CompuDent/Wand* permitem que a injeção no ligamento periodontal seja administrada com mais sucesso e de maneira mais confortável do que uma injeção dada com uma seringa odontológica tradicional para anestesia local.

Injeção intrapulpar

A injeção intrapulpar promove o controle da dor tanto pela ação farmacológica do anestésico local quanto pela pressão aplicada. Essa técnica pode ser usada quando a câmara pulpar estiver exposta cirúrgica ou patologicamente.

Quando as injeções intrapulpares são administradas apropriadamente, pode ocorrer um breve período de sensibilidade, de intensidade leve a intensa. O alívio clínico da dor ocorre quase imediatamente, permitindo que o procedimento seja realizado sem trauma.

Ocasionalmente, a agulha anestésica não se encaixa perfeitamente no canal, impedindo o aumento de pressão, normalmente observado na injeção intrapulpar. Nesse caso, o anestésico pode ser injetado na câmara ou no canal de maior volume de tecido pulpar.

O procedimento pode ter início cerca de 30 segundos após o fármaco ser injetado promovendo controle profundo da dor em casos de pulpite irreversível.

São raras as ocorrências do uso desta técnica anestésica, embora exista unanimidade entre os pesquisadores a cerca de sua eficiência, não

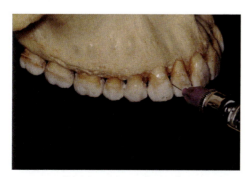

FIGURA 4 Posicionamento da agulha em crânio seco em injeção intrasseptal.

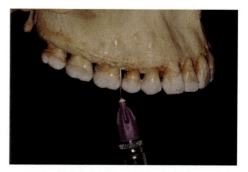

FIGURA 5 Posicionamento da agulha em crânio seco em injeção no ligamento periodontal.

obstante as circunstâncias para o acesso dos canais radiculares. Na maioria dos procedimentos endodônticos, a dificuldade de induzir anestesia ocorre somente na primeira consulta. Obviamente, uma vez retirado o tecido da polpa, a necessidade de anestesia desaparece.

Nas consultas seguintes, pode ser necessária a indução de anestesia dos tecidos moles para colocação confortável do grampo de isolamento absoluto, o que pode se mostrar desnecessário se a estrutura do dente estiver preservada. Alguns pacientes respondem desfavoravelmente à instrumentação dos canais radiculares, mesmo que eles tenham sido completamente limpos.

Caso isso ocorra, infiltração no ápice dental com solução anestésica mais concentrada (articaína a 4%), anestesia intrapulpar ou anestésico tópico podem ser empregados como soluções inseridas no interior dos canais radiculares. Aplicar uma pequena quantidade de pomada anestésica tópica sobre a lima endodôntica antes de inseri-la no canal ou irrigar o conduto com solução anestésica concentrada, sem vasoconstritor, ajuda a dessensibilizar os remanescentes do tecido pulpar durante a instrumentação dos canais.

Injeção intraóssea

O interesse pelas injeções intraósseas tem ressurgido nos últimos anos, no entanto, a dificuldade para a realização adequada da técnica e a maior absortividade sistêmica dos componentes do tubete anestésico têm desestimulado os cirurgiões-dentistas para o uso.

Geralmente, ocorrem elevações transitórias na frequência cardíaca em pacientes saudáveis que recebem lidocaína a 2% com adrenalina 1:100.000, que se restabelece em 4 minutos na maioria dos pacientes. Nas pesquisas com mepivacaína 3%, geralmente não se observa aumento significativo quando ocorre injeção pela mesma técnica nos mesmos pacientes.

O uso de anestésicos locais contendo adrenalina na técnica intraóssea não é contraindicado para pacientes saudáveis e sem risco cardiovascular. Contudo, quando existir o risco cardiovascular ou outras contraindicações relacionadas à administração da adrenalina, um anestésico local "puro" é boa alternativa para essa anestesia, lembrando que nem a profundidade nem a duração da anestesia serão tão boas quanto aquelas esperadas em um dente sem comprometimento pulpar.

ODONTOPEDIATRIA

As técnicas de anestesia local em crianças não são muito diferentes das utilizadas em adultos. Contudo, os crânios das crianças, de fato, apresentam algumas diferenças anatômicas. A maxila e a mandíbula em crianças geralmente são ossos menos densos, o que representa uma vantagem para o cirurgião-dentista. A menor densidade óssea permite difusão mais rápida e completa da solução anestésica. Além disso, as anestesias em odontopediatria requerem um volume menor de solução anestésica, via de regra, realizadas com agulha de padrão adequado para a respectiva faixa etária.

Todos os dentes decíduos e molares permanentes podem ser anestesiados por infiltração supraperiosteal na prega mucovestibular. O bloqueio do nervo alveolar superior posterior (ASP) raramente é necessário, por conta da maior difusibilidade dos anestésicos nas infiltrações no osso maxilar de crianças. No entanto, a exemplo dos indivíduos adultos, em alguns casos, a morfologia do osso ao redor do ápice do primeiro molar permanente também não permite infiltração eficaz de anestésico local, porque o processo zigomático situa-se mais próximo do osso alveolar, mesmo em pacientes pediátricos.

Um bloqueio do nervo ASP pode ser indicado nessa situação clínica. Uma agulha odontológica curta de calibre 30 Gauge (G) deve ser usada, e sua profundidade de penetração deve ser alterada para atender as dimensões reduzidas dos pacientes pediátricos, a fim de minimizar o risco de inserção mais profunda, o que levaria ao hematoma. Como alternativa ao ASP, pode-se recorrer ao uso de infiltrações periapicais nas faces mesial e distal do primeiro molar superior evitando a proeminência do processo zigomático. Embora estas considerações também sejam válidas aos pacientes adultos, o acesso à superfície infratemporal e ao túber da maxila, com auxílio de uma agulha longa, torna-se mais facilitado e seguro (Figura 6).

O bloqueio do nervo alveolar superior anterior (ASA) pode ser realizado em crianças, lembrando que a profundidade da penetração será ligeiramente maior que a injeção supraperiosteal, considerando a menor distância do ponto de punção ao local de depósito da solução anestésica. Em geral, existem poucas indicações para o bloqueio de nervo ASP ou ASA em crianças (Figura 7).

A anestesia palatina em crianças pode ser induzida pelos bloqueios dos nervos nasopalatino e palatino maior, realizadas preferencialmente com agulha extracurta.

Para a realização da técnica do bloqueio do nervo palatino maior o profissional deve considerar de 8 a 10 mm da borda gengival palatina do segundo molar (nos casos de dentição decídua) ou a raiz palatina do primeiro molar permanente (nos casos de dentição mista) (Figura 8).

O anestésico local é injetado lentamente, à medida que a agulha avança em direção ao lado palatino, causando uma pequena isquemia dos tecidos moles. O depósito de pequenos volumes (0,2 a 0,4 mL) e a permanência da agulha no local (10 a 15 segundos), a fim de evitar o refluxo do líquido anestésico, são fatores que contribuem para o conforto do paciente pediátrico e o maior tempo de anestesia do tecido fibromucoso. Na maxila, a utilização de agulhas deverá ser compatível com a profundidade de penetração no tecido de revestimento, via de regra, curtas (19 a 20 mm) ou extracurtas (11 a 13 mm).

A infiltração supraperiosteal geralmente é eficaz em promover o controle da dor em dentes decíduos inferiores. A infiltração mandibular em crianças (com idades de 3 a 9 anos) geralmente é tão eficaz quanto a anestesia por bloqueio do nervo alveolar inferior (BNAI) em

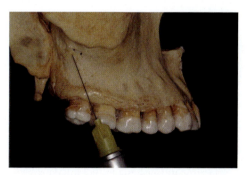

FIGURA 6 Posicionamento da agulha em crânio seco em injeção no bloqueio do nervo alveolar superior posterior.

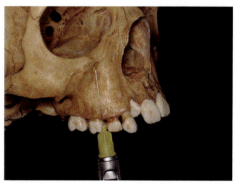

FIGURA 7 Posicionamento da agulha em crânio seco em injeção no bloqueio do nervo alveolar superior anterior (paciente pediátrico).

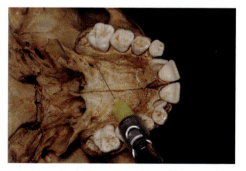

FIGURA 8 Posicionamento da agulha em crânio seco em injeção no bloqueio do nervo palatino maior (paciente pediátrico).

todas as situações, exceto em casos de pulpites com necessidade de intervenções endodônticas preventivas ou radicais. Isso é resultado da menor densidade do osso mandibular, principalmente nos pacientes pediátricos com apenas a dentição decídua.

A taxa de sucesso da anestesia por infiltração mandibular diminui à medida que se aproxima a dentição mista. Ainda assim, é possível se obter um sucesso anestésico mandibular, lembrando que a modalidade de bloqueio segue a mesma técnica da maxila, cujo objetivo é o feixe nervoso apical. A extremidade da agulha é direcionada para o ápice do dente na prega mucovestibular, e aproximadamente um quarto a um terço (0,45 a 0,6 mL) do tubete é lentamente injetado.

Contudo, para o bloqueio do nervo alveolar inferior, a taxa de sucesso é maior em crianças do que em adultos, em função da localização do forame mandibular. Nas crianças, ele localiza-se em plano distal e mais inferior ao plano oclusal dos molares. O forame mandibular geralmente está localizado na altura do plano oclusal nas crianças e, em adultos, ele se estende em 7,4 mm, em média, acima do plano oclusal. Contudo, proporcionalmente às faixas etárias, não existe nenhuma diferença relacionada à posição anteroposterior do forame no ramo da mandíbula.

A técnica de BNAI é bastante similar em adultos e crianças. O corpo da seringa posiciona-se no ângulo da boca do lado oposto. A profundidade média de penetração da agulha é de aproximadamente 15 mm, embora isso possa variar significativamente com o tamanho da mandíbula e a idade do paciente (Figura 9).

Como em adultos, deve-se tocar o osso antes de injetar a solução. Em geral, quanto mais baixa for a localização do forame mandibular em crianças, maior a chance de uma anestesia bem-sucedida. Nas situações clínicas, a taxa de sucesso em crianças com bom comportamento geralmente é de 90 a 95%.

Por conta da espessura reduzida dos tecidos moles que cobrem o nervo alveolar inferior (cerca de 15 mm). A literatura mundial recomenda a utilização de uma agulha curta de calibre 27 G

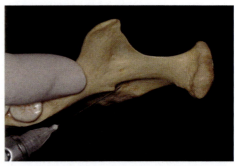

FIGURA 9 Posicionamento da agulha em crânio seco em injeção no bloqueio do nervo alveolar inferior.

(não disponível no mercado brasileiro) para o BNAI mesmo em pacientes mais jovens e menores, com o objetivo de facilitar a manobra de retroaspiração quando o paciente apresentar padrão craniofacial maior, de tal forma que um segmento (4 mm) da agulha seja visualizada pelo profissional e facilite sua retirada em caso de quebra do material.

Os tecidos bucais na região dos molares (distal do terceiro molar a mesial do primeiro) são sensibilizados pelo nervo bucal que poderá ser facilmente anestesiado (0,3 mL da solução de injeção), posicionando a extremidade da agulha na mucosa disto vestibular do dente mais posterior do arco.

O bloqueio do nervo incisivo pode promover a anestesia pulpar nos cinco dentes decíduos inferiores em um quadrante, considerando que o forame mentual geralmente localizado entre os dois molares inferiores decíduos oferecem acesso para o líquido anestésico ao nervo incisivo que sensibiliza o primeiro molar, canino e incisivos inferiores decíduos. Após o depósito de aproximadamente um terço do tubete, o profissional poderá realizar pressão digital na face externa do paciente, objetivando aumentar a taxa de sucesso da técnica anestésica.

Observa-se, na Figura 10, o posicionamento mesiodistalizado da agulha anestésica a fim de se aproximar do forame mentual, em crânio de indivíduo com dentição permanente. Ao lado,

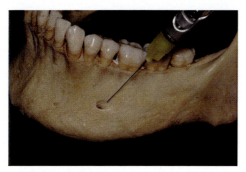

FIGURA 10 Posicionamento da agulha em crânio seco em injeção no bloqueio dos nervos mentoniano e incisivo.

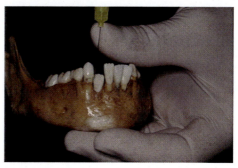

FIGURA 11 Posicionamento de anestesia intraligamentar no dente 83 com dente 42 em processo eruptivo (paciente pediátrico).

compara-se (Figura 11) a localização do forame de mesmo nome, em crânio com dentição mista.

A injeção intraligamentar pode ser usada como alternativa à injeção supraperiosteal. Ela representa uma alternativa interessante ao profissional quando este necessita de uma anestesia (em dente permanente) com profundidade e duração adequadas, sem a indesejada anestesia residual dos tecidos moles, contudo esta técnica não é recomendada para uso em dentes decíduos, pela possibilidade de ocorrer hipoplasia do esmalte nos dentes permanentes em desenvolvimento (Figura 11).

Em odontopediatria, deve-se atentar à ocorrência de superdosagem de anestésico, autolesão decorrente da duração prolongada de anestesia dos tecidos moles e variações técnicas relacionadas com o menor tamanho dos crânios e a anatomia diferente dos pacientes mais jovens.

PERIODONTIA

Esta especialidade da odontologia necessita, quase que invariavelmente, de anestésicos associados a vasoconstritores, para promover a hemostasia, a duração do efeito anestésico e o controle da dor no pós-operatório.

A administração de anestésicos locais sem vasoconstritores é comprovadamente desfavorável, porque a propriedade vasodilatadora dos anestésicos locais aumenta o sangramento no local da injeção. Os vasoconstritores são adicionados para neutralizar essa propriedade indesejada dos anestésicos locais. Ao mesmo tempo que é necessário destacar o uso moderado (em pequenos volumes) de anestésicos locais com vasoconstritores na fibromucosa palatina, o que poderá ocasionar uma isquemia abrupta e necrose do tecido adjacente à punção anestésica.

Embora exista resistência dos especialistas no uso de técnicas de bloqueio de nervos regionais para e execução dos procedimentos periodontais, é importante ressaltar a melhor qualidade e o maior tempo de duração destas modalidades anestésicas em comparação às técnicas anestésicas terminais infiltrativas. A técnica intrasseptal também é bastante eficaz para o procedimento cirúrgico de retalho periodontal.

As soluções anestésicas usadas nos bloqueios de nervo devem incluir um vasoconstritor em concentrações iguais ou inferiores a 1:100.000 de adrenalina. Uma concentração de adrenalina de 1:50.000 não é recomendada para o controle da dor, pois a profundidade, a duração e as taxas de sucesso não são maiores do que as observadas com anestésicos contendo adrenalina 1:100.000 ou 1:200.000.

Atualmente, a adrenalina é o vasoconstritor associado aos anestésicos locais mais utilizados no mundo, também promove excelente hemostasia na concentração de 1:100.000, embora o sangramento cirúrgico seja inversamente proporcional à concentração do vasoconstritor administrado. Quando o anestésico local puro é infiltrado (p. ex., mepivacaína 3%) durante a cirurgia periodontal, a perda de sangue pode ser duas a três vezes maior em relação à observada quando se administra lidocaína 2% com adrenalina 1:100.000.

Embora a adrenalina seja um fármaco sintético idêntico ao neurotransmissor endógeno ela possui efeitos sistêmicos e apresenta alguns efeitos locais indesejáveis. Estudos demonstram que mesmo volumes pequenos de adrenalina usados com fins odontológicos podem aumentar significativamente as concentrações plasmáticas de catecolaminas e alterar as funções cardíacas. Portanto, é prudente administrar o menor volume e a menor concentração de adrenalina, de forma a promover uma hemostasia clinicamente eficaz.

Evidências científicas têm apontado que periodontistas (entre outros especialistas) usam agulha curta (30 G) para injetar anestésicos visando à hemostasia. O fundamento desse procedimento é que as agulhas mais finas produzem agressões teciduais menores quando comparada às de maior calibre, embora esta afirmação não possua amparo na literatura. Se a punção de injeção pequena é importante, então a agulha de calibre 30 G deve ser usada, mas somente com o propósito da hemostasia. No entanto, deve-se considerar que as agulhas 27 G possuem maior diâmetro interno em conseguinte, maior capacidade de promover aspiração positiva.

Existem na literatura estudos robustos sobre a relação direta do aumento de calibre com a facilidade de captação sanguínea (aspiração positiva) das agulhas anestésicas de uso odontológico. Todavia, as ocorrências deste tipo de circunstâncias, nas anestesias infiltrativas, são "desprezíveis" (< 1%), o que poderia justificar o uso das agulhas de menor calibre (30 a 32 G) principalmente nas terminações nervosa e fibromucosa palatina de pacientes adultos e pediátricos.

CIRURGIA BUCOMAXILOFACIAL

Os procedimentos executados nas cirurgias bucomaxilofaciais normalmente estão acompanhados por combinações de medicamentos anestésicos e sedação inalatória com o objetivo de melhorar o desempenho do procedimento. Desta forma, as técnicas de anestesia local usadas na cirurgia oral não diferem das empregadas em procedimentos não cirúrgicos. Portanto, espera-se que situações de anestesia parcial ou incompleta possam ocorrer. Os cirurgiões bucomaxilofaciais frequentemente utilizam técnicas anestésicas locais mesmo em pacientes sob condições de sedação anestésica geral, por considerarem o efeito favorável dos vasoconstritores presentes no tubete anestésico e a percepção sistêmica da dor sentida pelos pacientes e aferida na pressão arterial e nos batimentos cardíacos.

Muitos especialistas descrevem as vantagens do uso da anestesia local sobre anestesia geral para a extração dos terceiros molares ou cirurgias ortognáticas – pressão sanguínea (PA), frequência cardíaca (FC) e frequência respiratória (FR); diminuição à exposição de agentes anestésicos gerais; controle da hemostasia e diminuição do período pós-operatório; controle da dor pós-cirúrgica.

Deve-se destacar o entendimento e controle do volume do anestésico local e da velocidade com que ele é administrado durante a extração de dentes (terceiros molares) de múltiplos quadrantes. Além disso, deve-se ter cuidado com a anatomia (inervações acessórias como do nervo milo-hióideo) e a incidência de injeção intravascular nas anestesias regionais do nervo alveolar inferior. Deve-se destacar que em muitos procedimentos desta especialidade o estado vigio do paciente e a ausência do bloqueio anestésico no tecido duro (osso) são situações importantes para se evitar parestesia cirúrgica iatrogênica.

PRÓTESE

Nos casos de procedimento protéticos, seja no preparo de dentes vitais ou de elementos desvitalizados, , as técnicas e os cuidados são semelhantes aos descritos anteriormente neste capítulo, principalmente em relação ao número de dentes envolvidos para a seleção da técnica: supraperiosteal ou de bloqueio regional.

CONSIDERAÇÕES FINAIS

Existe um gama de especialidades que requerem anestesia mais profunda para a execução de seus procedimentos clínicos, no entanto, em procedimentos mais longos (2 horas ou mais), pode ser difícil se obter uma duração adequada de anestesia pulpar com os anestésicos mais comumente utilizados, como articaína, lidocaína, mepivacaína e prilocaína. Nestes casos, a bupivacaína é o anestésico local mais apropriado para as modalidades cirúrgicas orais que demandam um tempo de procedimento mais longo que o convencional, principalmente quando utilizada para o bloqueio regional de nervo. Contudo, sua ação quando administrada por injeção supraperiosteal, embora ainda seja longa, é ligeiramente mais curta, quando comparada à lidocaína a 2% com adrenalina 1:100.000. Seu período analgésico pós-operatório tem duração média de 8 horas na mandíbula e 5 horas na maxila, o que a credencia a ser utilizada como analgésico local em procedimentos cirúrgicos odontológicos com expectativa de dor moderada a severa.

Estudos clínicos bem controlados têm demonstrado que a (re)anestesia no local operado (com a bupivacaína) pode promover um alívio da sintomatologia e até mesmo substituir o uso de alguns analgésicos sistêmicos, o que evitaria as altas incidências de efeitos colaterais indesejáveis descritas no uso dos opioides e outros grupos de medicamentos correlatos utilizados para o mesmo fim.

Os protocolos destacados nas pesquisas nacionais e internacionais deste mote cada vez mais têm encorajado os odontólogos a utilizarem um anestésico local de duração intermediária, como articaína, lidocaína, mepivacaína ou prilocaína, com um vasoconstritor, anestésico local de ação prolongada um pouco antes do término da cirurgia.

É possível afirmar que exitem diferenças entre sais anestésicos disponíveis no mercado brasileiro com distinta capacidade de promover hemostasia, muito embora elas contenham a mesma concentração de vasoconstritor. Estudos demonstram que a bupivacaína e a lidocaína promovem hemostasia adequada em 90% dos casos. Portanto, é pertinente afirmar que uma maior concentração de anestésico local necessita de maior concentração de vasoconstritor para promover uma hemostasia parecida, sem contudo deixar de lado as considerações acerca da relação entre dose máxima de cada anestésico local e o peso do paciente, além do uso adequado dos armamentos anestésicos (agulhas, seringas e tubetes).

AGRADECIMENTOS

Agradecemos aos professores Acácio Fuziy (fotografia) e Domingos Donizeti Roque (cessão do material fotográfico).

BIBLIOGRAFIA

1. American Dental Association. Antibiotic prophylaxis for dental patients with total joint replacements. J Am Dent Assoc. 2003;134(7):895-9.
2. Andrade ED. Terapêutica medicamentosa em odontologia. 3. ed. São Paulo: Artes Médicas; 2014.
3. Assaf V. Tetraciclina em periodontia. Rev Bras Odontol. 1998;55(4):246-50.
4. Brown R. Intraosseous anesthesia: a review. J Calif Dent Assoc. 1999;27:785-92.
5. Brown RD. The failure of local anaesthesia in acute inflammation. Br Dent J. 1981;151:47-51.
6. Coggins R, Reader A, Nist R, Beck M, Meyers WJ. Anesthetic efficacy of the intraosseous injection in maxillary and mandibular teeth. Oral Surg Oral Med Oral Pathol Oral Radiol Endodont. 1996;81:634-41.
7. Coury KA. Achieving profound anesthesia using the intraosseous technique. Tex Dent J. 1997;114:34-9.
8. Goodman LS, Gilmam A. As bases farmacológicas da terapêutica. 12. ed. Rio de Janeiro: McGrawl-Hill; 2012.
9. Goodsen JM, Moore PA. Life-threatening reactions after pedodontic sedation: an assessment of narcotic, local anesthetic, and antiemetic drug interaction. J Am Dent Assoc. 1983;107:239-45.

10. Katzung BG. Aspectos especiais da farmacologia geriátrica. In: Farmacologia: básica e clínica. 12. ed. Rio de Janeiro: Guanabara-Koogan; 2014. p. 844-50.
11. Kitay D, Ferraro N, Sonis ST. Lateral pharyngeal space abscess as a consequence of regional anesthesia. J Am Dent Assoc. 1991;122:56-9.
12. Leonard M. The efficacy of an intraosseous injection system of delivering local anesthetic. J Am Dent Assoc. 1995;126:11-86.
13. Malamed SF. Buffering local aesthetics in dentistry. ADSA Pulse. 2011;44(1).
14. Moore PA. Preventing local anesthesia toxicity. J Am Dent Assoc. 1992;123:60-4.
15. Nusstein J, Reader A, Nist R, Beck M, Meyers WJ. Anesthetic efficacy of the supplemental intraosseous injection of 2% lidocaine with 1:100,000 epinephrine in irreversible pulpitis. J Endodont. 1998;24:478-91.
16. Organização Mundial da Saúde. Envelhecimento ativo: uma política de saúde. Brasília: Organização Pan-Americana de Saúde; 2005.
17. Papine JM. Módulo V: antibióticos. Programa de desenvolvimento profissional farmacêutico. Medley; 2008.
18. Parente SA, Anderson RW, Herman WW, Kimbrough WF, Weller RN. Anesthetic efficacy of the supplemental intraosseous injection for teeth with irreversible pulpitis. J Endodont. 1998;24:826-8.
19. Potter WZ, Hollister LE. Antipsychotic agents and lithium. In: Katzung BG. Basic and clinical pharmacology. 7. ed. Stamford: Appleton Lange; 1998. p 404-15.
20. Quinn CL. Injection techniques to anesthetize the difficult tooth. J Calif Dent Assoc. 1998;26:665-7.
21. Reisman D, Reader A, Nist R, Beck M, Weaver J. Anesthetic efficacy of the supplemental intraosseous injection of 3% mepivacaine in irreversible pulpitis. Oral Surg Oral Med Oral Pathol Oral Radiol Endodont. 1997;84:676-82.
22. Replogle K, Reader A, Nist R, Beck M, Weaver J, Meyers WJ. Cardiovascular effects of intraosseous injections of 2% lidocaine with 1:100,000 epinephrine and 3% mepivacaine. J Am Dent Assoc. 1999; 130:549-657.
23. Rochon PA, Gurwitz JH. Optimising drug treatment for elderly people: the prescribing cascade. BMJ. 1997;315:1096-9.
24. Saadoun AP, Malamed SF. Intraseptal anesthesia in periodontal surgery. J Am Dent Assoc. 1985;111:249-56.
25. Silva P. Farmacologia. 8. ed. Rio de Janeiro: Guanabara-Koogan; 2010.
26. Stabile P, Reader A, Gallatin E, Beck M, Weaver J. Anesthetic efficacy and heart rate effects of the intraosseous injection of 1.5% etidocaine (1:200,000 epinephrine) after an inferior alveolar nerve block. Oral Surg Oral Med Oral Pathol Oral Radiol Endodont. 2000;89:407-11.
27. Van Winkelhoff. Antibiotics in the treatment of peri-implantitis. Eur J Oral Implantol. 2012;5(Suppl):S-43-S50.
28. Vandermeulen E. Pain perception, mechanisms of action of local anesthetics and possible causes of failure. Rev Belge Medecine Dent. 2000;55:19-40.
29. Veehof LJG, Stewart R, Haaijer-Ruskamp F, Jong BM. The development of polypharmacy. a longitudinal study. Fam Pract. 2000;17(3):261-7.
30. Wannmacher L. Farmacologia clínica: fundamentos da terapêutica racional. 4. ed. Rio de Janeiro: Guanabara-Koogan/GEN; 2010.
31. Weathers A Jr. Taking the mystery out of endodontics. Part 6. Painless anesthesia for the "hot" tooth. Dent Today. 1999;18:90-3.
32. Yagila J, Neidle E. Farmacologia e terapêutica para dentistas. 6. ed. Rio de Janeiro: Guanabara-Koogan; 2011.

CAPÍTULO 12

Neuroanatomia da dor aplicada aos distúrbios craniofaciais

Glauce Crivelaro do Nascimento
Christie Ramos Andrade Leite-Panissi

SENSIBILIDADE DOLOROSA

A experiência dolorosa é imprescindível e faz parte do desenvolvimento cultural de todas as sociedades. É um dos principais sintomas que leva os pacientes a procurarem tratamento, portanto, a atenuação e o manejo dessa sintomatologia é de grande interesse dos profissionais da saúde. A palavra dor – derivada do latim *peone* e do grego *poine* – significa penalidade ou punição. Aristóteles a considerava um sentimento e a classificou como uma paixão, e o coração é a fonte ou centro de seu processamento. A ideia do coração, por um lado como centro das sensações perdurou por muitos séculos e recebeu apoio de importantes pensadores. Por outro lado, também foi grande o número dos que defenderam a ideia do encéfalo como centro de comando das sensações. Alguns estudos anatômicos e fisiológicos realizados por Descartes evidenciaram a existência de nervos capazes de receber informações sensoriais da periferia e encaminhá-las ao encéfalo.[1,2]

A Associação Internacional para o Estudo da Dor define dor como "uma experiência sensorial e emocional desagradável associada à lesão tecidual real ou potencial ou ainda descrita em termos de tal lesão".[3] Esta definição implica que a dor é uma experiência subjetiva com dimensões sensoriais e afetivas. De fato, o fenômeno da dor é complexo e tem sido tratado de diferentes formas desde milênios passados, considerando que essa sensação é resultado de um processamento da estimulação nociceptiva e de um componente afetivo-comportamental. Ainda, a dor pode ser modulada por um conjunto de fatores, como as experiências prévias de um indivíduo e seu estado emocional em dado momento. De fato, além do componente sensório-discriminativo também encontrado em outras sensações – como o tato, que é responsável por indicar localização, intensidade, duração e qualidade do estímulo –, a dor possui o componente cognitivo-afetivo-motivacional, que pode modificar a resposta e o comportamento desencadeado pelo estímulo doloroso. Nesse contexto, o componente cognitivo da dor refere-se à capacidade de compreender e avaliar o estímulo nocivo e seu significado, considerando os valores culturais, a atenção e as experiências e lembranças passadas, como a experiência anterior com a dor durante uma visita ao consultório odontológico.

Os estímulos desencadeantes da resposta dolorosa são variados e podem se enquadrar em características térmicas, químicas ou mecânicas. Além da dor, diversas reações ocorrem em resposta a um estímulo nocivo, as quais incluem reflexos musculares, respostas do sistema nervoso autônomo e respostas comportamentais.

A dor pode ser classificada como aguda, persistente ou crônica. A primeira, também chamada de transitória, alerta para o iminente dano tecidual, é um sintoma da existência de anormalidade, significando um benefício em favor da conservação do próprio organismo. Assim, ela possui a função de proteger o organismo contra influências externas danosas, por meio da ativação fásica de nociceptores por estímulos nocivos. Desse modo, evoca respostas protetoras, como reação de fuga e/ou retirada motora para interromper a exposição ao estímulo nocivo, de forma a eliminá-la.[4,5] A dor crônica não possui função fisiológica evidente, ou seja, não tem valor adaptativo claro. Ela caracteriza-se por ser persistente, de forma que sua duração ultrapassa o período de recuperação do dano tecidual causado e/ou da lesão no nervo. Pode ser espontânea (ou seja, não eliciada por estímulos externos), provocada com presença de hiperalgesia (aumento da percepção da dor, podendo ser desencadeada por estímulos nocivos de baixa intensidade) e/ou de alodinia (dor eliciada por estímulos não nocivos). No estado crônico da dor ocorrem alterações no sistema nervoso cuja base é formada pelos rearranjos morfológico e funcional de neurônios e células da glia,[6] substratos para transmissão da informação nociceptiva da periferia para regiões centrais.[7] Ainda sobre a dor crônica, a inflamação persistente pode induzir à plasticidade neural. Neste processo, mediadores liberados no tecido lesado – como o fator alfa de necrose tumoral (TNF-alfa), a interleucina-1-beta (IL-1beta) e o fator de crescimento neural (NGF) – ativam e sensibilizam neurônios nociceptivos periféricos ou centrais, contribuindo para a manutenção da dor e da hiperalgesia.[8] A dor crônica de origem inflamatória, portanto, é consequência, principalmente, de mudanças neuroquímicas, fisiológicas e morfológicas nos neurônios sensoriais, tanto periféricos quanto centrais, alterando dramaticamente suas características fenotípicas e sua atividade sináptica de forma crônica.[7,9] As modificações em neurônios promovem redução da atividade inibitória e aumentam as excitatórias, resultando na hipersensibilização de neurônios centrais[10,11] e no aparecimento da dor recorrente ou permanente.[12-14]

Os primeiros indícios sobre receptores especializados em captar estímulos nociceptivos foram descritos por Sherrington em 1993, quando ele propôs a existência de nociceptores (receptores para estímulos nocivos) localizados em fibras aferentes primárias, os quais são ativados por estímulos capazes de provocar lesão tecidual.[15] Essas fibras aferentes respondem a modalidades de estímulos diferentes (nociceptores polimodais) e estímulos com propriedades específicas (estímulos térmicos e mecânicos).[16] São encontradas tanto em estruturas somáticas (osso, pele, tecido conjuntivo e músculo) como em estruturas viscerais (pâncreas, intestino entre outras).[17] Existem dois tipos de fibras aferentes responsáveis por conduzir a informação dolorosa: as fibras A-delta, que são mielinizadas finas e, portanto, responsáveis pela condução rápida da dor, e as fibras C, que são amielinizadas, de menor calibre e responsáveis pela condução lenta da dor. A ativação das fibras A-delta provoca sensação de dor descrita como cortante e bem localizada, enquanto a ativação das fibras C promove sensação de queimação e sem localização precisa.

Considerando a via ascendente de transmissão nociceptiva, os impulsos nociceptivos gerados perifericamente são direcionados pelos aferentes primários até as regiões da substância cinzenta da medula espinal, a qual pode ser dividida em dez lâminas, de acordo com características citoarquitetônicas:

- I: camada marginal.
- II: substância gelatinosa.
- III e IV: núcleo próprio.
- V e VI: camadas profundas, que compõem o corno dorsal.
- VII: corresponde à substância cinzenta intermediária.
- VIII: corresponde ao corno ventral medial.
- IX: corresponde ao corno lateral.
- X: circunda o canal central.

É principalmente nas lâminas I, II, V, VI e X que se encontram os aferentes secundários envolvidos na recepção, no processamento e na retransmissão da informação nociceptiva.[18,19] A comunicação entre os aferentes primários e secundários ocorre por meio de uma diversidade de neurotransmissores e neuromoduladores envolvidos na transmissão central e na modulação da informação nociceptiva, entre eles, os aminoácidos excitatórios, como o glutamato e o aspartato, e neuropeptídeos, como a substância P.[20]

A neuroanatomia e a organização dessas vias ascendentes da dor são altamente complexas. Resumidamente, os feixes ascendentes formam dois sistemas filogeneticamente diferentes. O primeiro atravessa a região média do tronco encefálico, sendo formado pelos tratos: espinorreticular, espinomesencefálico, espinoparabraquio-amidaloide, espinoparabraquio-hipotalâmico, espino-hipotalâmico e neoespinotalâmico. Essas vias projetam-se diretamente para estruturas encefálicas e estão relacionadas com a transmissão da dor rápida ou aguda, possuem poucas sinapses e dirigem-se para o córtex somatossensorial primário. O segundo sistema ascendente trafega pela região lateral do tronco cerebral e consiste no conjunto dos tratos paleoespinotalâmico, espinocervical e do feixe pós-sináptico do corno dorsal. Essas são vias que possuem várias estações sinápticas em estruturas bulbares, pontinas e mesencefálicas antes de alcançarem estruturas prosencefálicas.[21]

Sistemas modulatórios de dor passaram a ser reconhecidos com o surgimento da teoria da comporta espinal, descrita por Melzack e Wall.[2] Segundo essa teoria, a supressão da dor decorreria da inibição pré-sináptica na medula espinal resultante da colisão entre potenciais dos aferentes primários e os antidrômicos originados da substância gelatinosa da medula espinal. Os interneurônios ativados pelos aferentes de grosso calibre (fibras mielinizadas grossas) gerariam potenciais negativos nas raízes sensitivas e reduziriam a amplitude dos potenciais nociceptivos. Assim, a atividade das fibras sensoriais do sistema nervoso periférico seria capaz de modular a transferência de informações nociceptivas para os neurônios de segunda ordem localizados na medula espinal.

SENSIBILIDADE DOLOROSA OROFACIAL

A face é a região do corpo humano em que ocorre a expressão do sofrimento, representado muitas vezes pelo choro, o qual mistura-se, inúmeras vezes, com a própria fonte física da dor. A região orofacial compreende uma área extremamente complexa do ponto de vista anatomofisiológico. Ela é indispensável para as atividades cotidianas, como o comer e o falar, e é, em parte, a essência da humanidade, pois é por meio dela que são transmitidos sentimentos e emoções. A importância dessas estruturas para a sobrevivência é realçada pelos diversos reflexos que permitem a integração de suas funções, além da enorme e reconhecida sensibilidade decorrente de sua extensa representação no córtex cerebral.

Dor orofacial (DOF) está associada às regiões de cabeça e pescoço, tecidos moles e duros, tanto extra quanto intraorais. As condições físicas da sensibilidade nociceptiva orofacial compreendem:[22]

- Disfunção temporomandibular (DTM), que inclui distúrbios da articulação temporomandibular (ATM) e transtornos das estruturas musculoesqueléticas (p. ex., os músculos da mastigação e da coluna cervical).
- Dores intraorais, dentinária e pulpar, de origem somática.
- Dor neuropática (NP), que inclui a episódica (p. ex., neuralgia trigeminal) e de características contínuas.
- Distúrbios neurovasculares/dores de cabeça (p. ex., enxaqueca e artrite temporal).

A DOF muitas vezes pode ser um sintoma de apresentação de doenças sistêmicas, como dor crônica na fibromialgia, doença do refluxo gastroesofágico, doença do intestino irritável, distúrbio de estresse pós-traumático, outros distúrbios psicológicos, isquemia do miocárdio e lesões cancerosas em outras partes do corpo. A avaliação de pacientes com DOF, portanto, abre uma infinidade de possibilidades de diagnóstico. Assim, o clínico responsável pelos cuidados de saúde oral deve ser criterioso no diagnóstico. A investigação cuidadosa dos sinais e sintomas definirá a base de um tratamento específico para melhorar o prognóstico a longo prazo e solucionar a maioria das síndromes relacionadas às DOF.[23]

Na região orofacial, o arranjo anatômico participante do processo nociceptivo é um pouco diferente. Os neurônios trigeminais de primeira ordem têm seus corpos celulares localizados no gânglio trigeminal, também chamado gânglio de Gasser ou semilunar (Figura 1). Vale ressaltar que gânglio é um agregado de corpo celulares de neurônios fora do sistema nervoso central. Os axônios desses neurônios entram diretamente no tronco encefálico na região da ponte e descendem para o bulbo, no qual realizam sinapse com neurônios do núcleo espinal do trigêmeo, formando o trato espinal trigeminal.[24] Essa região do tronco encefálico, na região da ponte, é estruturalmente similar ao corno dorsal da medula espinal e pode ser considerada uma extensão do corno dorsal, portanto, corno dorsal medular.

O sistema trigeminal é composto por quatro núcleos: principal, mesencefálico, espinal e motor. O núcleo principal é responsável por receber informações somestésicas de tato da face. O mesencefálico processa informações de propriocepção que partem da musculatura mastigatória, da ATM e do periodonto. As fibras aferentes dessas informações projetam-se ao núcleo motor do trigêmeo, o que constitui uma via de um reflexo monossináptico similar a um reflexo de estiramento. O núcleo espinal, por sua vez, é responsável pelo processamento de informações em caso de sensibilidade térmica e dolorosa orofacial (Figura 2).

O complexo de núcleos sensoriais trigeminais do tronco encefálico consiste de duas partes principais: o núcleo trigeminal sensorial principal, que está rostralmente localizado e recebe impulsos aferentes periodontais e alguns impulsos aferentes pulpares; e o núcleo trigeminal do trato espinal, que está localizado mais caudalmente. O trato espinal divide-se em três partes: subnúcleo oral; subnúcleo interpolar e subnúcleo caudal, que corresponde ao corno dorsal medular. As aferências pulpares dos dentes vão para todos os três subnúcleos. O caudal tem sido especialmente relacionado aos mecanismos nociceptivos do trigêmeo com base nas observações eletrofisiológicas de neurônios nociceptivos. O subnúcleo oral parece ser uma área significante do complexo trigeminal do tronco encefálico para os mecanismos de DOF.[25] Os neurônios trigeminais de primeira ordem nociceptivos fazem sinapse com as fibras dos neurônios de segunda ordem nos subnúcleos

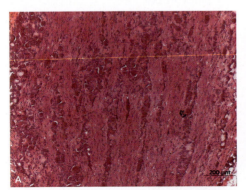 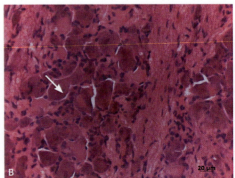

FIGURA 1 Corte transversal de gânglio trigeminal. (A) Pequeno aumento (10x) evidenciando o fascículo das fibras nervosas que percorrem o centro do gânglio (seta). (B) Aumento de 40x evidenciando os corpos celulares de neurônios circundados por células satélites gliais arredondadas (seta) que proporcionam sustentação estrutural e metabólica.

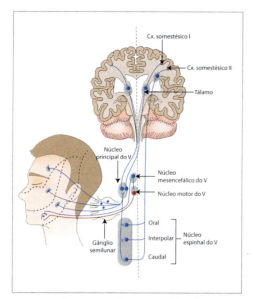

FIGURA 2 Representação esquemática do sistema trigeminal. Os estímulos somestésicos são conduzidos pelos três ramos do nervo trigêmeo aos núcleos principal e espinal do trigêmeo. Projeções partem desses núcleos para o tálamo e o córtex. As informações aferentes proprioceptivas da musculatura mastigatória projetam-se ao núcleo mesencefálico do trigêmeo e conectam-se monossinapticamente aos motoneurônios localizados no núcleo motor do trigêmeo.

interpolar e caudado. Os axônios dos neurônios de segunda ordem cruzam a linha média, ascendendo contralateralmente em direção ao tálamo e ao córtex, por meio do lemnisco trigeminal. São essas fibras que constituem o trato trigemino-talâmico. Cada sinapse tem inúmeras conexões com interneurônios, e o tálamo exerce função integradora entre atividades motoras, sensitivas, psicocomportamentais e neurovegetativas. Do tálamo, originam-se projeções para o córtex cerebral, outros núcleos talâmicos e da base, estruturas do sistema límbico e formação reticular do tronco encefálico. O componente sensitivo do tálamo situa-se em seu terço posterior. Nos núcleos talâmicos há unidades celulares que reagem à estimulação nociceptiva e não nociceptiva. As vias nociceptivas discriminativas do trato espino(trigemino)talâmico

projetam-se no complexo ventrobasal, grupamento nuclear posterior, núcleos intralaminares e núcleo submédio do tálamo. Os campos receptivos das unidades celulares talâmicas envolvidas na nocicepção são amplos, bilaterais e multimodais.[26] No córtex cerebral, a área sensitivo-motora primária situa-se posteriormente ao sulco central; nela, as diferentes regiões do corpo estão representadas com disposição inversa, ou seja, os membros inferiores nos segmentos mais rostrais e o segmento cefálico nos segmentos mais caudais do giro central. Os segmentos corpóreos com maior importância funcional apresentam maior representação na área sensitiva, por exemplo, a região oral, incluindo língua e porção distal do membro superior.

Existem doze pares de nervos cranianos responsáveis pela condução das informações sensoriais provenientes da região orofacial. Sete deles têm a finalidade de relacionar informações oriundas dos órgãos dos sentidos (I, II, V, VII, VIII, IX e X), quatro estão envolvidos com funções motoras somáticas (V, VII, XI e XII) do segmento cefálico ou cervical, um tem funções viscerais não apenas da cabeça, mas também do tórax e do abdome (X), e três regulam a função das glândulas salivares ou lacrimais (VII, IX e X). Os nervos trigêmeo (V), facial (VII), glossofaríngeo (IX) e vago (X) estão envolvidos no processamento de informações sensitivas da face, do crânio ou do viscerocrânio.[27] Os núcleos motor e mesencefálico do V nervo craniano correspondem aos outros componente do complexo de núcleos trigeminais do tronco encefálico. Essas áreas estão associadas com a interpretação dos impulsos sensoriais que demandam respostas motoras. As atividades reflexas motoras da face são iniciadas a partir de estímulos sensoriais captados por neurônios pseudounipolares localizados no núcleo mesencefálico, os quais realizam sinapses no núcleo motor, gerando reflexos motores de maneira similar às atividades reflexas espinais das demais áreas corporais.[28]

Genericamente, a denominação da DOF refere-se às condições álgicas relacionadas às estruturas da boca e da face propriamente dita. Entretanto, tanto estruturas do crânio como do pescoço também podem causar DOF. De acordo com a Academia Americana de Dor Orofacial, o campo de atuação nessa área inclui as condições álgicas decorrentes dos diferentes tecidos da cabeça e pescoço, incluindo todas as estruturas que formam a cavidade oral. O diagnóstico diferencial abrange grande número de doenças ou afecções que afetam, primária ou secundariamente, esse segmento corpóreo. Portanto, DOF pode ser um sintoma das inúmeras doenças que acometem diariamente as estruturas orofaciais, mas também pode ser o sintoma de doenças alojadas nas regiões adjacentes da cabeça e do pescoço ou em regiões mais distantes, sendo, portanto, dores referidas.

A DOF compreende: condições alveolodentárias, destacando-se as odontalgias, principalmente as difusas e que se manifestam como dor facial ou cefaleias secundárias; alterações musculoesqueléticas, sobressaindo-se as DTM, mas também compreendendo os tumores e as infecções; e dores neuropáticas, que são comuns na face e algumas delas são odontalgias não odotogênicas, como a neuralgia idiopática do trigêmeo, a síndrome da ardência bucal e a dor facial atípica. Também compreendem o grupo das DOF as complicações neurovasculares, como as cefaleias que se manifestam na face, as cefaleias em salvas e os quadros de dores referidas à face, como do infarto agudo do miocárdio e o câncer.

CONDIÇÕES DOLOROSAS CRANIOFACIAIS

O diagnóstico correto da queixa de DOF, ou seja, das várias condições dolorosas que acometem as regiões de cabeça e pescoço, é extremamente crítico para todos os profissionais de saúde, pela grande interdisciplinaridade dessa questão e pela necessidade de amplo conhecimento das possibilidades de distúrbios que são responsáveis por esses sintomas.

Este capítulo não tem a pretensão de discutir exaustivamente todas as condições que podem promover DOF, no entanto, são apresentados de maneira sucinta alguns dos distúrbios mais comuns que têm como sintoma a DOF. Na Tabela 1 está listada a classificação de dores de cabeça, face e pescoço, adaptada da Academia Americana de Dor Orofacial.[29]

TABELA 1 Classificação da dor orofacial[29]

Dor intracraniana/vascular
Dor neurovascular (cefaleia primária)
Cefaleia secundária relacionada a doenças/substâncias
Dor neurogênica/neuropática
Distúrbios dolorosos paroxísticos
Distúrbios dolorosos contínuos
Distúrbios dolorosos extracranianos
Olhos, ouvidos, nariz e garganta
Distúrbios dolorosos intracranianos
Dentes e tecidos periodontais: tecidos mucogengivais, língua e glândulas salivares
Distúrbios dolorosos musculoesqueléticos: cervicais e temporomandibulares

Disfunções temporomandibulares

A importância que a dor de origem orofacial tem na clínica odontológica aumenta a cada dia, tanto por sua alta prevalência nas populações brasileira e mundial como pela dificuldade de tratamento, principalmente de dores musculoesqueléticas, as quais exigem preparo e empenho dos profissionais da saúde. De fato, as condições musculoesqueléticas são a maior causa de dor não odontogênica na região orofacial, sendo as mialgias mastigatórias as principais causas de dor facial e de cefaleias secundárias de origem mandibular e, depois das odontalgias, são as principais causas de DOF. Esses tipos dolorosos miofasciais também merecem atenção especial por apresentarem etiologia multifatorial. Elas podem incluir distúrbios na coluna cervical e DTM. Os termos distúrbios temporomandibulares ou disfunção temporomandibular são genéricos e englobam problemas na musculatura mastigatória, que nem sempre resultam em dor. As alterações na ATM incluem distúrbios articulares de desenvolvimento ou adquiridas, do disco articular ou imunoinflamatórias, infecção, osteoartrite, deslocamento de côndilo, anquilose e fratura. Os distúrbios de desenvolvimento da cabeça da mandíbula incluem agenesia (ausência da estrutura), aplasia (falta de desenvolvimento), hipoplasia (desenvolvimento incompleto ou subdesenvolvido) e hiperplasia (supercrescimento não neoplásico). Em relação aos distúrbios do disco articular, são evidenciados deslocamentos do disco com ou sem sua redução, assim como a adesão do disco completa ou parcial. Distúrbios adquiridos compreendem neoplasias benignas, malignas e metástases. Processos inflamatórios podem ocorrer na membrana sinovial (sinovite) e/ou na cápsula (capsulite), podendo estar associados com poliartrite sistêmica, artrite reumatoide ou artrite reativa. A osteoartrite é uma condição degenerativa da ATM e pode ser ativa ou estável. A cabeça da mandíbula pode estar subluxada ou deslocada quando posicionada em região anterior e superior à eminência articular, sendo incapaz de retornar à correta posição na cavidade articular. Também pode haver fratura da cabeça da mandíbula resultante de traumatismo direto na mandíbula, que pode ser, adicionalmente, idiopática, iatrogênica ou secundária a outro processo patológico. Os distúrbios nos músculos mastigatórios podem tanto compor um subtipo de DTM como se apresentar como uma característica de DTM mista. Dor miofascial, miosites, mioespasmos ou trismos, mialgia local, contratura e neoplasia fazem parte dessa gama de disfunções musculares orofaciais.

Considerando esse quadro multifatorial, característico das DTM, essas disfunções podem ser consideradas síndromes. Elas podem ser dolorosas ou não, de forma que as primeiras são mais preocupante e levam os pacientes a buscarem apoio profissional. Dores na ATM têm diferentes causas, e seu tratamento, consequentemente, depende da condição individual de cada paciente. As mais frequentes são as artrites e os desarranjos do disco articular.

A DTM é caracterizada por quadros agudos ou, principalmente, crônicos. Sua sintomatologia é composta por ruídos durante movimentação mandibular, limitações na abertura bucal, dor periarticular e dores de cabeça.[30] A causa exata das DTM ainda não é completamente compreendida, mas acredita-se que envolva fatores estruturais, fisiológicos, comportamentais e ambientais. Causas dentárias, como maloclusões, mordida cruzada, ausência dentária, próteses mal-adaptadas, assim como hábitos parafuncionais, como bruxismo, apertamento, hábito de morder objetos como canetas e roer unhas, são conhecidas.

Seu tratamento depende do nível de complexidade, podendo ser usadas desde placas de mordida, medidas físicas, acupuntura, infiltrações medicamentosas locais ou administração de medicamentos. Alterações emocionais são frequentes nesses pacientes e eventualmente associadas a comorbidades que devem ser tratadas concomitantemente, como fibromialgia ou alterações no estado de humor, como depressão. Sempre houve controvérsia sobre o papel da oclusão dentária na etiologia das DTM, no entanto, considerando a etiologia multifatorial, as alterações oclusais não devem ser descartadas entre seus fatores perpetuantes. Dor facial ou na cabeça é uma das queixas mais frequentes atribuída ao bruxismo do sono; cerca de 6% dos pacientes queixam-se de dor de dente e cerca de 76% deles reclamam de sensibilidade ou desconforto dental ao acordar, queixa que também ocorre em cerca de 26% das pessoas que rangem ou apertam os dentes, mas não se queixam de dor crônica craniofacial.[31] Atualmente, não se considera que o bruxismo seja o único fator para dor musculoesquelética mastigatória,[32] embora deva ser devidamente avaliado quando presente.

Cefaleias

A queixa de cefaleia é reportada com alta frequência pela população, portanto, torna-se um desafio no diagnóstico diferencial das DOF. Alguns indivíduos que apresentam essa condição são regularmente debilitados por elas, enquanto outros são ocasionalmente acometidos. A localização da dor relatada pelos pacientes que apresentam cefaleia é variada. Assim, há descrições de dor em têmpora, fronte, parte posterior da cabeça e área mediana da face. Neste último caso, o indivíduo pode descrever sensibilidade nas cavidades sinusais, na mandíbula ou mesmo no dente. A dor na região de têmpora também remete ao relato de sensibilidade em ATM. Em decorrência da localização difusa, grande parte dos pacientes recorre ao dentista para obter o auxílio necessário. A falha em identificar os diferentes tipos de cefaleias pode conduzir a erro de diagnóstico e a tratamento inadequado.

A maior parte das cefaleias é expressa como dor heterotópica, o que significa que a localização da dor sentida pelo paciente não é a origem real do estímulo nociceptivo. Como resultado, a região da cefaleia relatada pelo indivíduo não remete necessariamente ao motivo para a ocorrência da dor.

A Sociedade Internacional da Cefaleia descreve mais de 230 tipos e subtipos de cefaleias de acordo com a etiologia e com as estruturas envolvidas. O diagnóstico diferencial torna-se ainda mais difícil pela sobreposição de sintomas da dor pela cefaleia e pelas DTM. As cefaleias mais comuns relacionadas a sintomas nas estruturas da mastigação, mas que não estão associadas com a DTM, são migrânea, do tipo tensional, em salvas, arterite temporal e cefaleia atribuída a trauma de cabeça e pescoço.[33]

Fibras aferentes de pequeno diâmetro inervam vasos cranianos, e muitos podem ser ativados por estímulos nocivos. Sua ativação também pode estar associada ao subsequente desenvolvimento de vasodilatação relacionada à inflamação neurogênica. Sua ativação e modulação por processos neuroquímicos periféricos parece ser fator importante para o início e controle de dores de cabeça.

A cefaleia por migrânea e a característica pulsátil da sua sintomatologia têm sido atribuídas à vasodilatação dos vasos sanguíneos cranianos, como a artéria meníngea média. Trata-se de dor repetidamente relatada na têmpora ou atrás do olho, mas que também pode ser sentida na maxila, inclusive nas estruturas dentárias. A dor é agravada por atividade física e apresenta incidência maior em mulheres nas primeiras três décadas de vida. Os episódios de dor são mais frequentes pela manhã, podendo persistir por 4 a 72 horas. Alguns pacientes de migrânea decrevem sintomatologia neurológica complexa que imediatamente precede a cefaleia, denominada aura.[34] Assim, a migrânea é descrita como clássica, quando tem aura, ou comum, quando não tem. Este fenômeno está associado a alterações que podem ser do tipo visual, sensorial ou motor, podendo incluir distúrbios da linguagem.

A cefaleia do tipo tensional (CTT) é atribuída à excessiva contração dos músculos frontal, temporal e occipital. Caracteriza-se, classicamente, por dor de caráter constritivo (não pulsátil), geralmente bilateral, de intensidade leve a moderada, não agravada por atividades físicas rotineiras e com duração variável de 30 minutos a 7 dias. Os tratamentos para reduzir o espasmo muscular corroboram as evidências de contração muscular tônica. Como escolha, tradicionalmente têm sido utilizados analgésicos leves, como drogas anti-inflamatórias não esteroidais (AINES). Ainda, a CTT foi descrita primeiramente como cefaleia de origem psicogênica, pois há clara associação entre quadros de ansiedade e depressão e esta modalidade de dor. De fato, o estado álgico muscular e o aumento do tônus da musculatura pericraniana, ambos implicados na patogênese da CTT, foram classicamente atribuídos à "reação individual ao estresse".[35]

As cefaleias primárias de curta duração podem se manifestar com importante ativação autonômica, como a cefaleia em salvas (CS). As alterações autonômicas presentes na CS ocorrem por meio da ativação do núcleo salivatório superior, no tronco encefálico, tendo a via trigeminal como aferência e fibras parassimpáticas do nervo facial como via eferente do estímulo doloroso, comportando-se como um reflexo trigeminoautonômico. O excesso na liberação de alguns neuromoduladores, tal como o peptídeo ligado ao gene da calcitonina (CGRP) e o peptídeo intestinal vasoativo (VIP), é responsável pela vasodilatação craniana e extracraniana e está intimamente relacionado com o aparecimento das crises de CS.[36] Esta cefaleia é mais comum em homens de meia-idade e está associada a sinais autonômicos ipsilaterais, conhecida como cefaleia periorbital. Atualmente, a etiologia é desconhecida, embora evidências sugiram envolvimento neuroendócrino. A CS pode apresentar-se na forma episódica, caracterizada por período crítico de 7 dias a 1 ano e intervalo livre das salvas maior que 14 dias; a forma crônica é caracterizada pelo intervalo livre das salvas menor que 14 dias.

A arterite temporal refere-se à cefaleia secundária, em que as dores vasculares originam-se das paredes inflamadas dos vasos. Ela caracteriza-se como cefaleia grave na região temporal, normalmente unilateral, afetando somente uma artéria. A dor é descrita como pulsátil ou em punhalada. É comum identificar essa condição por meio de palpação da região temporal, na qual é evidenciada a artéria temporal proeminente, tortuosa e avolumada. A movimentação exacerbada da mandíbula promove aumento da dor. A perda completa ou parcial da visão é uma consequência possível desse tipo de cefaleia, a qual produz inflamação granulomatosa das artérias ciliares posteriores.[37] Por conta da possibilidade de cegueira, o tratamento deve ser imediato e a corticoterapia pode ser considerada.

Outro tipo de cefaleia secundária pode ocorrer após traumatismo de cabeça ou pescoço. O clínico deve perceber que a dor origina-se de estruturas cervicais, porém pode ser relatada juntamente com dor na região da face ou na região da ATM.

Dor neuropática

Segundo a IASP, a dor neuropática pode ser definida como dor iniciada ou causada por lesão primária ou disfunção do sistema nervoso. Como característica clínica, é descrita como lancinante, semelhante a choques elétricos súbitos, e pode aparecer por apenas alguns segundos de cada vez (chamadas de paroxísticas) ou ser contínua. Em geral, existem pontos de gatilho que desencadeiam a sensibilidade dolorosa, localizados nas regiões orofaciais, na superfície facial ou, ainda, dentro da boca e na garganta. O mecanismo mais plausível e cientificamente aceito para explicar a dor neuropática é a geração ectópica de impulsos nervosos nas fibras de pequeno calibre do tipo C e A-delta.[38] Após a lesão do nervo, alguns pacientes desenvolvem alteração na distribuição e na conformação de canais iônicos (especialmente canais de sódio), que promovem aumento da excitabilidade axonal das fibras finas nociceptivas. Tal excitabilidade é, muitas vezes, gerada longe do foco da lesão inicial (por isso o nome de descargas ectópicas), mas capaz de acarretar o surgimento de sintomas de características neuropáticas.[39] Não é por acaso que um dos tratamentos mais eficazes para a dor neuropática é o uso dos anticonvulsivantes, os quais atuam sobre os canais de sódio. Para alguns pesquisadores, a dor neuropática poderia ser considerada uma epilepsia do nervo ou da via nociceptiva.

Diversas condições de dor neuropática afetam a região orofacial, como nos casos de neuralgia trigeminal, neuralgia pós-herpética, síndrome da ardência bucal e síndrome da dor regional complexa.

A neuralgia do trigêmeo caracteriza-se por dor repentina grave, usualmente unilateral, descrita como "em facada" na distribuição de um ou mais ramos do V nervo craniano. Cerca de 80% dos casos são idiopáticos, e 66% destes apresentam evidência de compressão vascular da raiz do nervo trigêmeo. Outras causas consideradas para a neuralgia trigeminal incluem placas de desmielinização decorrentes da esclerose múltipla, angioma, infartos de tronco encefálico e tumores, como o neurinoma do acústico.

A neuralgia pós-herpética é uma síndrome definida pela presença da dor neuropática persistente de distribuição dermatômica em que se manifestou previamente um quadro de herpes-zóster agudo após 3 meses da remissão das lesões dérmicas. Assim, a dor pode persistir na área afetada por mais de 12 semanas após a cicatrização das lesões cutâneas típicas, especialmente em pacientes com mais de 50 anos, ocorrendo ainda aumento da intensidade da dor e da frequência dos episódios dolorosos. O quadro agudo de herpes-zóster deve-se à reativação do vírus da varicela-zóster, que tem permanecido latente no gânglio dorsal desde a primeira ocorrência da infecção. Na reativação, o vírus estende-se central e perifericamente desde o gânglio dorsal, produzindo intensa inflamação cutânea, dos nervos periféricos e da raiz nervosa, podendo alcançar a medula espinal. Um em cada dez pacientes com herpes-zóster desenvolve neuralgia pós-herpética, entretanto, em idosos, a probabilidade é próxima a 50% dos casos. O mecanismo pelo qual ocorre o desenvolvimento dessa neuralgia está associado à inflamação das células neurais ganglionares das raízes posteriores com o consequente dano regional dos aferentes primários. Os mecanismos básicos da percepção dolorosa são dependentes da existência de estímulos nociceptivos através de fibras aferentes amielínicas (tipo C) e mielínicas (tipo A-delta). Nestes casos, a dor pode ser grave e incapacitante, podendo reaparecer meses ou anos mais tarde. Ambos os mecanismos, periférico e central, estão envolvidos nesse processo. Além disso, é descrita a perda sensitiva mínima, a qual, caracteristicamente, produz hipersensibilidade de nociceptores cutâneos amielínicos.

Entre as sintomatologias relacionadas às dores neuropáticas orofaciais, a síndrome da ardência bucal é uma afecção intraoral dolorosa, na qual não há lesões associadas, e a mucosa apresenta-se íntegra sob aspecto macroscópico.[40] A dor é descrita pelos pacientes como crônica, caracterizada por ser contínua, e em queimação na mucosa oral. Não há etiologia conhecida para esse quadro clínico, o qual pode ser associado a fatores locais (traumas, xerostomia, próteses ásperas, flora oral), sistêmicos (menopausa, doenças crônicas, deficiências nutricionais) e psicológicos (estresse, depressão) para sua instalação.[41,42]

SÍNDROMES DOLOROSAS DE ORIGEM DENTAL

Inflamação

A resposta inflamatória é responsável pela amplificação dos eventos dolorosos pela liberação local de diversas substâncias químicas denominadas, genericamente, de substâncias algogênicas, que surgem em grande quantidade nos tecidos em decorrência de lesão traumática ou isquêmica. Para se entender a inflamação, uma lesão traumática acarreta sangramento, com anóxia do tecido que seria nutrido por estes vasos que foram lesionados. O sangramento libera no tecido as hemáceas e os leucócitos, dentre estes últimos estão os mastócitos, que são responsáveis pela liberação de substâncias altamente algogênicas, como a serotonina e a histamina. Em adição, as células teciduais lesadas também liberam outras substâncias (como bradicinina, derivados do ácido aracdônico, prostaglandinas e prostaciclinas) capazes de induzir dor diretamente ou indiretamente por sensibilização do nociceptor (Tabela 1). A sensibilização do nociceptor é denominada hiperalgesia.

Dor periodontal

A dor originada de estruturas periodontais é mais facilmente localizada do que a dor dentária. A dor periodontal é somática profunda do tipo musculoesquelética. De forma que os proprioceptores dos ligamentos periodontais são capazes de localizar com relativa precisão o estímulo nociceptivo. Em geral, a dor periodontal resulta de processos inflamatórios agudos da gengiva, dos ligamentos periodontais e do osso alveolar em resposta a uma infecção bacteriana. Dessa maneira, como etiologia da dor periodontal, existem as seguintes situações:

- Sequela de infecção ou necrose pulpar que resulta em inflamação periapical.
- Infecção gengival e periodontal resultante de formação de placas bacterianas periodontais e com envolvimento da região periodontal lateral.

Dor gengival

A dor de origem gengival pode ser de irritação mecânica ou, ainda, da inflamação aguda resultante de placa bacteriana ou agentes infecciosos específicos. Dentro desse contexto, a seguir, são apresentadas de maneira resumida as três principais etiologias da dor de origem gengival:[43]

- Impactação alimentar: nesses casos ocorre a impactação de alimentos, em geral muito fibrosos, entre dois dentes, sendo a dor bem localizada, com sensação de pressão e desconforto. Com a remoção do agente causador, há desaparecimento da dor, podendo ser acompanhada de inchaço e dor da papila gengival. Nesse quadro pode-se ainda observar dor à percussão dos dentes envolvidos. É importante observar se há presença de lesão cariosa entre os dentes nos quais ocorre a impactação alimentar.
- Pericoronarite: a dor tende a ser grave, localizada nas regiões distais das arcadas dentárias, acompanhando a erupção dos terceiros molares. A dor é espontânea e pode ser exacerbada pelo fechamento mandibular. Em alguns casos, pode levar ao trismo mandibular (redução da abertura mandibular) e à salivação excessiva.
- Gengivite ulcerativa necrosante aguda: condição clínica em que há inflamação aguda da gengiva marginal generalizada, com dor intensa e sensação de gosto metálico. Podem ser observadas necrose e ulceração da gengiva marginal com diferentes níveis de destruição das papilas.

Dor da mucosa bucal

A dor referente à mucosa bucal pode ser bem localizada ou, por vezes, apresentar característica difusa. Por um lado, a dor localizada em geral é associada a uma lesão erosiva ou ulcerativa, resultante do trauma mecânico, químico ou térmico. Por outro lado, a dor difusa é associada a infecção, doenças sistêmicas ou, ainda, fatores desconhecidos.[44]

Dentro desta categoria há a síndrome da ardência bucal, uma afecção intraoral dolorosa, no qual não há lesões associadas e a mucosa apresenta-se íntegra sob aspecto macroscópico.[40] A dor é descrita pelos pacientes como crônica, caracterizada por ser contínua em queimação na mucosa oral.[45] Não há etiologia conhecida para esse quadro clínico, o qual pode ser associado a fatores locais (traumas, xerostomia, próteses ásperas, flora oral), sistêmicos (menopausa, doenças crônicas) e psicológicos (estresse, depressão) para sua instalação.[46]

REFERÊNCIAS BIBLIOGRÁFICAS

1. Melzack R. Pain and the neuromatrix in the brain. J Dent Educ. 2001;65:1378-82.
2. Melzack R, Wall PD. Pain mechanisms: a new theory. Science. 1965;150:971-9.
3. Merskey H, Albe-Fessard D, Bonica J. International Association for the Study of Pain. Pain terms: a list with definitions and notes on usage. Pain. 1979;6:249--52.
4. Meintjes RA. An overview of the physiology of pain for the veterinarian. Vet J. 2012;193:344-8.
5. Millan MJ. The induction of pain: an integrative review. Progr Neurobiol. 1999;57:1-164.
6. Tsuda M, Inoue K, Salter MW. Neuropathic pain and spinal microglia: a big problem from molecules in 'small' glia. Trends Neurosci. 2005;28(2):101-7.
7. Ueda H. Molecular mechanisms of neuropathic pain-phenotypic switch and initiation mechanisms. Pharmacol Ther. 2006;109:57-77.
8. Garcia MA, Meurs EF, Esteban M. The dsRNA protein kinase PKR: virus and cell control. Biochimie. 2007;89:799-811.
9. Ji RR, Strichartz G. Cell signaling and the genesis of neuropathic pain. Sci STKE. 2004;2004(252):reE14.
10. Lever I, Cunningham J, Grist J, Yip PK, Malcangio M. Release of BDNF and GABA in the dorsal horn of neuropathic rats. Eur J Neurosci. 2003;18:1169-74.
11. Moore KA, Baba H, Woolf CJ. Synaptic transmission and plasticity in the superficial dorsal horn. Progress Brain Res. 2000;129:63-80.
12. Marchand F, Perretti M, Mcmahon SB. Role of the immune system in chronic pain. Nat Rev Neurosci. 2005;6:521-32.
13. Scholz J, Woolf CJ. Can we conquer pain? Nat Neurosci. 2002;5 Suppl:1062-7.
14. Zimmermann M. Pathobiology of neuropathic pain. Eur J Pharmacol. 2001;429:23-37.
15. Julius D, Basbaum AI. Molecular mechanisms of nociception. Nature. 2001;413:203-10.
16. Ashton JC. Neuropathic pain: an evolutionary hypothesis. Med Hypot. 2012;78:641-3.

17. Baumann TJ. Pain management. In: DiPiro JT, Talbert RL, Yee GC, Matzke GR, Wells BG, Posey LM, eds. Pharmacotherapy: a pathophysiologic approach, 4th ed. Stamford: Appleton & Lange; 1999. p.1014-26.
18. Lent R. Cem bilhões de neurônios? Conceitos fundamentais de neurociência. 2. ed. São Paulo: Atheneu; 2001.
19. Millan MJ. The induction of pain: an integrative review. Progr Neurobiol. 1999;57:1-164.
20. Todd AJ, Spike RC, Young S, Puskar Z. Fos induction in lamina I projection neurons in response to noxious thermal stimuli. Neuroscience. 2005;131:209-17.
21. Almeida TF, Roizenblatt S, Tufik S. Afferent pain pathways: a neuroanatomical review. Brain Research. 2004;1000:40-56.
22. Benoliel R, Sharav Y. Chronic orofacial pain. Curr Pain Headache Rep. 2010;14(1):33-40.
23. Okeson JP. The classification of orofacial pains. Oral Maxillofac Surg Clin North Am. 2008;20(2):133-44.
24. Purves D, Augustine GJ, Fitzpatrick D, Katz LC, Lamantia AS, Mcnamara JO, et al. Neuroscience, 2nd ed. Sunderland: sinauer Associates; 2001.
25. Sessle BJ. Recent insights into brainstem mechanisms underlying craniofacial pain. Dent Educ. 2002; 66(1):108-12.
26. Jones AK. Do 'pain centres' exist? Br J Rheumatol. 1992;31(5):290-2.
27. Siqueira SR, Teixeira MJ, Siqueira JT. Clinical characteristics of patients with trigeminal neuralgia referred to neurosurgery. Eur J Dent. 2009;3(3):207-12.
28. Lund JP, Lavigne GJ, Dubner R, Sessle BJ. Orofacial pain: from basic science to clinical management. Quintessence; 2001.
29. Okeson JP, de Kanter RJ. Temporomandibular disorders in the medical practice. J Fam Pract. 1996; 43(4):347-56.
30. Kostrzewa-Janicka J, Mierzwinska-Nastalska E, Jurkowski P, Okonski P, Nedzi-Gora M. Assessment of temporomandibular joint disease. Adv Exp Med Biol. 2013;788:207-11.
31. Camparis Cm, Siqueira JT. Sleep bruxism: clinical aspects and characteristics in patients with and without chronic orofacial pain. Oral Surg Oral Med Oral Pathol Oral Radiol Endod. 2006;101(2):188-93.
32. Lavigne JV, Saps M, Bryant FB. Models of anxiety, depression, somatization, and coping as predictors of abdominal pain in a community sample of school-age children. J Pediatr Psychol. 2014;39(1):9-22.
33. Silberstein S, Diener HC, Lipton R, Goadsby P, Dodick D, Bussone G, et al. Epidemiology, risk factors, and treatment of chronic migraine: a focus on topiramate. Headache. 2008;48(7):1087-95.
34. Stewart WF, Shechter A, Lipton RB. Migraine heterogeneity. Disability, pain intensity, and attack frequency and duration. Neurology. 1994;44(6Suppl4): S24-39
35. Serrano-Dueñas M. Chronic tension-type headache and depression. Rev Neurol. 2000;30(9):822-6.
36. Monzillo PH, Sanvito WL, da Costa AR. Cluster-tic syndrome: report of five new cases. Arq Neuropsiquiatr. 2000;58(2B):518-21.
37. Liozon E, Boutros-Toni F, Ly K, Loustaud-Ratti V, Soria P, Vidal E. Silent, or masked, giant cell arteritis is associated with a strong inflammatory response and a benign short term course. J Rheumatol. 2003;30(6):1272-6.
38. Bennett MI, Smith BH, Torrance N, Lee AJ. Can pain can be more or less neuropathic? Comparison of symptom assessment tools with ratings of certainty by clinicians. Pain. 2006;122(3):289-94.
39. Bostock H, Campero M, Serra J, Ochoa JL. Temperature-dependent double spikes in C-nociceptors of neuropathic pain patients. Brain. 2005;128(Pt 9): 2154-63.
40. Bergdahl M, Bergdahl J. Burning mouth syndrome: prevalence and associated factors. J Oral Pathol Med. 1999;28(8):350-4.
41. Mock D, Chugh D. Burning mouth syndrome. Int J Oral Sci. 2010;1:1-4.
42. Rifking JB. Burning mouth syndrome and burning mouth syndrome. N Y State Dent J. 2016;82:36-7.
43. Lynch MA (ed.). Burket's oral medicine; diagnosis and treatment. 7. ed. Philadelphia: Lippincott; 1977.
44. Czerninsky R, Benoliel R, Sharav Y. Odontalgia in vascular orofacial pain. J Orofac Pain. 1999;13(3): 196-200.
45. Bergdahl J, Anneroth G. Burning mouth syndrome: literature review and model for research and management. J Oral Pathol Med. 1993;22(10):433-8.
46. Nasri C, Teixeira MJ, Okada M, Formigoni G, Heir G, Siqueira JT. Burning mouth complaints: clinical characteristics of a Brazilian sample. Clinics. 2007; 62(5):561-6.

CAPÍTULO 13

Fundamentos de anatomia e oclusão nas reabilitações orais implantossuportadas

Murillo Sucena Pita
Cássio do Nascimento
Vinícius Pedrazzi
João Paulo Mardegan Issa

INTRODUÇÃO

Desde o surgimento dos implantes dentários osseointegráveis, há mais de 30 anos, avanços científicos e clínicos significativos puderam ser alcançados na reabilitação com próteses implantossuportadas. Atualmente, diversas pesquisas concentram-se no desenvolvimento de novas técnicas e materiais, visando ao aperfeiçoamento e ao sucesso a longo prazo desse tipo de tratamento, fazendo das reabilitações orais implantossuportadas um tratamento economicamente viável e altamente seguro.[1] Entretanto, apesar das altas taxas de sobrevivência relatadas a longo prazo, falhas tardias do sistema implante-prótese ainda são persistentes e estão principalmente relacionadas à contaminação microbiana e a complicações mecânicas resultantes de forças excessivas e fadiga dos componentes, que podem estar associadas ou não.[2]

Há alguma evidência de que os pacientes tratados para a periodontite podem experimentar maior perda do implante e complicações peri-implantares, incluindo maior perda óssea e peri-implantite, do que pacientes periodontalmente saudáveis. Um dos principais fatores relacionados à falha tardia dos implantes dentários é a formação e acúmulo de biofilme microbiano, principalmente aquele associado aos microrganismos patogênicos.[3] O desequilíbrio da microbiota oral pode levar ao desenvolvimento de complicações biológicas, resultando em infecções e inflamações dos tecidos peri-implantares de suporte. Adicionalmente, estados de imunossupressão e desequilíbrio sistêmico do paciente podem contribuir para essa complicação. Deve-se ter cuidado especial com pacientes que fazem uso da classe medicamentosa dos bisfosfonatos, que inibem a atividade dos osteoclastos, levando a uma diminuição da reabsorção e remodelação de ossos e podem comprometer sua irrigação.[4]

Isso ganha ainda mais importância à medida que se envelhece. O paciente geriatra tem naturalmente uma falência gradual de sua imunidade, bem como perdas ósseas nos maxilares, que são ossos dotados de uma especificidade tal que, com as perdas dentais, os ossos alveolares vão sendo gradualmente reabsorvidos, perdendo altura e volume. No processo do envelhecimento, o osso alveolar sofre alterações como osteoporose, diminuição da vascularização e redução da capacidade metabólica de cicatrização. Além disso, o hormônio tireotrófico e a vitamina D, que regulam a função dos ossos mantendo a concentração normal de cálcio e fosfato no sangue, têm sua ação e eficácia bastante modificadas com a senilidade. Com as perdas dentais, os suportes alveolares se reabsorvem e o osso sofre modificações em sua arquitetura e configuração.[3,5]

Outro fator bastante prevalente e determinante para a falha dos implantes refere-se às complicações mecânicas, principalmente em decorrência de sobrecarga oclusal e fadiga dos componentes das conexões protéticas. Entre as consequências deletérias da sobrecarga, destacam-se perda óssea marginal aos implantes, afrouxamento, perda de retenção ou fratura dos parafusos de retenção dos pilares e coroas, fratura dos materiais restauradores de cobertura, falhas na interface de cimentação, fratura dos implantes e perda da osseointegração.[6-8]

Inúmeras situações clínicas e fatores biomecânicos podem acarretar sobrecarga e, consequentemente, insucessos protéticos, e, de modo geral, eles estão inter-relacionados, como:[9]

- Suporte ósseo insuficiente e/ou de baixa qualidade.
- Inadequado número de implantes.
- Erros de seleção de seus comprimentos, diâmetros, inclinações e distribuições no arco.
- Excessiva proporção coroa/implante.
- Extensão da plataforma oclusal.
- Extensão distal de *cantilévers*.
- Inclinação acentuada de cúspides com direcionamento não axial das forças mastigatórias.
- Contatos prematuros e interferências oclusais.
- Parafunções.
- Diferenças biofisiológicas (inclusive a propriocepção ligamentar) entre dentes naturais e implantes osseointegráveis.

A longevidade e o sucesso das próteses implantossuportadas dependem, entre outros fatores, do planejamento correto e do domínio dos fundamentos de anatomia dentária e oclusão, devendo-se respeitar os fatores biomecânicos envolvidos em próteses unitárias, parciais ou totais, de modo a evitar as complicações nos carregamentos imediatos ou tardios.[1] Nas próteses sobre implantes (PSI), esses pré-requisitos são alcançados quando todas as variáveis clínicas e biomecânicas que levam às complicações protéticas são identificadas, corrigidas e/ou compensadas por meio de adequado planejamento reverso, possibilitando a execução de um padrão oclusal ideal para cada situação clínica.[6]

No entanto, atualmente, não existem evidências científicas concretas e conclusivas sobre como os carregamentos podem ser otimizados por ajustes da anatomia oclusal das reabilitações. Tradicionalmente, essas discussões têm sido de natureza empírica e o estudo da oclusão extremamente complexo, de forma que seus fundamentos aplicados na dentição natural vêm sendo transferidos para as reabilitações orais implantossuportadas, com algumas adaptações.[10] Assim, o objetivo deste capítulo é revisar os conceitos atuais existentes na literatura referentes aos fundamentos de oclusão aplicados à implantodontia, discutir os aspectos biomecânicos envolvidos e proporcionar ao leitor informações úteis para o estabelecimento de protocolos terapêuticos para os diferentes modelos de reabilitações orais implantossuportadas, sempre respeitando as estruturas anatômicas envolvidas, de modo a oferecer um tratamento reabilitador eficiente a longo prazo.

RELAÇÕES MAXILOMANDIBULARES ESTÁTICAS

Relação cêntrica (RC)

Relação maxilomandibular em que os côndilos estão em suas posições mais anterossuperiores nas fossas mandibulares, apoiados nas vertentes posteriores das eminências articulares com seus discos adequadamente interpostos.[11,12]

Máxima intercuspidação habitual (MIH)

Relação maxilomandibular na qual os dentes de uma arcada adquirem número máximo de contatos oclusais com seus antagonistas da arcada oposta, fora da posição de relação cêntrica.[11,12]

Oclusão em relação cêntrica (ORC)

Relação maxilomandibular na qual ocorre MIH dos dentes coincidente com o posicionamento dos côndilos em RC.[11,12]

RELAÇÕES MAXILOMANDIBULARES DINÂMICAS

- Oclusão mutuamente protegida: nesta relação maxilomandibular, alguns dentes suportam melhor as cargas e protegem outros de forças desfavoráveis, ou seja, no arco de abertura e fechamento, os dentes posteriores recebem as cargas oclusais, aliviando os anteriores de sobrecargas. Inversamente, os dentes anteriores desocluem os posteriores durante os movimentos protrusivos (guia incisivo). Durante os movimentos de lateralidade, a desoclusão no lado de trabalho deve ocorrer pelo canino (guia canino) ou por um grupo de dentes compreendidos entre canino e primeiro molar (função em grupo), com ausência de contatos no lado de não trabalho.[1,8-10,13]
- Oclusão bilateral balanceada: nesta relação maxilomandibular, conceitualmente utilizada no tratamento de pacientes totalmente edêntulos com próteses totais convencionais e *overdentures*, deve haver contatos dentários bilaterais harmônicos e simultâneos entre os arcos antagonistas, tanto no lado de trabalho quanto no de balanceio, nas posições cêntricas e excêntricas.[1,8-10,13]
- Oclusão lingualizada: nesta relação maxilomandibular alternativa, também conceitualmente utilizada em próteses totais convencionais e *overdentures* para o tratamento de pacientes desdentados totais com rebordos alveolares gravemente reabsorvidos, os dentes posteriores superiores possuem cúspides de inclinação mediana, nas quais suas palatinas devem ocluir na fossa central dos inferiores, que possuem cúspides planas ou de inclinação grau zero, a fim de eliminar ou reduzir interferências laterais durante os movimentos mandibulares excursivos.[1,14]

Em razão da relevância de cada um dos determinantes protéticos e biomecânicos dos fundamentos de oclusão aplicados à implantodontia, eles serão abordados isoladamente em tópicos com suas devidas especificações e considerações.[1]

DETERMINANTES PROTÉTICOS E BIOMECÂNICOS

Dentes naturais *versus* implantes osseointegráveis

Por conta das diferenças biofisiológicas entre dentes naturais e implantes odontológicos osseointegráveis (Tabela 1), alguns paralelos são traçados.

Na dentição natural, os dentes estão intimamente conectados aos seus alvéolos por meio do ligamento periodontal (LP), o qual possui mecanorreceptores de alta sensibilidade tátil que os protegem, bem como o periodonto, de forças oclusais excessivas. As características elásticas do LP permitem um deslocamento axial de 25 a 100 μm e lateral de 56 a 108 μm, diante de um carregamento funcional. O fulcro localiza-se no terço apical da raiz, em que as cargas são absorvidas e as tensões são distribuídas uniformemente ao tecido ósseo subjacente. Os sinais de sobrecarga incluem espessamento do LP, mobilidade, facetas de desgaste dental e dor.[1,8,9,14]

Em contrapartida, os implantes osseointegráveis são justapostos ao tecido ósseo e, portanto, desprovidos de LP, que atua como um amortecedor de cargas. O mecanismo proprioceptivo ocorre pela osseopercepção, que confere baixa sensibilidade tátil a eles. Por ser uma conexão rígida ao tecido ósseo, a mobilidade axial e lateral dos implantes também é reduzida, cerca de 3 a 5 μm e 10 a 50 μm respectivamente. O fulcro localiza-se na região da crista óssea peri-implantar, na qual os sinais de sobrecarga são afrouxamento, perda de retenção ou fratura dos parafusos de retenção dos pilares e coroas, bem como fratura de próteses e dos próprios implantes, além da perda óssea marginal.[1,6,8-10]

Outro fator relevante refere-se à estabilidade periodontal dos dentes remanescentes, a qual deve ser criteriosamente avaliada previamente à instalação de próteses implantossuportadas em arcos parcialmente edêntulos. Durante os contatos dentários de leve ou moderada intensidade na posição de máxima intercuspidação, deve existir um alívio de aproximadamente 30 μm entre a face oclusal da coroa protética e seu(s) antagonista(s) arco oposto (Figura 1A), para que durante os contatos intensos as próteses sobre implantes e os dentes se contatem simultaneamente[1,10] (Figura 1B).

Esse alívio, ou infraoclusão, permite compensar as diferenças biomecânicas entre dentes e implantes, evitando sobrecargas aos implantes diante do movimento intrusivo dos dentes em seus respectivos alvéolos. Logo, qualquer mobilidade existente na dentição natural poderá promover cargas adicionais às próteses implantossuportadas, assim, possíveis interferências devem ser diagnosticadas, corrigidas e/ou compensadas por meio de ajustes oclusais, e o suporte periodontal adequado também se faz necessário para que uma oclusão estável e equilibrada seja alcançada.[1,6]

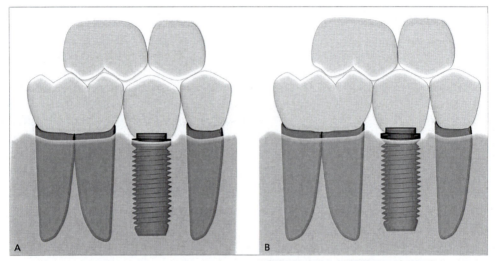

FIGURA 1 (A) Contatos dentários com alívio na prótese sobre implantes durante oclusão de leve a moderada intensidade. (B) Contatos dentários e da prótese sobre implantes simultâneos durante oclusão de intensidade máxima.

TABELA 1 Diferenças biofisiológicas entre dentes naturais e implantes osseointegráveis

	Dentes	Implantes
Conexão	Ligamento periodontal	Osseointegração Anquilose funcional
Propriocepção	Mecanorreceptores periodontais	Osseopercepção
Sensibilidade tátil	Alta	Baixa
Mobilidade axial	25-100 μm	3-5 μm
Fulcro	Terço apical da raiz	Crista óssea
Características dos carregamentos	Absorção de forças e distribuição das tensões	Tensões concentradas na crista óssea
Sinais de sobrecargas	Espessamento do ligamento periodontal, mobilidade, facetas de desgaste, dor	Afrouxamento ou fratura dos parafusos de retenção de pilares e coroas, fratura de próteses/implantes e perda óssea marginal

Fonte: Kim et al., 2005.[8]

Localização, número e distribuição dos implantes

A localização, o número e a distribuição dos implantes são determinantes interdependentes entre si e refletem a qualidade e o volume ósseo da região em que serão instalados, assim como a largura dos arcos dentários irão influenciar a posição e a distância entre os implantes.[1,14]

A extensão das próteses (individuais, parciais ou totais), bem como a região correspondente (anterior ou posterior), aliadas a outros fatores como comprimento, diâmetro, inclinação e superfície dos implantes, também influenciarão de maneira incisiva na biomecânica e no planejamento das próteses implantossuportadas.[1,8,10]

Diante de rebordos de altura diminuída, sobretudo em região posterior, o uso de implantes curtos e de maiores diâmetros pode proporcionar adequada área de superfície para osseointegração e promover uma alternativa em relação ao suporte protético, proporcionando maior área de conexão dos parafusos de retenção dos pilares, ampliando também a plataforma do implante e, por consequência, a plataforma oclusal da coroa protética, com aumento substancial do suporte oclusal.[1,15]

O diâmetro e a distribuição dos implantes em harmonia com os dentes naturais são importantes quando da decisão do tamanho da plataforma oclusal. Tipicamente, 30 a 40% de redução da mesa oclusal na região de molares tem sido sugerida, pois qualquer dimensão maior que o diâmetro do próprio implante pode criar efeitos de *cantilévers* em próteses unitárias.[1,8]

Essa redução oclusal representa e fundamenta o conceito de pré-molarização,[16,17] caracterizada pela modificação do *design* dessas próteses, cujas coroas de molares são substituídas por coroas de pré-molares. Anatomicamente, a média da dimensão mesiodistal da coroa de um molar é de 9 a 10 mm, enquanto de um pré-molar é de 6 a 7 mm (Figura 2).

Assim, três pré-molares podem, equivalentemente, substituir dois molares (Figura 3), situação que pode ser aplicável tanto para próteses parafusadas quanto para próteses cimentadas.[13,14]

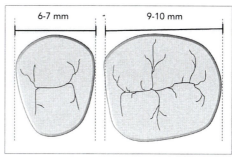

FIGURA 2 Média da dimensão mesiodistal das coroas de um pré-molar e de um molar, respectivamente.

Portanto, diante de reabilitações implantossuportadas em extremidades livres, quando da aplicação do conceito da pré-molarização, que requer três implantes para suportar uma reabilitação protética, são necessárias as dimensões descritas a seguir[16,17] (Figura 4).

- O centro do primeiro implante deve estar situado de 4,5 a 5 mm da junção cemento-esmalte do segundo pré-molar.
- O centro do segundo implante deve situar-se a 7 mm do centro do primeiro implante (ou 11,5 mm da junção cemento-esmalte do segundo pré-molar).
- O centro do terceiro implante deve estar situado a 7 mm do centro do segundo implante (ou 18,5 mm da junção cemento-esmalte do segundo pré-molar).

Este planejamento permite prescrever uma prótese com três coroas de pré-molares, com dimensão mesiodistal de 7 mm cada, substituindo uma reabilitação convencional com duas coroas de molares (Figura 5).

A decisão entre dois ou três implantes depende fundamentalmente de três fatores: comprimento e diâmetro dos implantes, qualidade e quantidade do leito ósseo e arco antagonista.[16,17] Quando o dente natural mais distal do quadrante for o primeiro pré-molar, uma prótese composta por três pré-molares suportada por dois ou três implantes pode ser indicada (Figura 6). Similarmente, quando molares e pré-molares são

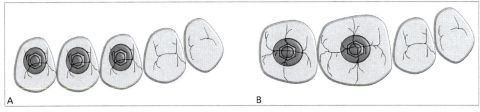

FIGURA 3 Vista oclusal evidenciando alternativas reabilitadoras sobre implantes em região posterior, na qual três pré-molares (A) podem equivalentemente substituir dois molares (B).

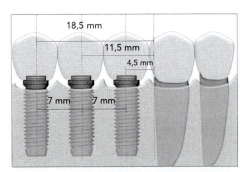

FIGURA 4 Conceito de pré-molarização aplicado em uma extremidade livre mandibular e suas dimensões espaciais requeridas.

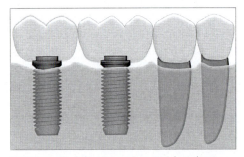

FIGURA 5 Reabilitação convencional implantossuportada em região posterior, com a reposição de dois molares perdidos.

perdidos no mesmo quadrante, esse mesmo modelo protético pode ser prescrito. Se o arco antagonista permitir, três ou ainda quatro implantes podem ser utilizados para promover o suporte para uma prótese mais extensa composta por quatro ou até cinco pré-molares[16,17] (Figura 7).

Adicionalmente, deve-se evitar o posicionamento alinhado do centro de implantes adjacentes no rebordo alveolar reabilitados com próteses fixas esplintadas, o que favorece a micromovimentação do conjunto em torno de uma linha de fulcro (Figura 8A). De acordo com um dos importantes princípios de prótese fixa convencional, sempre que possível, a distribuição dos implantes deve formar um polígono de sustentação ou polígono de Roy (Figura 8B), visando à distribuição das tensões diante do carregamento oclusal e de maior estabilidade protética.[18]

Por outro lado, para reabilitações de arcos totais, em modelos de próteses do tipo protocolo, o número mínimo ideal de implantes recomendados é de quatro na mandíbula e de seis a oito na maxila, evitando-se *cantilévers* no arco maxilar e buscando a instalação simétrica dos implantes nas regiões de tuberosidades, caninos e incisivos, para que eles, em conjunto com um adequado padrão oclusal, suportem o carregamento.[1,9,14]

Extensão de *cantilévers*

As próteses com *cantilévers* têm sido utilizadas com relativo sucesso nas reabilitações orais convencionais, e esse modelo tem ressurgido na implantodontia. Entretanto, elas devem ser utilizadas com precaução, já que um *cantiléver* extenso em PSI pode gerar uma sobrecarga, possivelmente resultando em perda óssea peri-implantar e seu fracasso.[1,8,19]

Com frequência, não é possível conseguir uma proporção implante/coroa protética ideal de 1:1, por razões anatômicas. No segmento posterior, próteses implantossuportadas com *cantiléver* distal são comuns, já que as baixas qualidade e quantidade óssea geralmente encontradas nessa área criam a necessidade desse

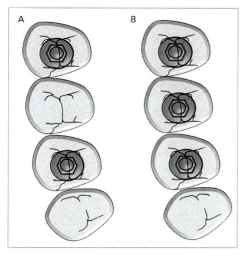

FIGURA 6 O dente natural mais distal do quadrante é o primeiro pré-molar; nesses casos, uma prótese composta por três pré-molares suportada por dois (A) ou três implantes (B) pode ser indicada. Vista oclusal.

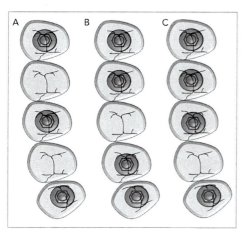

FIGURA 7 Quando o arco antagonista permitir, três ou quatro implantes podem ser utilizados como alternativas para promover o suporte para uma prótese mais extensa composta por quatro ou até cinco pré-molares. Vista oclusal.

modelo protético. A limitação do *cantiléver* depende de sua localização, do tamanho do pôntico e da intensidade oclusal das forças mastigatórias. Estas forças tendem a ser aumentadas na localização distal do pôntico, por essa razão o *cantiléver* mesial torna-se mais favorável (Figura 9), com uma estreita plataforma oclusal sendo indicada para o pôntico[1,3].

Em próteses unitárias, um sobrecontorno vestibular da restauração protética (p. ex., sobre um implante palatinizado na região posterior de maxila) também poderá funcionar como um *cantiléver* (Figura 10A), aumentando as tensões nas estruturas de suporte durante o carregamento.[1,6] Nesse caso, a significativa ação de alavanca vestibular é potencializada pelo ambiente biomecanicamente desfavorável dessa área, com osso de baixa qualidade e alto índice de cargas. Diante dessas adversidades, o estabelecimento de uma oclusão com mordida cruzada poderá evitar o *cantiléver* vestibular (Figura 10B) e favorecer a distribuição axial das cargas.[1,8]

Os *cantilévers* de até 15 mm são mais favoráveis para o sucesso das próteses protocolo mandibulares, particularmente quando são suportadas por um número menor de implantes. Nas maxilares, não devem se estender acima de 10 a 12 mm.[1,8]

Outro princípio biomecânico que norteia a extensão distal de *cantilévers* em próteses do tipo protocolo refere-se à distância (d) entre duas linhas paralelas imaginárias, a primeira delas tangenciando os implantes mais anteriores e a segunda tangenciando os mais posteriores bilateralmente. O comprimento distal do *cantiléver* deve ser no máximo correspondente à mesma medida dessa distância (Figura 11A).

Portanto, se a infraestrutura/barra metálica da prótese protocolo se estender muito além desse limite (Figura 11B), uma possível solução para a correção dessa situação, a depender do arco antagonista, seria a supressão, além dos segundos molares, já preconizada, também dos segundos pré-molares (Figura 11C), configurando um arco mais curto, também plenamente viável funcional e esteticamente.[20-22]

Estrutura óssea e carregamentos

A qualidade/tipo da estrutura óssea tem sido considerada um fator crítico para o sucesso de implantes, sugerindo que uma sobrecarga em

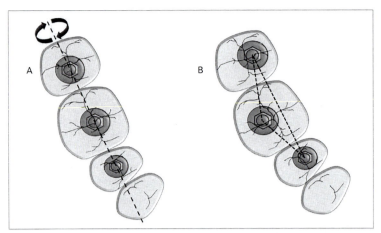

FIGURA 8 (A) Linha de fulcro em torno de uma prótese fixa sobre implantes cujos centros estão alinhados ao centro do rebordo alveolar, favorecendo a micromovimentação do conjunto. (B) Distribuição dos implantes formando um polígono de sustentação, favorecendo a estabilidade protética.

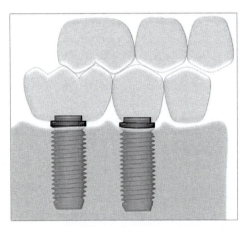

FIGURA 9 *Cantiléver* mesial em prótese fixa sobre implantes em região posterior inferior, associado a uma plataforma oclusal reduzida e com alívio do contato com seus antagonistas.

osso de qualidade deficiente pode comprometer a longevidade clínica das reabilitações protéticas implantossuportadas.[1,8] As estruturas ósseas favoráveis à instalação de implantes são as dos tipos I e II, com uma cortical óssea espessa sobre uma densa camada medular, encontradas na região anterior da mandíbula e de pilares caninos superiores, respectivamente. Já nas regiões anterior de maxila e posteriores de mandíbula (tipo III) e na região posterior de maxila bilateral (tipo IV), há uma delgada cortical óssea, com prevalência de osso medular com trabeculado espaçado, tornando-o um leito receptor biomecanicamente limitado.[6,14]

Como as sobrecargas induzem efeitos deletérios mais consideráveis em tecido ósseo de baixa densidade, foi proposto o carregamento ósseo progressivo, permitindo ao longo do tempo um desenvolvimento favorável da interface osso/implante, o que promove a adaptação óssea com o aumento gradual de carga. O tempo estimado para a progressividade subsequente dessa carga oclusal por meio de coroas provisórias foi estipulado em 6 meses, observando-se o aumento da densidade óssea, bem como a redução da perda da crista óssea peri-implantar.[23]

Adicionalmente, áreas submetidas a enxertos ósseos também podem ser mais vulneráveis às sobrecargas oclusais, as quais podem ser minimizadas pela extensão do tempo de cicatrização óssea e pelo monitoramento cuidadoso do carregamento, como exemplos o próprio carregamento progressivo ou o tradicional carregamento tardio.[8]

Contudo, esse protocolo terapêutico tradicional requer um tempo de cicatrização óssea prolongado, em torno de 3 a 4 meses para a mandíbula e de até 6 meses na maxila, na qual os implantes devem ficar submersos e livres de

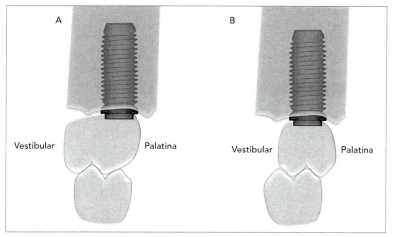

FIGURA 10 (A) *Cantiléver* vestibular em PSI na região posterior de maxila, com efeito de alavanca e direcionamento oblíquo do carregamento oclusal. (B) Mordida cruzada posterior da mesma situação protética, corrigindo o direcionamento das cargas oclusais no seu correto sentido axial, ou seja, no longo eixo do implante.

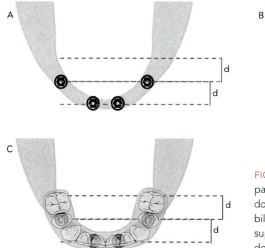

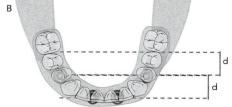

FIGURA 11 (A) Distância usada como referência para a extensão distal de *cantilévers* em próteses do tipo protocolo. (B) Sobrextensão dos *cantilévers*, bilateralmente. (C) Redução dos *cantilévers* com a supressão dos segundos pré-molares, configurando um arco curto.

estímulos mecânicos, especialmente nos casos que envolvem exodontias prévias, exigindo-se um período cicatricial adicional para o reparo alveolar antes da sua instalação, o que posterga sobremaneira a finalização do tratamento.[13,24]

A proposta do carregamento imediato dos implantes visa a suprir as limitações dos tratamentos clássicos, revelando os mesmos resultados satisfatórios e promissores, eliminando, porém, as fases desfavoráveis da carga tardia, em que a instalação protética ocorre em um segundo estágio depois de decorrido o período de osseointegração. Embora haja conceitos difusos na literatura, em geral, a carga imediata é definida como a conexão protética aos implantes no período de até 72 horas subsequentes à cirurgia de instalação dos implantes, diferindo-se da carga mediata ou precoce, cujo período estende-se variavelmente por dias ou semanas.[24]

A carga imediata possibilita, ainda, a reabilitação funcional, estética e psicossocial dos pacientes em um tempo consideravelmente diminuto, suprindo as desvantagens do carregamento tardio, como períodos extensos em condição edêntula ou com próteses provisórias removíveis, fatores que geram desconfortos estéticos, fonéticos e mastigatórios.[13,24]

No entanto, para a preconização dessa técnica, devem ser respeitados alguns pré-requisitos, como excelente estabilidade primária dos implantes com torque de inserção acima de 30 a 35 Ncm, adequado tratamento de superfície e estabilização deles por meio de esplintagem rígida em próteses múltiplas, conexões mais estáveis, como a cone morse, em próteses unitárias, e fundamentalmente pelo controle da oclusão dentro de seus limites fisiológicos.[8,13,24]

Plataforma oclusal, inclinação de cúspides e materiais restauradores

A extensão da plataforma oclusal das próteses sobre implantes também representa um possível potencial para o desenvolvimento de sobrecargas.[1,8] Uma ampla plataforma oclusal aumentará as tensões nos parafusos de retenção dos pilares e coroas protéticas, podendo contraindicar as reabilitações implantossuportadas diante de problemas graves de angulação e inclinação dos implantes, por isso a seleção dos pilares protéticos intermediários visa a compensar essas irregularidades e as desarmonias oclusais.[1,6]

Ainda em relação à mesa oclusal, uma área plana em torno de contatos oclusais cêntricos pode reduzir o efeito de alavanca, direcionando as cargas axialmente e preservando a crista óssea peri-implantar, que sofre reabsorções principalmente diante de sobrecargas oblíquas. Essa otimização ocorre pela redução da inclinação das cúspides e pela anatomia da superfície oclusal com sulcos e fossas amplos, representando benefícios para as PSI.[1,8] Diante de rebordos mandibulares reabsorvidos, deve ser eleito um tipo de cúspide 0°, embora um equilíbrio pleno da oclusão possa ser desenvolvido com qualquer um dos tipos de cúspides dos dentes artificiais desde que seja criteriosamente estabelecida a curva de compensação.[1,14]

Os materiais utilizados na superfície oclusal das próteses afetam sobremaneira a transmissão de forças e a manutenção dos contatos oclusais. Esses materiais podem ser determinantes na estética, na absorção e na dissipação de impactos, na eficiência mastigatória, na resistência ao desgaste e à fratura, bem como no espaço interoclusal.[1]

A resiliência da resina acrílica já foi sugerida como uma salvaguarda contra a incidência de tensões aos implantes, e a superfície oclusal em metal preconizada para minimizar o desgaste e prolongar a precisão e a longevidade dos planos oclusais.[25] Com o aprimoramento dos compósitos de resina, estes se tornaram disponíveis com menor desgaste do que as resinas acrílicas e mais similares ao esmalte dental, entretanto, o potencial de fratura a longo prazo desses materiais para restaurações sobre implantes não está claramente estabelecido. Já os dentes em cerâmica em ambos os arcos é o material mais frequentemente indicado e utilizado, especialmente diante de pacientes com hábitos parafuncionais, com excelentes propriedades mecânicas e estéticas.[1,14]

Parafunções

Forças oclusais anormais, como as causadas por bruxismo ou apertamento dental, também podem contribuir para complicações protéticas.[1,26,27] Esses hábitos não contraindicam os tratamentos com PSI, mas devem ser diagnosticados e compensados no modelo final das reabilitações protéticas. Diante dessas situações, o uso adjuvante de um protetor, ou seja, uma placa interoclusal estabilizadora/miorrelaxante, torna-se recomendável, especialmente durante o sono para prevenir os efeitos deletérios dos hábitos noturnos.[1,6,9,13]

Atividades parafuncionais em conjunto com um padrão oclusal inadequado estão intimamente relacionadas com perda óssea peri-implantar, fratura de implantes e fracasso das próteses, representados por contatos prematuros e interferências oclusais que podem promover excessiva força lateral, com possível comprometimento da osseointegração.[1,8]

Outras complicações relacionadas às parafunções, que promovem cargas potencialmente destrutivas, incluem desgaste dental, fratura de coroas e raízes, falhas na interface de cimentação, afrouxamento, perda de retenção ou fratura dos parafusos de retenção de pilares e coroas parafusadas, trincas, delaminações ou fraturas de cerâmicas e/ou superestruturas, além de traumatismos nos tecidos peri-implantares.[1,9]

As estratégias a serem adotadas em PSI – como estabelecimento de correto padrão oclusal, guias de desoclusão favoráveis e monitoramento da oclusão por ajustes oclusais periódicos – influenciam positivamente no controle biomecânico de sobrecargas, principalmente em pacientes que apresentarem comportamentos parafuncionais, de modo que o prognóstico das reabilitações protéticas sobre implantes torna-se mais desfavorável.[1,10,25,26] Isso se justifica pelo fato de PSI não apresentarem a propriocepção comum aos dentes naturais, mesmo aqueles eventualmente comprometidos em algum grau em sua sustentação.[28]

Ajustes oclusais

A oclusão tem sido uma importante variável na atribuição do sucesso ou do fracasso das reabilitações orais implantossuportadas, logo o esquema oclusal das PSI soma-se a outros fatores que devem ser considerados no planejamento reverso e na execução desses tratamentos, como: proporção coroa/implante, extensão da plataforma oclusal, extensão distal de *cantiléver*, inclinação íngreme de cúspides, contatos prematuros, parafunções, osso de baixa qualidade, número inadequado de implantes e direção não axial das forças oclusais.[1,6,8]

Concomitantemente, todos esses fatores atuam por meio de uma única via, que são os contatos oclusais, em que qualquer dano decorrente de sobrecarga será dependente do número e da localização desses contatos. Portanto, o domínio dos fundamentos básicos da oclusão e das técnicas de ajustes oclusais é determinante imperativa para um prognóstico favorável desses tratamentos.[1,10,14]

Antes dos desgastes, é necessário o conhecimento das relações entre os arcos dentais, que podem se dar pelo contato dente a dente ou cúspide-fossa, em que a ponta de cúspide de um dente contata a fossa principal de seu antagonista (Figura 12A), por meio da relação entre um dente e dois dentes ou cúspide-crista, em que a ponta de cúspide de um dente contata as cristas marginais proximais de seus dois antagonistas (Figura 12B) ou, ainda, pelo tripodismo, mais complexo e menos comum, em que há um contato triplo nas vertentes da cúspide de um dente com as fossas/sulcos/cristas marginais do seu antagonista (Figura 12C).

Além do relacionamento entre os arcos, deve-se conhecer o ideal posicionamento e intensidade dos contatos dentários, detectados por meio de um papel carbono articular refinado. Os contatos de menor intensidade (Figura 13A), característicos dos contatos secundários, localizam-se geralmente no fundo das fossas/sulcos principais e nas cristas marginais, bem como nas incisais dos dentes anteriores inferiores e nas palatinas dos anteriores superiores.[11,12]

Esse contato menos intenso no arco de abertura e fechamento mandibular, presente nos dentes anteriores, caracteriza o princípio da oclusão mutuamente protegida, na qual os contatos principais ou primários (Figura 13B), localizados nas pontas das cúspides de contenção cêntrica dos dentes posteriores (vestibulares inferiores e palatinas superiores – VIPS), conferem a estabilidade e proteção de todo o sistema. Esses contatos regulares devem ser equilibrados, simultâneos e de mesma intensidade bilateralmente.[11,12]

Já os contatos de alta intensidade, evidenciados por um círculo dado pela perfuração do papel carbono articular, representam os contatos prematuros no arco de abertura/fechamento e/ou interferências oclusais durante os movimen-

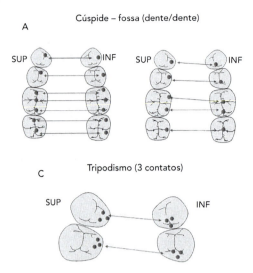
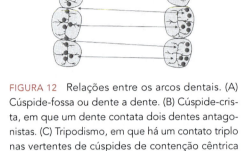

FIGURA 12 Relações entre os arcos dentais. (A) Cúspide-fossa ou dente a dente. (B) Cúspide-crista, em que um dente contata dois dentes antagonistas. (C) Tripodismo, em que há um contato triplo nas vertentes de cúspides de contenção cêntrica com as fossas/sulcos/cristas marginais de seus antagonistas.

tos mandibulares lateroprotrusivos (Figura 13C). Estes devem ser devidamente regularizados para o restabelecimento do equilíbrio e da distribuição homogênea dos contatos.[11,12]

O ajuste deve ser realizado em etapas, preferencialmente após a montagem dos modelos em articulador semiajustável (ASA) e de uma criteriosa análise funcional, com mapeamento dos desgastes seletivos a serem executados sequencialmente. A primeira etapa constitui-se no ajuste em abertura/fechamento; a segunda, durante os movimentos de lateralidade direita e esquerda; e a terceira e última, durante a protrusão. Inicia-se pelo desgaste das pontas das cúspides livres, ou seja, as linguais inferiores e as vestibulares superiores. Nas cúspides de contenção cêntrica (VIPS), quando necessário, desgastam-se suas vertentes. Suas pontas só serão desgastadas se elas representarem interferências nos movimentos de lateralidade.[11,12]

Os ajustes oclusais proporcionam a distribuição adequada dos contatos e guias de desoclusão favoráveis, em que a eliminação de contatos prematuros e interferências oclusais pode reduzir significativamente a sobrecarga sobre os implantes e as próteses implantossuportadas e, sobretudo, aumentar a longevidade dos tratamentos.[1,8]

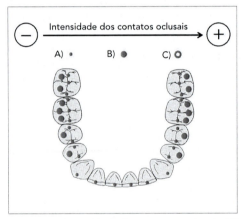

FIGURA 13 Intensidade dos contatos oclusais. (A) Contatos secundários (fossas/sulcos principais e cristas marginais) e de baixa intensidade. (B) Contatos primários (pontas de cúspides) e de intensidade regular. (C) Contatos de alta intensidade, representativos de contatos prematuros e/ou interferências oclusais.

BIBLIOGRAFIA

1. Pita MS, Anchieta RB, Ribeiro AB, Pita DS, Zuim PRJ, Pellizzer EP. Fundamentos de oclusão em implantodontia: orientações clínicas e seus determinantes protéticos e biomecânicos. Rev Odontol Araçatuba. 2008;29(1):53-9.

2. Pita MS. Estudo biomecânico de conexões implante/pilar com parafusos convencionais e parafusos modificados tipo Cone Morse: análise tridimensional pelo método dos elementos finitos. Ribeirão Preto, 2013. 121 p. Tese (Doutorado em Reabilitação Oral). Faculdade de Odontologia de Ribeirão Preto, Universidade de São Paulo.
3. Chrcanovic BR, Albrektsson T, Wennerberg A. Periodontally compromised vs. periodontally healthy patients and dental implants: A systematic review and meta-analysis. J Dent. 2014;42(12):1509-27.
4. Brozoski MA, Traina AA, Deboni MCZ, Marques MM, Naclério-Homem MG. Osteonecrose maxilar associada ao uso de bisfosfonatos. Rev Bras Reumatol. 2012; 52(2):260-70.
5. Budtz-Jorgensen E. Prosthodontics for the elderly: diagnosis and treatment. Illinois: Quinthessence; 1999.
6. Saba S. Occlusal stability in implant prosthodontics: clinical factors to consider before implant placement. J Can Dent Assoc. 2001;67(9):522-6.
7. Davies SJ, Gray RJM, Young MPJ. Good occlusal practice in the provision of implant borne prostheses. Br Dent J. 2002;192(2):79-88.
8. Kim Y, Oh TJ, Misch CE, Wang HL. Occlusal considerations in implant therapy: clinical guidelines with biomechanical rationale. Clin Oral Implants Res. 2005;16(1):26-35.
9. Gross MD. Occlusion in implant dentistry: a review of the literature of prosthetic determinants and current concepts. Aust Dent J. 2008;53(1):60-8.
10. Rilo B, Silva JL, Mora MJ, Santana U. Guidelines for occlusion strategy in implant-borne prostheses: a review. Int Dent J. 2008;58(3):139-45.
11. Dawson PE. Oclusão funcional da ATM ao desenho do sorriso. São Paulo: Santos; 2008.
12. Okeson JP. Tratamento das desordens temporomandibulares e oclusão. Rio de Janeiro: Elsevier; 2008.
13. Pita MS, Assunção WG, Rocha EP, Anchieta RB, Barão VAR. A oclusão nas próteses totais implantossuportadas mediatas e imediatas. Implant News. 2010;7(4):548-52.
14. Nikolopoulou F, Ktena-Agapitou P. Rationale for choices of occlusal schemes for complete dentures supported by implants. J Oral Implantol. 2006; 32(4):200-3.
15. Fugazzotto PA. Shorter implants in clinical practice: rationale and treatment results. Int J Maxillofac Implants. 2008;23(3):487-96.
16. Jones S. Premolarization of posterior implant prostheses. J Dent Assoc S Afr. 1994;49(1):39-40.
17. Pita MS, Fernandes FHCN, Matsumoto W, Pedrazzi V. Pré-molarização: uma alternativa para reabilitações implantossuportadas em região posterior. Implant News. 2011;8(5):665-72.
18. Pegoraro LF, Do Valle AL, Araújo CR, Bonfante G, Conti PCR, Bonachela V. Prótese fixa. São Paulo: Artes Médicas; 2004.
19. Becker CM, Kaiser DA. Implant-retained cantilever fixed prosthesis: where and when. J Prosthet Dent. 2000;84(4):432-5.
20. Kayser AF. Shortened dental arches and oral function. J Oral Rehabil. 1981;8(5):457-62.
21. Sarita PT, Kreulen CM, Witter DJ, van't Hof M, Creugers NH. A study on occlusal stability in shortened dental arches. Int J Prosthodont. 2003;16(4):375-80.
22. Kanno T, Carlsson GE. A review of the shortened dental arch concept focusing on the work by the Käyser/Nijmegen group. J Oral Rehabil. 2006; 33(11):850-62.
23. Misch CE. Progressive loading of bone with implant prostheses. J Dent Symp. 1993;1:50-3.
24. Östman PO. Immediate/early loading of dental implants. Clinical documentation and presentation of a treatment concept. Periodontology 2000. 2008; 47:90-112.
25. Misch CE. Occlusal considerations for implant supported prosthesis. In: Contemporary implant dentistry. St. Louis: Mosby; 1999.
26. Misch CE. The effect of bruxism on treatment planning for dental implants. Dent Today. 2002;21(9):76-81.
27. Lobbezoo F, Brouwers JEIG, Cune MS, Naeije M. Dental implants in patients with bruxing habits. J Oral Rehabil. 2006;33(2):152-9.
28. Diamantatou T, Kotina E, Roussou I, Kourtis S. Treatment options for anterior teeth with questionable prognosis: critical factors in determining whether to maintain or extract. J Esthet Restor Dent. 2016;28(3):157-70.

CAPÍTULO 14

Anatomia interna dos dentes como base para a prática endodôntica

Miguel Antonio Xavier de Lima

INTRODUÇÃO

Na prática clínica diária, o cirurgião-dentista depara-se frequentemente com casos de sintomatologia extremamente dolorosa (como pulpite aguda) ou assintomáticos (em alguns casos de necrose pulpar) associados ao órgão dental. Em ambos os casos, o conhecimento da anatomia interna dos dentes é inerente à condução adequada e à previsibilidade dos tratamentos endodônticos. Além da anatomia interna dos dentes, o conhecimento morfofuncional da cabeça e pescoço e a correta seleção de drogas locais (anestésicos, curativos intracanais) e sistêmicas (analgésicos, anti-inflamatórios e antimicrobianos) devem somar-se para alcançar o sucesso pretendido na analgesia e controle de processos infecciosos de origem endodôntica. Neste capítulo, serão abordados aspectos anatômicos elementares da anatomia interna dos dentes, a qual constitui a porta de entrada para o estudo e prática da endodontia, que é uma especialidade clínica fundamental para alívio da dor, resolução e controle de processos infecciosos pulpares e periapicais, bem como para a manutenção do elemento dentário na cavidade bucal (Figura 1). Deve-se ter sempre em mente que o órgão dental é parte do aparelho estomatognático, e este, por sua vez, é composto por diversos sistemas (circulatório, musculoesquelético, nervoso etc.). A cavidade pulpar é o espaço interno do dente que abriga a polpa dentária, tecido conjuntivo que contém fibras nervosas pertencentes ao V par de nervo craniano (nervo trigêmeo), sangue arterial proveniente de ramos da artéria maxilar e sangue venoso que é drenado para o plexo pterigóideo. Apesar de a cárie e o trauma dentário constituírem a etiologia da maioria dos problemas endodônticos, pode haver também contaminação do sistema de canais radiculares por via anacorética, decorrente de bacteriemias transitórias que ocorrem no corpo (da mesma forma, infecções dentárias podem deflagrar doenças sistêmicas, como é o caso da endocardite infecciosa). Em outras palavras, a polpa dentária é o tecido do dente que está fisiologicamente ligado ao organismo como um todo e, portanto, deve-se considerar o contexto de saúde geral do paciente antes da condução do tratamento endodôntico.

GENERALIDADES

A dentina constitui a maior parte do órgão dental e, na coroa anatômica, é recoberta pelo esmalte, enquanto, na porção radicular, é recoberta pelo cemento. O encontro entre o esmalte e o cemento caracteriza a junção amelocementária, que pode ser distinguida anatomicamente por uma linha sinuosa que circunda todo o dente e coincide com a linha cervical. Os dentes possuem uma cavidade interna delimitada pela dentina, denominada cavidade pulpar, estrutura que contém a polpa dentária, um tecido conjuntivo frouxo especializado e dinâmico. De forma breve, serão abordados conceitos básicos histológicos e funcionais da polpa dentária e, na sequência, a anatomia interna propriamente dita dos dentes.

POLPA DENTÁRIA

A polpa dentária, como já mencionado, é um tecido conjuntivo frouxo, composto por diversos tipos celulares unidos por substância intercelular amorfa. Sua porção marginal (zona odontoblástica, em contato com a dentina) possui odontoblastos, que são células especializadas na produção de dentina, a qual é formada durante toda a vida do dente. Com isso, uma das funções primordiais da polpa dentária é garantir sua própria vitalidade por meio do depósito de camadas de dentina, como resposta a agressões por lesões de cárie ou traumas, (p. ex., "afastando" processos nocivos). Além dos odontoblastos, a polpa dentária contém ainda fibroblastos (que secretam principalmente colágeno dos tipos I e III), macrófagos, linfócitos (células de defesa), e células-tronco mesenquimais.

É importante ressaltar que a presença de células-tronco mesenquimais na polpa dentária constitui um fato extremamente interessante do ponto de vista biológico, pois essas células têm a capacidade de dar origem a múltiplos tipos celulares (pluripotentes), com alta viabilidade e taxa proliferativa. Isso torna a polpa dentária uma importantíssima fonte de matéria-prima para a engenharia tecidual regenerativa, que, em um futuro não muito distante, poderá ser utilizada para o reparo de malformações congênitas, traumas e processos patológicos.

Além de possuir diversos tipos celulares, a polpa dentária é um tecido ricamente irrigado e inervado, e seu feixe vasculonervoso ganha acesso à cavidade pulpar através do forame apical, localizado no ápice radicular e que será mais bem detalhado a seguir. Quanto à inervação, a polpa dentária possui numerosas terminações nervosas livres (nociceptores) dos prolongamentos periféricos de neurônios pseudounipolares localizados no gânglio trigeminal, que pertencem, portanto, ao nervo trigêmeo. Assim,

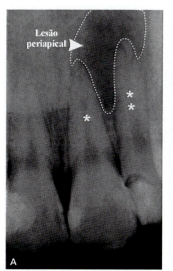 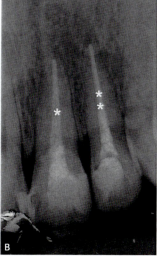

FIGURA 1 Radiografias periapicais para ilustrar um caso de lesão periapical de origem endodôntica acometendo o osso alveolar na região de um incisivo central e lateral. (A) Extensa lesão periapical, que pode ser evidenciada pela perda de radiopacidade circunscrita pela linha pontilhada. (B) Após trocas sucessivas de curativo de demora à base de hidróxido de cálcio, finalização do caso com a recuperação óssea local.

todo e qualquer estímulo no dente (seja por pressão, tato, temperatura ou dor) que ultrapasse o limiar de excitabilidade dos nociceptores será interpretado no sistema nervoso central como dor (não é possível sentir o dente quente, gelado ou pressionado). Nesse contexto, um processo inflamatório com edema e aumento da circulação sanguínea local (que resulta em aumento significativo da pressão local) que acometa uma cavidade circundada por tecido mineralizado (duro) e com alta densidade de terminações nervosas livres confinadas em seu interior desencadeia uma sensação dolorosa lancinante (pulpite). Por outro lado, além de nociceptores, o ligamento periodontal conta com receptores que lembram os corpúsculos de Ruffini. Estes receptores de adaptação lenta (que continuam a transmitir o estímulo até o encéfalo por um longo período) conduzem ao sistema nervoso central informações relacionadas a pressão e propriocepção. Isso explica o porquê restos de alimentos ou até mesmo um fio de cabelo entre os dentes poder incomodar por horas, por exemplo, ou até que o estímulo seja removido.

Apesar de ser a polpa dentária que contém as estruturas vasculares e terminações nervosas em sua constituição, a dentina é um tecido extremamente sensível e doloroso quando estimulado. A explicação para essa afirmativa reside no fato de que a dentina possui túbulos dentinários que são preenchidos por fluido dentinário (um importante meio de comunicação entre a polpa e as diferentes regiões da dentina). Além do fluido, terminações nervosas livres também ocupam a porção mais proximal dos túbulos (próximo à polpa). Assim, estímulos gerados nas porções mais periféricas da dentina podem interromper a inércia do fluido dentinário dentro dos túbulos e excitar as terminações nervosas livres ali presentes, um mecanismo denominado teoria da hidrodinâmica.

CAVIDADE PULPAR

Como já mencionado, a cavidade pulpar é o espaço interno do dente delimitado por dentina e é topograficamente dividida em câmara coronária (ou câmara pulpar) e canal radicular (ou sistema de canais radiculares).

Câmara coronária

A câmara coronária é a parte da cavidade pulpar que se localiza internamente à coroa anatômica dentária e possui forma semelhante à anatomia externa do dente. Esse fato é importante do ponto de vista clínico, pois fornece uma ideia ao cirurgião-dentista do local mais apropriado para a realização da abertura coronária durante o tratamento endodôntico, uma vez que se sabe em qual região a câmara pulpar é mais volumosa, por exemplo. Na maioria dos casos, o conhecimento anatômico não basta para selecionar o local correto do ponto de eleição da abertura coronária, pois processos infecciosos como a cárie dentária ou preparos cavitários podem acarretar uma alteração na forma e no volume da câmara coronária decorrente da deposição de dentina terciária precisamente na região agredida (a fim de "afastar" o agente nocivo – Figura 2). Ainda, o fator idade determina também quão volumosa ou não é a câmara coronária de um dente. Em indivíduos jovens, a câmara coronária e o canal radicular são amplos e, com o passar do tempo, a deposição contínua de dentina secundária (de forma fisiológica), a fim de compensar o desgaste natural dos dentes em decorrência da mastigação, diminui significativamente seu volume (Figura 3). Assim, uma tomada radiográfica periapical é requisito mínimo para o planejamento e a correta execução do procedimento.

Nos grupos de dentes incisivos e caninos, a câmara coronária possui basicamente as paredes vestibular, lingual, mesial, distal e incisal, que coincidem com as superfícies anatômicas de mesmo nome da anatomia externa do dente. Em dentes posteriores, como nos pré-molares e molares, a parede incisal é substituída por uma superfície oclusal bem diferenciada, que recebe, portanto, o nome de parede oclusal (Figura 4). É na parede oclusal de pré-molares e molares que o cirurgião-dentista faz o acesso aos canais

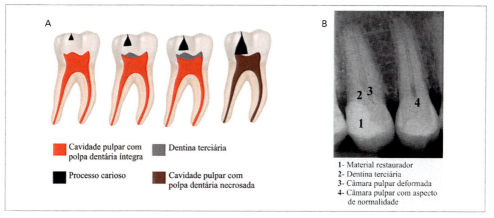

FIGURA 2 (A) Processo da cárie dentária na medida em que avança em direção à cavidade pulpar e a consequente formação de dentina terciária e contaminação do sistema de canais radiculares. (B) Radiografia periapical indicando a deformidade da câmara pulpar de um dente decorrente da presença de preparo cavitário para procedimento restaurador.

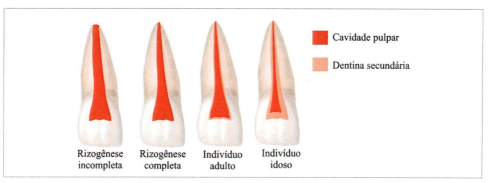

FIGURA 3 Volume da cavidade pulpar em função do tempo. Notar que, em indivíduos adultos e principalmente idosos, o depósito de dentina secundária diminui significativamente o volume da cavidade pulpar e, muitas vezes, pode dificultar o tratamento endodôntico.

radiculares (nos dentes anteriores, o acesso é feito pela parede lingual – Figura 4).

Nos dentes unirradiculares (como incisivos, caninos e pré-molares inferiores), a câmara coronária é contínua com o canal radicular (Figura 4A) e, portanto, não há nenhum marco anatômico claro entre os dois compartimentos. Em dentes com mais de uma raiz, ou seja, bi ou trirradiculados, a câmara coronária termina no bulbo radicular (parede cervical) e, a partir daí, abrem-se os canais radiculares (Figura 4B). A parede cervical de dentes superiores e inferiores é denominada soalho da câmara coronária,

que deve ser preservada durante o tratamento endodôntico para que não ocorra trauma na região de furca das raízes (a preservação ocorre basicamente pelo uso de uma broca de ponta inativa tão logo se consiga acesso à câmara coronária).

É importante destacar que, durante a abertura coronária para acesso ao sistema de canais radiculares, o cirurgião-dentista deve remover toda a parede oclusal (teto; ou incisal, no caso de incisivos e caninos) da câmara coronária a fim de evitar resquícios de sangue e tecido pulpar em seu interior. O sangue remanescente pode infiltrar-se pela luz dos túbulos dentinários, e a hemoglobina presente decompõe-se liberando ferro. O ferro, combinado com o sulfeto de hidrogênio, transforma-se em sulfeto de ferro, o que leva a uma pigmentação acinzentada da estrutura dentária (Figura 5). Outras situações, como traumas (que levam à hemorragia pulpar e à consequente hemólise dos eritrócitos, liberando hemoglobina) e necrose pulpar, também podem levar a um quadro de pigmentação dentinária, o que pode ser clinicamente resolvido pelo procedimento de clareamento interno ou com soluções estéticas pelo uso de laminados cerâmicos (porcelanas).

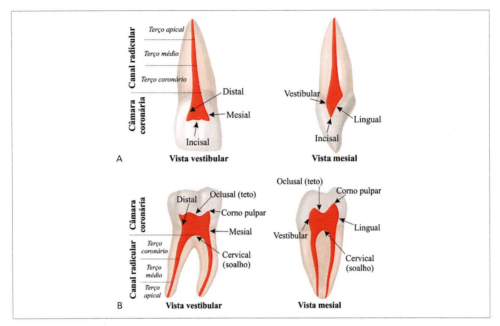

FIGURA 4 Esquemas mostrando as paredes da câmara coronária de dentes anteriores (A) e de dentes posteriores (B), além da divisão da cavidade pulpar em câmara coronária e canal radicular, que, por sua vez, é anatomicamente divido em terços.

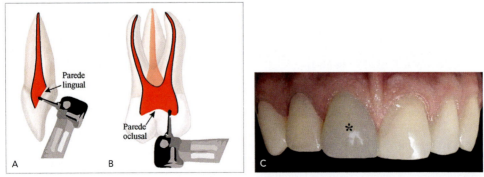

FIGURA 5 Abertura coronária para acesso à cavidade pulpar em dentes anteriores (A) e em dentes posteriores (B). A remoção incompleta da parede lingual em dentes anteriores e oclusal em dentes posteriores pode resultar em pigmentação com consequente escurecimento da dentina. (C) O asterisco indica um dente pigmentado decorrente de remoção parcial da parede lingual durante o procedimento de abertura coronária para tratamento endodôntico. Mais informações são fornecidas no texto.

Sistema de canais radiculares

O sistema de canais radiculares é assim denominado por constituir um verdadeiro conjunto de pequenos condutos localizado internamente em relação à raiz do elemento dental. Esse fato pode ser evidenciado e observado com técnicas que revelam a anatomia interna dos dentes, como diafanização (Figura 6), moldagem e microscopia convencional ou eletrônica. Apesar do termo no plural (canais radiculares) ser a denominação mais próxima do que se observa no dente, o termo no singular (canal radicular) ainda é frequentemente utilizado nos livros-texto de anatomia dentária e de endodontia. A justificativa do uso deste termo reside principalmente no fato de o cirurgião-dentista, na maioria das vezes da prática clínica, conseguir acessar e tratar apenas o canal principal (descrito a seguir) das raízes e, eventualmente (e quando ocorrente), o canal colateral. Todo o sistema de condutos que parte do canal principal e colateral é tecnicamente inacessível do ponto de vista clínico, daí a necessidade do uso de curativos de demora nos casos de necrose pulpar. Tratamentos endodônticos em sessão única, apesar da moda que se instala e espalha pelos consultórios odontológicos, devem ser muito bem avaliados antes de executados.

O sistema de canais radiculares é o espaço interno localizado na raiz dos dentes. Nos dentes unirradiculares, é contínuo com a câmara coronária, enquanto nos dentes com mais de uma raiz os canais radiculares abrem-se a partir do soalho da câmara pulpar, na região do bulbo radicular. Nesta região do soalho, portanto, há a entrada (embocadura ou terço coronário) do canal radicular, que é mais amplo nessa parte e afila-se gradativamente na medida em que chega ao terço apical radicular, acompanhando geralmente a anatomia externa da raiz (Figura 4). Em seu término, o canal radicular, que até então é delimitado exclusivamente por dentina (canal dentinário), é formado por cemento (canal cementário – Figura 7A), o qual apresenta uma constrição apical significativa e termina no forame apical.

Destaca-se que nos tratamentos endodônticos a partir de uma polpa vital (biopulpectomia), deve-se preservar o canal cementário para evitar

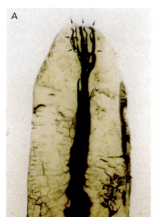
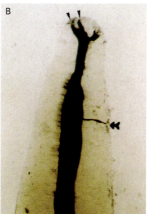
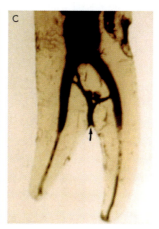

FIGURA 6 Dentes submetidos à técnica de diafanização para o estudo do sistema de canais radiculares (o sistema de canais radiculares aparece em cor escura – tinta nanquim). (A) As setas apontam a presença de um delta apical. (B) As setas no ápice radicular indicam canais secundários, e a dupla cabeça de seta, a presença de um canal lateral. (C) A seta indica o canal do tipo cavo radicular (ou canal acessório de assoalho da câmara pulpar), que cruza a dentina inter-radicular e abre-se na região de furca. Imagens de Azeredo et al., 2005, reproduzidas com autorização.

o coto pulpar ali presente (ou coto apical). Esse tecido de origem periodontal (e não pulpar – portanto, a denominação "coto pulpar" é equivocada) apenas deve ser descontaminado e sondado em casos de necrose pulpar (situação na qual o coto pulpar está criticamente infectado). A sobreinstrumentação em ambos os casos de bio e necropulpectomia pode gerar um quadro extremamente sintomático pós-operatório e às vezes de difícil resolução, passando de um primário e resolvível problema endodôntico para um quadro (às vezes crônico) de dor periodontal.

Na maioria das vezes, o forame apical não se localiza no ápice radicular, mas lateralmente em relação ao ápice. Isso ocorre porque nem sempre o canal radicular acompanha exatamente a anatomia externa da raiz, seja ela reta, angulada ou curvada. Esse detalhe anatômico quase nunca é observável na radiografia periapical, e cabe especificamente ao cirurgião-dentista realizar uma sondagem prévia (com uma lima endodôntica de fino calibre) ao preparo biomecânico do canal. O forame apical dá passagem ao feixe vasculonervoso, situado no interior da cavidade pulpar (Figura 7B), e é, portanto, através dele que ocorre a comunicação entre a polpa e o tecido periodontal. Deste feixe, o sangue arterial é proveniente de ramos da artéria maxilar, enquanto o sangue venoso é drenado por veias até o plexo pterigóideo. Da inervação, ramos dentais oriundos dos nervos alveolares (superior e inferior – todos ramos do nervo trigêmeo) terminam de forma livre (terminações nervosas livres) no interior da cavidade pulpar. Esse conjunto de estruturas vasculares e nervosas é responsável pela manutenção da vitalidade da polpa dentária.

Tipos de canais radiculares

Partindo do soalho da câmara pulpar em direção à raiz, o sistema de canais radiculares pode variar consideravelmente. Em raros casos, o que se segue é a presença de um único canal (principal) que acompanha a anatomia externa radicular (orientado longitudinalmente em relação ao longo eixo do dente), no entanto, na maioria das vezes, o que se encontra é um complexo sistema de canais, com condutos saindo de forma perpendicular, oblíqua e paralelamente em relação ao canal principal (Figura 8).

Assim, por definição, canal principal é aquele mais calibroso, que se dispõe em sentido longitudinal em relação ao longo eixo do dente, com início no soalho da câmara pulpar e término no forame apical. Eventualmente, o canal principal é acompanhado (paralelamente ou não) por um canal de menor calibre, denominado canal co-

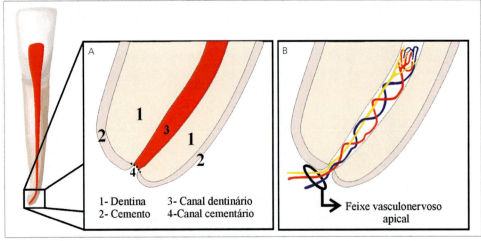

FIGURA 7 Desenhos esquemáticos ilustrando o canal dentinário e cementário (A) e o feixe vasculonervoso apical, que ganha acesso ao sistema de canais radiculares através do forame apical (B).

endodônticos, uma vez que sua instrumentação e sua descontaminação, por motivos óbvios, são limitadas tecnicamente. Nesses casos, o uso de curativos de demora como tricresol formalina (bactericida que age por contato e também a distância) é de suma importância. Em muitos casos, ainda há necessidade de uma cirurgia parentodôntica de apicectomia, procedimento no qual é feito um acesso vestibular e é então seccionado o ápice radicular, com sequente retro-obturação do terço apical do canal radicular.

Dentes permanentes: canais radiculares

Aqui, será abordado o que mais comumente ocorre em espécimes dentais de cada grupo em termos de anatomia externa (número de raízes e sua disposição etc.) e interna (número de canais radiculares, término apical). É importante que o aluno do curso de odontologia conheça o que pode ocorrer com mais frequência na prática clínica endodôntica, mas também deve estar ciente e preparado para lidar com eventuais variações anatômicas com as quais venha a se deparar. Assim, o conhecimento acadêmico é a base na qual todo profissional deve se pautar para resolver com sucesso as situações clínicas mais e menos comuns no dia a dia. Fora isso, a correta leitura dos exames de imagens, associada ao tato digital e ao uso de instrumentais clínicos adequados pode guiar o profissional pelos mais adversos quadros, garantindo assim a qualidade da operação necessária.

Dentes superiores
Incisivo central superior

Possui uma única raiz e um único canal radicular, que, de forma geral, segue a anatomia externa do elemento. O canal radicular é amplo, de formato cônico e de fácil acesso, por conta de uma dilatação na câmara pulpar para acompanhar o formato externo do cíngulo. Em média, o comprimento do canal do incisivo central superior é de 22,6 mm. Vale ressaltar que, no grupo dos dentes incisivos, caninos e pré-molares inferiores, não há clara demarcação entre a câmara pulpar e o canal radicular.

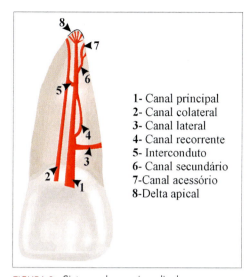

FIGURA 8 Sistema de canais radiculares.

1- Canal principal
2- Canal colateral
3- Canal lateral
4- Canal recorrente
5- Interconduto
6- Canal secundário
7- Canal acessório
8- Delta apical

lateral. Por vezes, canais do tipo interconduto estabelecem relação anatômica entre o canal principal e colateral, mas podem ainda conectar o canal principal com outros condutos. O canal principal pode emitir um ramo que sai e retorna em direção oblíqua em relação a seu longo eixo e é denominado canal recorrente. Esse tipo de canal não tem acesso à região apical e forma verdadeiras ilhas de dentina no interior da raiz dos dentes. Outro tipo de conduto, denominado canal lateral, sai de forma perpendicular (formando por vezes um ângulo reto) em relação ao longo eixo do canal principal. Esse canal pode comunicar-se com o periodonto e geralmente não ocorre no terço apical da raiz. Por fim, a partir do canal principal, há ainda um outro tipo de conduto que ocorre no terço apical, denominado canal secundário. Este canal parte de forma oblíqua em direção à superfície radicular e pode, ainda, emitir um ramo que chega ao ligamento periodontal, denominado canal acessório. Quando múltiplos canais acessórios saem a partir do canal principal e se abrem através de pequenos forames no ápice radicular, há uma condição denominada delta apical (por se assemelhar à foz de um rio formada por vários canais ou braços do leito do rio). Esse detalhe anatômico é frequente causa de insucesso nos tratamentos

Incisivo lateral superior

Possui raiz única portando um único canal radicular na maioria das vezes (em 3% dos casos o canal bifurca-se em uma divisão vestibular e outra lingual). A raiz, de secção transversal ovalada e ligeiramente achatada no sentido mesiodistal, frequentemente curva-se para distal e para lingual. Seu comprimento médio é de 22,1 mm.

Canino superior

A câmara pulpar é dilatada na região do cíngulo, e seu único canal radicular que ocupa a única raiz desse dente é calibroso e ovalado. É, em média, o dente mais comprido da cavidade bucal (27,2 mm). Por vezes, o longo eixo deste dente inclina-se para distal, e o terço apical da raiz apresenta curvatura distal.

Primeiro pré-molar superior

Nos dentes pré-molares superiores e no grupo dos molares (superiores e inferiores), há uma distinção anatômica clara entre a câmara pulpar e os canais radiculares. As câmaras pulpares são dilatadas e de formato cúbico, em razão da presença de uma verdadeira superfície oclusal. No soalho da câmara pulpar (o soalho da câmara pulpar em dentes inferiores está localizado no aspecto inferior da câmara pulpar, enquanto, nos dentes superiores, está localizado no aspecto superior da câmara pulpar), há o adito ou embocadura dos canais radiculares, que fica anatomicamente sob a região do bulbo radicular, local de implantação comum das raízes nos dentes multirradiculados.

O primeiro pré-molar superior possui, em pouco mais de 60% dos casos, duas raízes bem separadas ou não, portando um canal radicular em cada uma em mais de 80% dos casos. Uma raiz é palatina, e a outra, vestibular (raramente há uma raiz vestibular adicional). Em pouco mais de um terço dos casos, o primeiro pré-molar superior pode também apresentar uma única raiz. O canal da raiz palatina em geral é ligeiramente mais volumoso, dado que a secção transversal da raiz é circular, enquanto a raiz vestibular é achatada no sentido vestibulolingual. Há uma porcentagem menor, na qual é encontrado um único canal radicular ou até mesmo três canais (quando há a terceira raiz). Seu comprimento médio é de 21,4 mm.

Segundo pré-molar superior

Apesar de esse dente apresentar proporções menores em relação ao primeiro pré-molar superior (principalmente em termos de volume), o comprimento médio de seus canais radiculares é ligeiramente maior (21,8 mm). Ele possui, na grande maioria das vezes, uma raiz, que pode abrigar em pouco mais da metade dos casos um único canal radicular ou mesmo dois canais (um vestibular, um lingual). Quando há dois canais, estes podem estar fusionados, totalmente separados, ou podem unir-se no terço médio ou apical e terminar em apenas um único forame apical. Comprimento médio: 21,8 mm.

Primeiro molar superior

Com três raízes geralmente divergentes (duas raízes vestibulares, uma mesial e outra distal, e uma raiz palatina), em mais da metade dos exemplares esse dente possui quatro canais radiculares. As raízes vestibulares podem curvar-se uma em direção à outra, formando um septo inter--radicular convexo, além de a raiz palatina poder inclinar-se em direção vestibular ou lingual. A raiz palatina é a maior de todas, tem forma cônica e apresenta um canal radicular calibroso. As raízes mesiovestibular e distovestibular são achatadas no sentido mesiodistal. A raiz distovestibular é menor em todas as proporções e possui um único canal radicular, enquanto a mesiovestibular possui dois canais na maioria dos casos (um vestibular e outro lingual). Em geral, a média do comprimento dos canais deste dente é de 21,5 mm.

Segundo molar superior

Este dente possui três raízes dispostas de forma semelhante às do primeiro molar superior. No entanto, são menores em todas as dimensões e menos divergentes entre si (na verdade, em boa parte dos casos, as raízes desse dente encontram-se parcialmente ou totalmente fusionadas). Com uma porcentagem menor de ocorrência de quatro canais radiculares em relação ao primeiro molar superior (aproximadamente metade dos casos), sua média do comprimento dos canais atinge 21 mm. Em casos de presença de apenas três canais, estes encontram-se alojados internamente em cada uma das raízes.

Terceiro molar superior

Sua anatomia interna é tão variada quanto sua anatomia externa. Em muitos casos, as raízes encontram-se fusionadas e forma-se um único canal radicular, muito amplo (fato que também pode ocorrer em segundos molares superiores). Esse dente pode possuir facilmente mais de três raízes, geralmente muito sinuosas e de difícil acesso, o que pode eventualmente dificultar muito e até mesmo contraindicar seu tratamento endodôntico. Seu comprimento médio é de 19 mm.

Dentes inferiores
Incisivo central inferior

Em todos os espécimes do dente mais simétrico da cavidade bucal, encontra-se apenas uma raiz muito retilínea, mas com um achatamento mesiodistal muito pronunciado, o que torna o seu comprimento vestibulolingual maior. Esse achatamento pode bifurcar seu único canal radicular em um braço vestibular e outro lingual, que frequentemente voltam a se unir no terço apical da raiz. Seu comprimento médio é de 21 mm.

Incisivo lateral inferior

Possui padrão semelhante ao incisivo central inferior, no entanto, com um comprimento médio maior (22,3 mm) e ligeiramente mais volumoso. Não raro, o terço apical da raiz apresenta leve curvatura distal.

Canino inferior

Em quase 90% dos casos, o canino inferior possui um único canal radicular situado dentro da única raiz que esse dente possui. A raiz, por sua vez, é muito achatada no sentido mesiodistal e, portanto, seu comprimento vestibulolingual sobressai-se ao mesiodistal. Esse achatamento pode levar à divisão do canal principal em dois canais: um vestibular e outro lingual. Seu comprimento médio é de 25 mm.

Primeiro pré-molar inferior

Em mais de 90% dos casos, possui uma única raiz e apenas um único canal na grande maioria das vezes. O canal geralmente é cônico, com pouco achatamento mesiodistal, acompanhando a anatomia externa da raiz. Por possuir uma cúspide vestibular muito mais desenvolvida do que a lingual, a câmara pulpar desse dente é mais volumosa nesse local, favorecendo assim o acesso endodôntico quando necessário. Em pouco mais de um terço dos casos, esse dente pode apresentar dois canais radiculares (um vestibular, outro lingual) com forames apicais independentes. Seu comprimento médio é de 21,6 mm.

Segundo pré-molar inferior

Semelhante ao primeiro pré-molar, esse dente quase sempre possui uma única raiz, alojando apenas um canal radicular. Em aproximadamente 10% dos casos, possui dois canais radiculares, com término apical comum. Seu comprimento médio é de 22,1 mm.

Primeiro molar inferior

Neste dente birradiculado, a raiz mesial é achatada no sentido mesiodistal e demarcada por sulcos longitudinais profundos e, em mais de 90% dos casos, possui dois canais radiculares (no restante, apenas um canal radicular). Os canais são denominados mesiovestibular e mesiolingual, sendo este último o mais estreito. Com dois canais na raiz mesial, em pouco mais de um terço dos casos, os canais abrem-se cada um em um forame apical, e em cerca de 20% dos casos, os dois canais confluem-se no terço apical e terminam em um forame apical comum.

A raiz distal, de secção transversal ovalada (também achatada no sentido mesiodistal), possui na maioria das vezes (64% dos casos), um único canal radicular, muito amplo e geralmente um pouco mais curto do que os canais da raiz mesial. Quando possui dois canais radiculares, eles terminam em forames apicais distintos ou em um forame apical comum. Raramente (2,5%

dos casos), há ocorrência de uma terceira raiz – disto lingual – de tamanho reduzido e muito curva (para lingual). Seu comprimento médio é de 21 mm.

Segundo molar inferior

Semelhante ao primeiro molar inferior, tanto na disposição das raízes, quanto na disposição dos canais. Pode apresentar apenas dois canais radiculares (um em cada raiz, em aproximadamente 16% dos casos), mas na grande maioria das vezes apresenta três canais (dois na raiz mesial e um na distal). Seu comprimento médio é de 21,7 mm.

Terceiro molar inferior

Assim como o terceiro molar superior, a morfologia externa e interna desse dente é muito variável. Pode apresentar duas, três ou quatro raízes (na maioria das vezes fusionadas). Em termos de canais radiculares, os tipos mais comumente encontrados apresentam dois ou três condutos, com uma média de 19 mm de comprimento.

BIBLIOGRAFIA

1. Azeredo RA, Trindade FZ, Rédua RB, de Paula VG, Pimenta VM, Regiani LR, et al. Estudo da anatomia do sistema de canais radiculares de incisivos laterais superiores, utilizando cortes macroscópicos e da diafanização. UFES Rev Odontol. 2005;7(1):55-62.
2. de Deus QD. Endodontia. 5. ed. Rio de Janeiro: MEDSI; 1992.
3. Madeira MC. Anatomia do dente. 5. ed. Sarvier; 2007.
4. Teixeira LMS, Reher P, Reher VGS. Anatomia aplicada à odontologia. 2. ed. Belo Horizonte: UFMG; 2008.

CAPÍTULO 15

Odontologia Legal e sua interface com a anatomia humana

Paula Barreto Costa
Victor Jacometti
Rhonan Ferreira Silva
Ricardo Henrique Alves da Silva

INTRODUÇÃO

A Odontologia Legal é uma especialidade reconhecida e regulamentada pelo Conselho Federal de Odontologia (CFO) e tem como objetivo pesquisar fenômenos psíquicos, físicos, químicos e biológicos que possam atingir ou ter atingido o homem – vivo ou morto, nas mais diversas condições, inclusive nos casos em que só existam fragmentos ou vestígios, resultando em lesões parciais ou totais, reversíveis ou irreversíveis.[1] Esta área da Odontologia se relaciona diretamente com a justiça, aplicando seus conhecimentos de forma conjunta ao Direito, atuando tanto em processos cíveis quanto criminais,[2] situação em que pode colaborar em casos de ações de responsabilidade profissional, análise dos traumatismos bucomaxilofaciais e identificação humana.

No processo de identificação humana, a Odontologia Legal é reconhecida pela Organização Internacional de Polícia Criminal (INTERPOL) como um método primário,[3] por meio da realização do confronto de informações *ante mortem* e *post mortem* relacionadas à vítima que será identificada. Além de ser um método primário, existem outras modalidades de atuação, os chamados métodos auxiliares, nos quais a odontologia consegue contribuir na definição de um possível perfil da vítima, a fim de direcionar buscas e investigações.

Independentemente da técnica a ser utilizada pelo profissional de Odontologia Legal nos processos de identificação humana, é evidente a necessidade de conhecimento anatômico para a realização de uma análise criteriosa da região de cabeça e pescoço, detectando alterações, variações de normalidade e permitindo a comparação de informações.

Assim, neste capítulo, serão abordadas de maneira sucinta as áreas de competência e atuação da Odontologia Legal na identificação humana que envolvam conhecimentos anatômicos relacionados a estruturas ósseas e musculares, bem como os elementos dentais em si.

PONTOS CRANIOMÉTRICOS

A análise do crânio – dentre suas particularidades como forma e medidas – possui papel fundamental nas investigações criminais no que diz respeito ao quesito de identificação.

A craniometria é a parte da antropometria em que são feitas mensurações do crânio de forma sistematizada, com o intuito de evidenciar as variações morfológicas dos crânios humanos e, assim, complementar as informações obtidas durante a inspeção visual dos ossos em exames antropológicos.[4] Essa técnica relaciona-se à Odontologia Legal por auxiliar no estabelecimento do perfil antropológico de ossadas desconhecidas, podendo fornecer informações, em especial sobre a estimativa do sexo e da ancestralidade.[5]

Todos os pressupostos do perfil antropológico, além de sua constatação por meio de partes específicas da ossada, podem ser adquiridos e reforçados com medidas obtidas pela craniometria e essa atuação pode direcionar, assim, o processo de identificação de vítimas.

Os pontos craniométricos são pontos anatômicos localizados ao longo dos ossos do crânio, utilizados como referência e ponto de partida para a craniometria. Por intermédio desses pontos, podem ser traçadas algumas medidas lineares – comprimento, largura, altura, ângulos, arcos e cordas. A maioria dos pontos craniométricos corresponde à área do neurocrânio e os demais estão na região facial, em viscerocrânio, situando-se, assim, basicamente em acidentes anatômicos ou em posições geométricas,[6,7] sendo classificados em pontos ímpares e pares.

Os pontos ímpares são 16 no total e recebem essa nomenclatura por serem únicos, localizando-se no plano médio sagital. Classificam-se em:[4,7-9]

- Mentoniano/*mentum* (m): no centro da protuberância mentual.
- Infradental/*infradentale* (id): na borda alveolar inferior.
- Próstio/*prosthion* (pr): na borda alveolar superior.
- Nasoespinal/*nasospinale* (ns): no centro da espinha nasal anterior.
- Rínio/*rhinion* (ri): no extremo inferior livre da sutura internasal.
- Násio/*nasion* (n): sobre a sutura frontonasal.
- Glabela/*glabella* (g): no centro da protuberância frontal média.
- Ófrio/*ofrion* (of): no centro do diâmetro frontal mínimo.
- Bregma/*bregma* (b): ponto no qual se encontram as suturas coronal e sagital.
- Obélio/*obelion* (ob): sobre a sutura sagital ao nível dos dois forames parietais, ou de um só, se o outro estiver ausente (se faltarem ambos os forames, o ponto corresponde à porção menos dentada da sutura).
- Lambda/*lambda* (l): no ponto de união das suturas sagital e lambdoide.
- Ínio/*inion* (i): no centro da protuberância occipital externa.
- Opístio/*opisthion* (o): na borda posterior do forame magno.
- Básio/*basion* (ba): na borda anterior do forame magno.
- Opistocrânio/*metalambda* (op): no extremo posterior do diâmetro longitudinal máximo do crânio, sobre a porção cerebral da escama do occipital.
- Vértice/*vertex* (v): na parte mais superior do crânio, podendo coincidir com o bregma.

Os pontos pares são os que se localizam nos planos laterais, totalizando 24, divididos igualmente entre os dois lados do crânio. Classificam-se em:[4,7-9]

- Gônio/*gonion* (go): na face lateral do ângulo da mandíbula.
- Condíleo/*kondylion* (co): na parte mais superior do côndilo da mandíbula.
- Fossa glenoide/*fossa glenoidalis* (fg): no centro da fossa mandibular do temporal.
- Jugular/*jugularis* (ju): sobre a sutura mastóidea occipital, no nível da borda posterior do processo jugular do occipital.
- Malar/*malaris* (ml): na parte mais saliente da face externa do osso zigomático (zigoma).
- Frontotemporal/*frontotemporale* (ft): sobre a crista lateral do frontal, no extremo do diâmetro frontal mínimo.
- Estefânio/*stephanion* (st): na interseção da sutura coronal e a linha curva temporal superior.
- Dácrio/*dakrion* (d): nele se encontram o osso frontal, o processo frontal da maxila e o unco, na parede interna da cavidade orbitária.
- Astério/*asterion* (ast): nele se encontram o occipital, o parietal e porção mastóidea do temporal.
- Ptério/*pterion* (pt): nele se encontram os ossos frontal, parietal, temporal e esfenoide.

- Êurio/*eurion* (eu): no extremo do diâmetro transverso máximo do crânio, sobre a protuberância parietal.
- Pório/*porion* (po): na parte mais alta da borda superior do meato acústico externo.

A partir destes pontos é possível obter diversas mensurações, como o comprimento máximo do crânio (distância entre os pontos glabela e opistocrânio/*metalambda*), largura máxima do crânio (distância entre os pontos êurios), altura facial superior (distância entre os pontos násio e próstio) e corda frontal (distância em linha reta entre os pontos násio e bregma).[10] O que definirá quais pontos craniométricos serão utilizados e quais medidas serão feitas é a base de dados craniométricos selecionada. Para que seja possível obter medidas confiáveis, de forma a utilizá-las no estabelecimento do perfil antropológico, é de grande importância o conhecimento prévio da anatomia óssea craniana. Esse conhecimento é essencial para a aplicação confiável da craniometria e para que, por conseguinte, esse método seja válido como uma forma auxiliar nos processos de identificação humana.

Além de serem importantes para a Odontologia Legal na área de antropologia, os pontos craniométricos auxiliam também nos processos de reconstrução facial forense, tópico que será abordado de maneira mais específica neste capítulo.

ANTROPOLOGIA FORENSE

O termo antropologia, presente desde a época de Aristóteles (por volta de 300 a.C.), significa etimologicamente "a ciência do homem"[1] (*anthropos* – homem, *logos* – ciência) e abrange amplo campo de estudos referentes a conhecimentos relativos ao homem (culturais, sociais, econômicos, políticos, físicos). Dentro do extenso espectro desses conhecimentos estudados, a antropologia física aborda variações qualitativas e quantitativas presentes nos caracteres humanos[11] e pode ser dividida em antroposcopia e a antropometria, respectivamente. A primeira verifica características da configuração do corpo humano, por exemplo, cor da pele, dos olhos, pelos etc. A segunda pode ser entendida como a área de estudo das variáveis decorrentes de mensurações realizadas no corpo humano, como medidas cranianas e dos arcos dentais.

Como ciência forense, que por definição significa "aplicado à justiça", a antropologia física contribui no auxílio à identificação de cadáveres, determinação da *causa mortis* e constitui subsídios nos esclarecimentos referentes a crimes, bem como identificação de ossadas

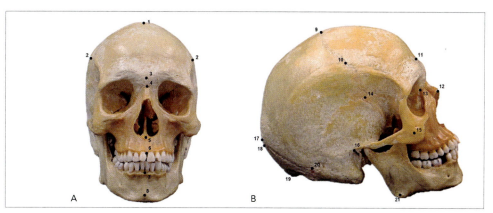

FIGURA 1 Demonstração dos pontos craniométricos. 1: Vértex; 2: êurio; 3: glabela; 4: násio: 5: nasoespinal; 6: próstio; 7: infradental; 8: mentoniano; 9: bregma; 10: estefânio; 11: ófrio; 12: rínio; 13: dácrio; 14: astério; 15: malar; 16: pório; 17: lambda; 18: ínio; 19: opistocrânio; 20: ptério; 21: gônio. Fonte: acervo do Museu de Anatomia da Faculdade de Odontologia de Ribeirão Preto da Universidade de São Paulo (FORP-USP).

humanas encontradas.[12] A antropologia forense é realizada, em âmbito nacional, muitas vezes com a atuação conjunta da Medicina e da Odontologia Legal, nos institutos oficiais de perícia.[12]

A antropometria fundamenta-se, cientificamente, nos conhecimentos pertencentes à anatomia. Leonardo da Vinci já realizava medidas científicas em corpos humanos, em torno do ano 1500. Sua memorável obra do *Homem Vitruviano* expressa a virtude de seus estudos na área. Logo, é necessário profundo e detalhado conhecimento anatômico do corpo humano e suas estruturas e regiões, quando na execução de procedimentos relacionados à antropologia forense. As variáveis estudadas e mensuradas ajudarão na estimativa de parâmetros como sexo, ancestralidade, idade e estatura.[12]

Apesar de não ser considerada um método primário de identificação, a antropologia forense atua como método secundário[11] nos processos de identificação humana, diminuindo o universo de busca. Os parâmetros estimados por meio de estudos no crânio ou esqueleto podem filtrar e refinar a busca pela identidade positiva ou excludente, bem como constituir banco de dados de cadáveres não reclamados. Ademais, ela torna-se útil na elaboração de conteúdo científico, situação em que pesquisas determinarão novos métodos e técnicas a serem utilizados nas investigações antropológicas. Como já mencionado, o conhecimento acerca da morfologia humana é indispensável quando se trata do presente assunto.

Neste tópico, serão abordados, de maneira geral, os diversos métodos existentes atualmente na Antropologia Forense atinentes à Odontologia legal a respeito das estimativas dos caracteres retrocitados, que utilizam parâmetros estudados no crânio humano e também nos dentes.

Determinação de espécie

Primeiramente, a maior preocupação em um exame antropológico quando diante do objeto a ser periciado (corpo, fragmentos, ossadas) é determinar se aquele material é realmente humano ou não ou até mesmo matéria inorgânica. O antropólogo forense utilizará métodos específicos que o ajudarão a elucidar esse primeiro dilema, especificados a seguir.

Ossos

A identificação da espécie humana e a distinção das demais é feita morfologicamente pela análise das dimensões e caracteres específicos dos ossos humanos que os tornam diferentes.[13] Microscopicamente, a diferenciação é feita pela mensuração dos canais de Havers (forma, diâmetro, tamanho e número) e dos osteoblastos (morfologia, dimensões e canalículos). Os canais de Havers humanos são mais largos e em menor número (8/mm²), enquanto em animais são mais numerosos (40/mm²), mais estreitos e redondos. A avaliação dessas estruturas é feita por meio de exames histológicos de qualquer osso, inclusive os cranianos.[12,13] A radiologia também contribui para a diferenciação, por meio da distinção da densidade da trama óssea entre materiais humanos e não humanos.

Dentes

Uma análise morfológica também pode ser realizada nos dentes (principalmente os caninos), buscando caracteres anatômicos próprios dos dentes humanos (dimensões e acidentes)[12]. Ainda que a casuística envolvendo diferenciação entre espécies utilizando dentes seja rara, Oliveira et al.[14] relataram interessante caso no qual um corpo estranho foi encontrado no interior de um alimento para consumo humano, sendo solicitado exame do objeto, e na perícia foi constatado ser um dente de origem suína, por meio de análises morfológicas macro e microscópicas. Silva et al.[15] realizaram também em contexto pericial uma diferenciação de espécies por meio de análise morfológica de um dente encontrado, além de outros ossos. Neste segundo caso, da avaliação da peça sobreveio a conclusão de que se tratava de um dente canino.

Estimativa do sexo

A estimativa do sexo por meio da antropologia forense é de suma importância no estabelecimento do perfil antropológico do espécime avaliado, tendo em vista que o dimorfismo sexual permite a dicotomização entre masculino ou feminino, filtrando drasticamente as possibilidades de identificação. Os ossos da pelve são geralmente as estruturas escolhidas para o dimorfismo sexual, mas, na falta destes, o estudo do crânio é realizado, com avaliações qualitativas e quantitativas, juntamente com a mandíbula.[12]

Para o estudo do dimorfismo sexual no crânio, podem ser realizados dois tipos de avaliação. É possível observar diferenças morfológicas em diversas regiões e acidentes cranianos e mandibulares entre os dois sexos – esta é a análise qualitativa ou somatoscópica. O segundo tipo de avaliação, por outro lado, utiliza mensurações em diversos pontos do crânio e da mandíbula, planos, curvas. Nesse contexto, fica evidente o necessário conhecimento de anatomia para avaliar acidentes anatômicos relevantes, bem como demarcar os pontos craniométricos citados anteriormente, que serão utilizados em algumas medidas.

Ao executar a análise qualitativa, devem ser observados certos aspectos anatômicos que evidenciam as diferenças das peças masculinas das femininas. Em uma visão geral, os acidentes anatômicos nos crânios e mandíbulas masculinas são mais pronunciados e sua impressão é mais robusta. Já nos crânios e mandíbulas do sexo feminino, o resultado observado é o oposto, acidentes menos salientes e marcantes, bem como traços mais delicados. Além disso, como resultante dessas diferenças, o peso e o volume das peças e estruturas apresentarão variações de acordo com o sexo. Como padrão, os aspectos analisados no exame qualitativo estão apresentados na Tabela 1.[11-13,16]

Na análise qualitativa, não é incomum estarem presentes caracteres indicativos do sexo masculino e do sexo feminino em um mesmo crânio e mandíbula, por isso, nesta análise é feita uma presunção do sexo do indivíduo, não sua determinação,[17] mas indicando quais as características predominantes e, assim, informando ser masculino ou feminino.

A análise quantitativa, por sua vez, também deve ser considerada no exame de estimativa do sexo. Por ser baseada em mensurações no crânio, impede a subjetividade do perito, já que os pontos craniométricos e mensurações utilizadas são reprodutíveis, conferindo objetividade ao laudo.[12]

Embora os métodos quantitativos de investigação do sexo sejam baseados em uma aplicação de estatística, denominada função discriminante, portanto sujeitos a limitações inerentes da própria ciência, eles constituem importante embasamento científico para o laudo.[11] Além

TABELA 1   Dimorfismo sexual por meio de acidentes anatômicos[11-13,16]

Estrutura	Masculino	Feminino
Fronte	Inclinada	Vertical
Glabela	Proeminente	Discreta
Arcos superciliares	Proeminentes	Discretos
Articulação/ângulo frontonasal	Angulosa	Suave
Rebordos supraorbitais	Rombos (sombreados)	Cortantes
Processo estiloide	Longo e grosso	Curto e fino
Côndilos occipitais	Longos e estreitos	Curtos e largos
Côndilos mandibulares	Robustos	Delicados
Forma da mandíbula	Retangular/triangular	Arredondada
Aspecto geral	Mais robusta	Menos robusta
Ângulo mandibular	Mais fechado (próximo de 90°)	Mais aberto/obtuso
Inserções musculares (masseter e pterigóideo medial)	Mais evidentes e ásperas (rugosas)	Menos evidentes e mais planas

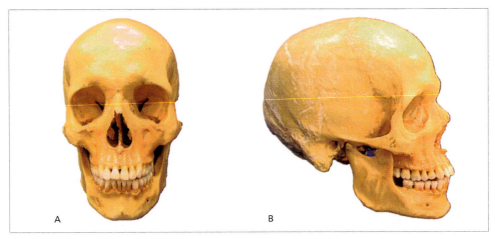

FIGURA 2 Crânio tipicamente masculino. Vistas frontal e lateral. Fonte: acervo do Museu de Anatomia da FORP-USP.

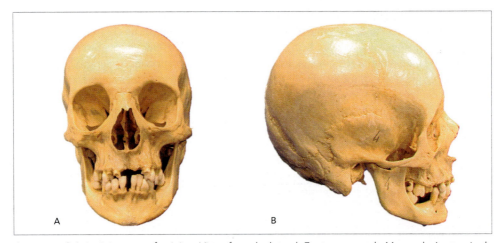

FIGURA 3 Crânio tipicamente feminino. Vistas frontal e lateral. Fonte: acervo do Museu de Anatomia da FORP-USP.

disso, possuem índices de precisão, o que ajuda a elucidar as autoridades competentes quanto à confiabilidade do método utilizado.

Existem inúmeros métodos para a estimativa do sexo que se utilizam de medidas entre pontos craniométricos e estruturas anatômicas. Alguns exemplos são os métodos de Galvão (1998),[18] Saliba (1999),[19] o índice condílico de Baudoin,[11,12] método de Lagunas,[7] método de Sampaio (1999),[20] Giles e Elliot (1963),[21] Giles (utilizando mensurações mandibulares)[22] e Galvão – espinha nasal anterior/lambda (1994).[23] O conhecimento acerca dos pontos craniométricos da mandíbula também possui importância, visto que algumas medidas tomadas nessa estrutura, como ângulo goníaco, distância gônio-gnátio e comprimento de ramo mandibular, podem ser avaliadas na análise do sexo.[24,25] As imagens radiográficas[24] e tomográficas[25] são importantes auxiliares nessas mensurações.

O dimorfismo sexual apresenta-se também nos dentes, principalmente nos caninos, elementos essenciais para tal estudo.[26] A análise odontométrica desses dentes é considerada um bom indicador do dimorfismo sexual. Em suma, os caninos, principalmente os inferiores, possuem medidas mesiodistais maiores no sexo masculino.[27,28] Os caninos superiores também são utilizados nessa mesma análise.[17-19]

Histologicamente, a pesquisa pela cromatina sexual ou por corpúsculo de Barr apresenta-se como técnica mais sofisticada na estimativa do sexo.[12] A presença desses entes caracteriza o sexo feminino. São meios utilizados no caso de cadáveres gravemente destruídos ou em estado avançado de putrefação, e a polpa dental também se apresenta como estrutura passível de exame por esse método.[29]

Estimativa da ancestralidade

O diagnóstico da ancestralidade compõe etapa importante no exame antropológico. Os elementos demonstrativos que resultam das análises qualitativas e quantitativas do crânio, osso de primeira opção para o estudo dessa característica, permitirão dizer se determinado esqueleto apresenta caracteres compatíveis com grupos ancestrais negroide (melanoderma), caucasiano (leucoderma) ou asiáticos/ameríndio (xantoderma).[11-13] Destarte, permitirá maior requinte na busca pela identificação. Além disso, a estimativa da ancestralidade subsidiará elementos importantes na execução da reconstrução facial forense, visto que cada grupo apresenta características anatômicas cranianas próprias, que definirão parâmetros a serem estabelecidos no protocolo de reconstrução facial.

É importante frisar que, pelo alto grau de miscigenação da população brasileira, o estudo da ancestralidade torna-se custoso e complicado e muitas vezes não leva a conclusões concretas sobre a possível ancestralidade do indivíduo periciado. Os métodos validados em uma determinada população podem não ter efeitos práticos quando aplicados no contexto nacional.

Assim como nos outros parâmetros antropológicos, a ancestralidade é estudada no crânio e na mandíbula por meio de análises qualitativas ou quantitativas. Para ambos os casos, o conhecimento das estruturas anatômicas, bem como dos pontos craniométricos, continua necessário e relevante.

Para o antropólogo forense, a estimativa da ancestralidade por meio do estudo do crânio significa observar formas, caracteres e tamanhos de ossos e estruturas que em conjunto formam as características do crânio. A Tabela 2 demonstra, resumidamente, algumas das características observadas quando na avaliação morfológica do crânio, que também podem ser observadas nas Figuras 4 e 5.

Nos exames somatoscópicos, o crânio continua sendo um bom aliado ao examinador na estimativa da ancestralidade. Aqui, novamente, evidencia-se a importância de se conhecer os pontos craniométricos, visto que são utilizados para mensurações. Existem vários cálculos e métodos utilizando medidas realizadas no crânio, que mensuram o ângulo facial, com destaque para[11-13] ângulo de Jacquart: basioespinal: espino-glabela; ângulo de Cloquet: basiopróstio: próstio-glabela; ângulo de Curvier: glabela-borda dos incisivos centrais: borda dos incisivos centrais-básio.

Embora os métodos quantitativos não apresentem altos índices de confiabilidade na estimativa da ancestralidade, podem atuar como coadjuvantes de métodos mais precisos, sustentando o resultado do exame.

A anatomia dental pode fornecer contribuições para o estudo da ancestralidade por meio dos seguintes dentes:

- Primeiro molar inferior: geralmente se apresenta em três morfologias em relação às cúspides – mamelonada, estrelada e intermediária. A forma mamelonada apresenta predominância em indivíduos caucasianos, a estrelada em negroides e a intermediária em asiáticos.[13,33]
- Incisivos centrais superiores: em asiáticos, esse grupo de dentes contém forma peculiar que se assemelha a uma pá (*shovel-shaped*), causada pelas projeções de esmalte nas paredes proximais e linguais desses dentes.

TABELA 2 Características cranianas relacionadas à investigação de ancestralidade[30,31]

Traço	Caucasiano	Negroide	Asiático
Forma do crânio	Longo, médio	Longo, estreito	Longo, largo
Largura do crânio	Amplo	Estreito	Amplo
Altura do crânio	Alto	Baixo	Médio
Contorno sagital	Em arco	Plano	Em arco
Largura facial	Média/estreita	Média	Muito ampla
Altura facial	Alta	Baixa	Alta
Abertura orbital	Redonda	Romboide	Redonda
Abertura nasal	Média	Larga	Estreita
Ossos nasais	Longos e altos	Estreitos e baixos	Pequenos e planos
Margem nasal inferior	Afiada	Sulcada	Média
Perfil facial	Retilíneo	Descendente	Retilíneo
Forma do palato	Em V (parábola)	Em U (hipérbole)	Em U (ferradura)
Mandíbula	Média	Delicada	Robusta
Mento	Proeminente	Reduzido	Rombo
Formato geral	Esférico, enrugado	Alongado, achatado, suavizado	Largo, suavizado

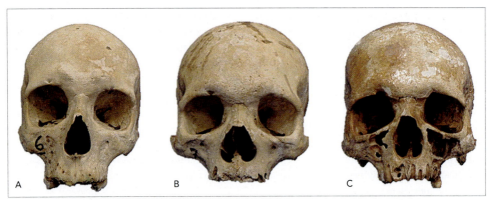

FIGURA 4 Vista frontal de crânios tipicamente: caucasiano (A), negroide (B) e asiático (C). Imagem reproduzida e adaptada, com autorização, de Francisco, 2011.[32]

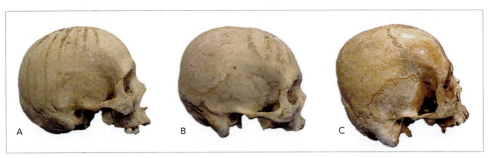

FIGURA 5 Vista Lateral de crânios tipicamente: caucasiano (A), negroide (B) e asiático (C). Imagem reproduzida e adaptada, com autorização, de Francisco, 2011.[32]

TABELA 3 Identificação de ancestralidade por ângulos faciais

Variáveis	Etnia		
	Caucasiana	Negroide	Asiática
Jacquart	76,5°	70,3°	72°
Cloquet	62°	58°	59,4°
Curvier	54°	53°	48°

Fonte: adaptada de França, 2012.[13]

A incidência dessa forma em outras etnias é raríssima.[30,31]

- Primeiros molares superiores: a cúspide de Carabelli é um acidente anatômico que se mostra bastante frequente em indivíduos caucasianos e, raramente, em negroides, fato que pode subsidiar ou sustentar uma ancestralidade previamente estimada com outros métodos.[31]

Estimativa de idade

A estimativa de idade é outro elemento importante na investigação antropológica.[34] O ciclo da vida ocorre em três etapas – desenvolvimento, estabilização e envelhecimento.[35] Estas fases produzem sinais que permitem que a idade real do examinado seja estimada com relativo acerto. Os métodos apresentados têm buscado aprimorar técnicas que avaliam parâmetros intrínsecos dos fatores de desenvolvimento ou regressão orgânica.[34] Os organismos mais jovens possuem mais mudanças e alterações evidentes aos métodos antropológicos, sendo sua idade real facilmente aproximada. Já em adultos, os métodos são restritos a fatores de regressão, e a estimativa de idade é mais complicada.[35]

Todas as técnicas de estimativa de idade baseadas em avaliações de mudanças esqueléticas ou dentais são mensurações de maturidade esquelética ou dental. Essas mensurações, convertidas em idade cronológica provável, são reveladas e ficam à revelia das necessidades legais, sejam criminais ou civis.[36] No geral, sínfises, epífises, suturas ósseas e outras mudanças anatômicas relativas ao avanço da idade são observadas qualitativamente no esqueleto.[37] Nos dentes, há a presença de métodos somatométricos, além dos somatoscópicos.

A estimativa de idade, por meio do crânio, fundamenta-se nos fechamentos das suturas cranianas. Assim, por ser um fator regressivo, o crânio não é utilizado na aproximação da idade em jovens. A avaliação do fechamento de uma sutura deve ser feita em local pré-determinado.[38] Um *score* é então atribuído à situação de cada sutura, de acordo com o estágio de fechamento dela e, após somatória, o valor resultante é transferido a uma tabela,[39] a qual estimará a provável idade daquele crânio. As suturas palatinas e endocranianas também entram no cálculo. Os resultados desses métodos são altamente variáveis, e alguns autores recomendam que essas técnicas sejam aplicadas somente em contexto arqueológico, situação em que os erros na estimativa da idade não possuirão relevância legal.[36] Mesmo assim, são utilizadas em conjunto com outras técnicas, para endossar uma possível estimativa etária do indivíduo.

Os dentes são valiosos na estimativa de idade por serem altamente resistentes a condições extremas, permanecendo conservados em diversas situações pelas quais o cadáver e o esqueleto podem perecer.[13,40,41] Além disso, possuem inerentes a si ambos os fatores evolutivos e involutivos necessários à observação antropológica, quando no estabelecimento de parâmetros que auxiliarão a estimar a idade cronológica do indivíduo. Logo, os dentes são utilizados nas estimativas de idade tanto em crianças, como em adultos, por meio de diferentes técnicas.

As técnicas morfológicas são baseadas em avaliações diretamente no dente. Logo, necessitam do dente extraído e as amostras são analisa-

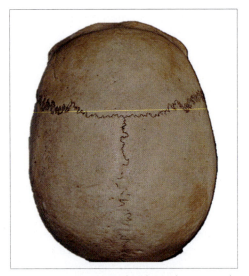

FIGURA 6 Vista superior da calvária demonstrando suturas ectocranianas. Fonte: acervo do Museu de Anatomia da FORP-USP.

das visualmente, podendo ou não ser preparadas microscopicamente.[42] Entre os métodos mais clássicos nessa categoria estão o de Gustafson[43] e o de Bang e Ramm,[44] que observam mudanças nos tecidos dentais que ocorriam de acordo com o avanço da idade, como atrição em superfícies oclusais, periodontose, dentina secundária, aposição de cemento, reabsorção radicular e transparência da raiz.

Outra técnica amplamente utilizada nos elementos dentais para estimativa de idade é o exame radiográfico, que constitui meio não oneroso e reprodutível, além de não invasivo à estrutura dental. Em jovens, avaliam mudanças morfológicas no desenvolvimento dental, como maturação e mineralização do dente. Nessa situação, o método de pontuação de Demirjian possui destaque. O desenvolvimento dental é dividido em estágios para quais são atribuídos pontos então avaliados por análise estatística.[45,46] No Brasil, Nicodemo, Moraes e Médici-Filho (1974)[47] desenvolveram uma tabela de mineralização em relação à idade que permanece consolidada e é bastante precisa. Em adultos, como não há nenhum novo desenvolvimento dental,

a avaliação do volume do dente em relação à polpa (*pulp-to-tooth ratio*) é mensurada por meio de radiografias ou tomografias. Isso ocorre porque a câmara pulpar perde gradualmente espaço, em razão da deposição de dentina secundária ao longo da vida, sendo o método de Kvaal et al.[48] amplamente citado e utilizado.

Outra categoria de técnicas utilizadas para fins de estimativa de idade engloba as denominadas bioquímicas. São baseadas na racemização de aminoácidos, particularmente o ácido aspártico presente no dente humano, que possui a maior taxa de racemização e é estocado durante o envelhecimento. A racemização é uma reação de primeira ordem que ocorre rapidamente em tecidos de metabolismo lento nos quais ácidos L-aspárticos convertem-se em D-aspárticos e, assim, níveis do último aumentam conforme o avanço de idade no esmalte, dentina e cemento do dente.[49,50]

Estimativa de estatura

Por fim, o último parâmetro a ser estudado na ossada examinada é a estatura, ou seja, a altura que o indivíduo possuía em vida, logo antes da morte. É um dado fundamental para o perfil antropológico. No Brasil, estudos sobre os métodos de estimativa de estatura não avançaram nos últimos anos no mesmo ritmo que os de sexo e idade, por isso não existe nenhum padrão nacional para estabelecer esse dado antropológico.[12] Geralmente, são usados nessa análise ossos longos, como o fêmur, o úmero e até mesmo o rádio.[13] Algumas tabelas necessitam do conhecimento prévio do sexo do indivíduo.

No crânio, apesar de não ser a estrutura de preferência nesses casos, existem estudos[51,52] que avaliam valores craniométricos e os correlacionam com a altura. São casos particulares, quando outras partes do corpo não estão disponíveis ou foram perdidas. A correlação das dimensões anatômicas faciais com a idade cronológica ainda não foi consolidada no âmbito forense. Nos dentes, para a avaliação de estatura, o índice de Carrea[53] é o método mais conhecido. As mensurações feitas são distâncias retas e curvas entre os caninos e os incisivos, no arco dental inferior. Apesar do questionável índice de acerto, o intervalo estimado que o método produz pode ser utilizado caso o corpo esteja fragmentado e praticamente reduzido à mandíbula, contanto que seja associado a outros métodos, para garantir maior credibilidade.[54]

Após as análises minuciosas, detalhadas e descritivas feitas no estabelecimento de cada um dos parâmetros aqui citados, estipula-se um perfil antropológico ao indivíduo, que consubstanciará elementos de grande valia para buscar uma identificação positiva ou confrontar com informações reclamadas nos serviços rotineiros dos institutos médicos legais.

RECONSTRUÇÃO FACIAL FORENSE

Reconstrução, ou em termo que melhor define tal procedimento, a aproximação facial forense, é uma técnica que, assim como a antropologia forense, serve para auxiliar o processo de identificação humana. No entanto, ao falar em aproximação facial forense, o foco inicial é o reconhecimento, cabendo aqui uma distinção entre os termos. Reconhecimento é uma afirmação subjetiva, feita por algum ente próximo ao falecido que declara conhecer o corpo ou uma representação dele. A identificação é um procedimento técnico-científico desenvolvido por meio de métodos médicos ou odontolegais, antropológicos, papiloscópicos, genéticos, entre outros. Desses métodos, uma confirmação da identidade emerge, objetivamente e sem deixar dúvidas ou controvérsia.[12]

Nesse sentido, as técnicas de identificação utilizam princípios comparativos, ou seja, comparam registros *ante mortem* com informações obtidas no exame *post mortem*, a fim de estabelecer ligação plausível entre eles, identificando assim o despojo humano estudado. Quando não existem (ou não são encontrados) registros feitos antes da morte, as técnicas de identificação ficam limitadas. Quando essa falta de uma identidade atribuível ocorre, a técnica auxiliar da aproximação facial é indicada, podendo-se dizer então que esse procedimento é um recurso final para que ocorra a identificação,[55] permitindo o "aparecimento" de supostas vítimas, ou melhor, de pessoas próximas às vítimas desaparecidas.

Por meio da aproximação facial, reconstrói-se o contorno dos tecidos moles sobre o crânio esqueletizado, que serve de matriz ou base para a projeção de uma face, na qual se podem ser observados caracteres perdidos do indivíduo. A face reconstruída é, então, disposta ao público em geral, para que possa chamar a atenção de possíveis parentes e/ou conhecidos à busca de um desaparecido e gerar uma resposta positiva ao processo de identificação. Esses parentes podem contribuir com registros *ante mortem* e reiterarem ainda mais a identidade do examinado.[55]

As técnicas de aproximação facial utilizam-se do conjunto de médias das espessuras de tecidos moles sobre determinados pontos craniométricos, citados anteriormente. Apesar disso, olhos, pálpebras, lábios, orelhas e partes do nariz não possuem previsão óssea, sendo os pontos fracos dessa técnica, uma vez que constituem importantes traços característicos dos indivíduos. Marcas de nascença e cicatrizes também são traços difíceis de serem previstos.[55]

O conhecimento anatômico dos pontos craniométricos, aliado às determinações prévias feitas na Antropologia Forense são de suma importância em todas as técnicas de reconstrução facial, sejam manuais ou digitalizadas. Os pontos craniométricos porque são marcações determinadas no crânio que irão atuar como guias no contorno facial, as determinações porque são fatores que influenciam as diferentes espessuras de tecidos moles sobre a face (de acordo com o sexo, idade e ancestralidade), bem como as previsões da coloração da pele, formato e tamanho de lábios e outros caracteres ligados aos diferentes aspectos antropológicos.[55]

Cabe ressaltar que alguns pontos craniométricos já descritos neste capítulo possuem correspondentes faciais em tecido mole, evidenciando ainda mais a relevância de seu conhecimento quando na modelagem da aproximação facial. Os trabalhos realizados em cima dos contornos de tecidos moles também seguem um padrão por esses pontos, como mostrado na Figura 7.[56]

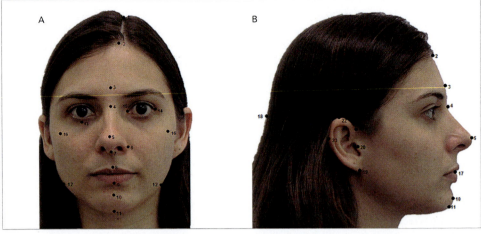

FIGURA 7 Demonstração de pontos craniométricos com correspondência facial em tecidos moles e outros pontos relevantes à prática da aproximação facial forense. 1: vértex; 2: *trichion*; 3: glabela; 4: násio; 5: pró-nasal; 6: alar; 7: subnasal; 8: labial superior; 9: labial inferior; 10: pogônio; 11: gnátio; 12: gônio, 13: orbital; 14: ectocanto; 15: endocanto; 16: *zygion*; 17: estômio; 18: opistocrânio; 19: subaural; 20: trágion; 21: pré-aural; 22: supra-aural; 23: pós-aural.

Nota-se a presença de novos pontos, não presentes em tecido ósseo por situarem-se em porções constituídas, predominantemente, por tecidos moles e cartilaginosos, como nariz, orelha, lábios e olhos. Esses pontos podem ser localizados como:[56]

- Vértex/*vertex*: ponto mais alto da cabeça (paralelo ao plano de Frankfurt).
- Trichion/*trichion*: ponto na inserção capilar, no meio da fronte.
- Pró-nasal/*pronasale*: ponto mais protruído da ponta do nariz.
- Alar/*alare*: ponto mais lateral no contorno da asa do nariz.
- Subnasal/*subnasale*: ponto médio do ângulo na base da columela, em que o septo nasal inferior encontra-se com o lábio superior.
- Labial superior/*labiale superius*: ponto médio do vermelhão do lábio superior.
- Estômio/*stomion*: encontro da linha média facial com a fissura labial horizontal em lábios levemente fechados.
- Labial inferior/*labiale inferius*: ponto médio do vermelhão do lábio inferior.

- Ectocanto/*ectocanthion*: ponto na comissura externa da fissura orbital.
- Endocanto/*endocanthion*: ponto na comissura interna da fissura orbital.
- Orbital/*orbitale*: ponto mais baixo na margem inferior de cada órbita.
- Zígio/*zygion*: ponto mais lateral do arco zigomático.
- Supra-aural/*superaurale*: ponto mais alto da margem livre do aurículo.
- Pré-aural/*preaurale*: ponto mais anterior da orelha.
- Trágio/*tragion*: entalhe na margem superior do trágus.
- Sub-aural/*subaurale*: ponto mais inferior na margem livre do lóbulo da orelha.
- Pós-aural/*postaurale*: ponto mais posterior na margem livre da orelha.

Como técnicas de aproximação facial, tem-se a denominada técnica manual, feita pelo uso de argila, massa de modelar ou algum outro material diretamente em uma réplica do crânio da vítima. No molde, os pontos craniométricos são sinalizados com marcadores que já indicam a profundidade dos tecidos moles naquela região. Tedeschi-Oliveira et al. (2009)[57] realizaram estudos em cadáveres brasileiros e elaboraram uma tabela indicando os pontos utilizados e a espessura de tecidos moles neles. Os pontos, então, são conectados com o material escolhido, na espessura indicada. As orientações das inserções musculares devem ser respeitadas, valendo aqui o conhecimento anatômico sobre a musculatura facial.[55,58] Os acidentes anatômicos presentes nos tecidos duros devem ser respeitados, os lábios posicionados sem que escondam os dentes,[55,59] olhos constituídos de material sintético posicionados seguindo uma série de parâmetros,[60] bem como orelhas e estruturas nasais posicionadas e confeccionadas de maneira criteriosa.[58,61] Finaliza-se com alguma caracterização – objetos que possam possivelmente pertencer à vítima (preferencialmente que tenham sido encontrados junto ao corpo no local de crime) e ajudar ainda mais no reconhecimento da face produzida.[55]

A outra metodologia, denominada digital, segue os mesmos princípios das técnicas manuais. Porém o trabalho é realizado sobre um modelo digitalizado do crânio. A digitalização pode ser feita por meio de fotogrametria e exames imaginológicos (tomografia, ressonância magnética etc.).[58] Com o avanço da tecnologia tridimensional, os métodos computadorizados ganham destaque, ainda mais quando utilizam *softwares* de livre acesso. São mais práticos, de baixo custo e capazes de criar várias imagens de uma mesma face eficientemente. Porém, necessitam de um operador experiente e com habilidades de modelação digital e antropologia.[62-65] No Brasil, Moraes e Miamoto (2015)[66] desenvolveram um manual de reconstrução facial que aplica uma técnica eficaz e pouco onerosa, já que utiliza *softwares* livres e programas de código aberto, auxiliando o leigo em computação a realizar a técnica digital de reconstrução com eficiência e precisão.

A aproximação facial forense, apesar de ser um método com precisão discutível, que exige treinamento e com resultados pouco específicos, possui seu valor na constituição de um perfil de uma vítima desconhecida ou ignorada. Agregada a toda a análise antropológica, pode ser um importante auxiliar na identificação humana. O conhecimento acerca da anatomia é de grande valia nessas técnicas, sendo indispensável para uma correta execução das técnicas aqui citadas.

IDENTIFICAÇÃO HUMANA

A identificação é um processo que tem como objetivo determinar com precisão a identidade de uma pessoa utilizando fundamentos científicos, baseados na somatoscopia (variações qualitativas) e na somatometria (variações quantitativas) do corpo humano.[13] A identidade de um indivíduo é o conjunto formado por suas características – tanto morfofisiológicas como psíquicas –, sendo elas exclusivas em sua totalidade.[16]

Após a análise de todos os possíveis métodos aplicados nos processos de identificação, fica evidente a presença da anatomia humana envolvida com todos eles, demonstrando a necessidade de um entendimento específico e aprofundado sobre os conhecimentos anatômicos para que seja possível atuar na área de identificação humana.

O processo de identificação humana é feito basicamente por meio de metodologias comparativas, havendo, assim, a necessidade de informações prévias da pessoa desaparecida para que esses métodos possam ser aplicados.[67] Porém, muitas vezes, não é possível o acesso às informações *ante mortem* para que sejam feitos os confrontos ou, em alguns casos, o número de possíveis suspeitos é muito elevado ou, até mesmo, indefinido.

No contexto da ausência de informações sobre características do desaparecido, encontram-se os métodos secundários de identificação, também conhecidos como métodos auxiliares, que visam direcionar uma busca que possa culminar na identificação. Entre esses métodos, estão os citados anteriormente neste capítulo, como a antropologia forense, no papel de traçar um perfil utilizando estimativas de idade, sexo, ancestralidade e estatura, além da aproximação facial forense, que também tem a capacidade de refinar e conduzir as buscas por suspeitos.

Após a utilização desses métodos auxiliares que reduzem o universo de desaparecidos, é possível partir para itens que estabeleçam a identificação por meio dos conhecidos métodos primários de identificação. Segundo a INTERPOL, estes métodos são papiloscopia, DNA e Odontologia Legal.[3] A Odontologia Legal tem suas vantagens, já que os dentes não são decompostos nem putrefeitos, além de suportarem mudanças drásticas de temperatura e umidade ambiental, portanto opção de escolha em casos em que não é possível obter as impressões papilares,[68,69] e também pelo fato de não ser um método oneroso como é o DNA. Atualmente, a área da Odontologia Legal possui sua contribuição para a identificação por meio de diversos métodos envolvendo estruturas anatômicas, que serão descritos a seguir.

Identificação odontológica

A identificação odontológica é um método que se baseia na inspeção minuciosa dos arcos dentais, pois cada dente possui um conjunto de características únicas que, ao serem reunidas, formam a base da identificação.[70,71] Além de preencher o requisito da unicidade, a odontologia preenche todos os demais requisitos de um processo de identificação humana aplicável, sendo eles: imutabilidade, perenidade, praticabilidade, classificabilidade e reprodutibilidade.[7,13]

Ao desenvolver um exame odontológico com finalidade de identificação, deve ser feita a análise detalhada da anatomia dental, considerando aspectos como cor, tamanho, forma, posicionamento, relação entre os arcos dentais superior e inferior e seu envolvimento com próteses (totais, fixas e removíveis), aparelhos ortodônticos e restaurações,[72] além de realizar tomadas radiográficas sempre que possível.

No exame *post mortem*, devem ser avaliadas as eventuais perdas dentais, diferenciando as perdas antigas (*ante mortem*) em que o rebordo alveolar encontra-se remodelado e os alvéolos estão preenchidos. Ao contrário, nas perdas dentais *post mortem*, os alvéolos dentais estão vazios e os septos interdentais e inter-radiculares estão preservados, fator que exige um adequado exame no local onde o corpo foi encontrado para auxiliar no exame odontolegal.

Os dados coletados durante o exame da vítima são chamados de *post mortem* e devem ser confrontados com dados *ante mortem* fornecidos por cirurgiões-dentistas que tenham atendido a vítima em vida, para que, dessa forma, seja possível uma conclusão sobre a existência, ou não, da efetiva identificação. Apenas um profissional formado em Odontologia está capacitado para a realização do confronto entre as informações odontológicas *ante* e *post mortem*, pois somente ele possui o conhecimento necessário para desempenhar tal função.

Na utilização do método odontológico, não existe a obrigação da obtenção de um número

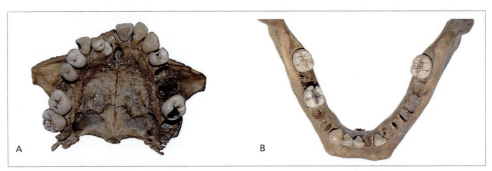

FIGURA 8   Arcos dentais superior (A) e inferior (B) com diferentes tipos de tratamento odontológico e ausências dentais.

mínimo de pontos concordantes durante confronto para que uma identificação seja classificada como positiva.[73] Em alguns casos, poucos pontos concordantes podem apontar para um resultado positivo, enquanto, em outros, podem existir pontos concordantes que não tenham características tão peculiares, conduzindo para uma identificação possível, porém não confirmada.[71] Sob algumas circunstâncias, uma discrepância substancial é mais relevante do que a existência de diversos pontos em comum.[72]

Seios frontal e maxilar

Os seios paranasais são cavidades pneumáticas existentes em alguns ossos do crânio (frontal, maxila, etmoide e esfenoide), sendo ligados à cavidade nasal[74] e nomeados de acordo com o osso no qual estão presentes.

A análise da variação anatômica do seio frontal é um método de identificação passível de ser utilizado na Odontologia Legal e fundamenta-se no fato de que o seio frontal possui características únicas e particulares em cada indivíduo.[75] Essa técnica é realizada por meio da comparação direta ou sobreposição de radiografias posteroanteriores ou tomografias,[76,77] em que são levadas em consideração propriedades como forma, tamanho, simetria, lobulações e presença e número de septos no seio frontal,[78] para avaliar similaridades e discrepâncias entre exames *post* e *ante mortem*.

Por outro lado, a utilização do seio maxilar nas Ciências Forenses, concomitante ao processo de identificação,[79] relaciona-se também ao processo de estimativa de sexo.[72] Além dos exames radiográficos já citados para a análise de seio frontal, podem ser utilizadas também radiografias periapicais e oclusais.[80] Em todas as formas radiográficas utilizadas na avaliação do seio maxilar, são realizadas medidas lineares das dimensões e volume da cavidade, sendo comprovado cientificamente que os seios maxilares masculinos são significativamente maiores que os femininos.[81]

Tanto o método de identificação pelo seio frontal como pelo seio maxilar, por serem métodos radiográficos, podem ser influenciados pelo posicionamento da pessoa ou crânio durante tomada radiográfica, assim como pela qualidade e conservação do exame. É necessário atentar-se também para o fato de que as cavidades sinusais podem ter sofrido alterações causadas por trauma, cirurgias, doenças e condições *post mortem*.[82]

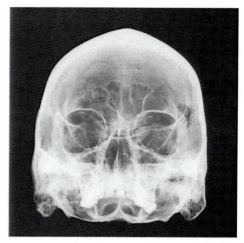

FIGURA 9   Imagem radiográfica posteroanterior de crânio demonstrando o seio frontal. Fonte: Acervo do Museu de Anatomia da FORP-USP.

Rugoscopia

As rugas palatinas são pregas presentes na mucosa do terço anterior do palato, localizando-se posteriormente à papila incisiva, que se formam ainda em fase intrauterina, perdurando durante toda a vida do indivíduo, com a capacidade de se refazer na mesma morfologia anterior em casos de traumatismos na região.[83] Essas pregas palatinas são assimétricas quando analisadas em cada um dos lados da linha mediana do palato e possuem a característica de distinguirem-se entre as pessoas, podendo, como consequência, fornecer informações sobre individualidade[84,85].

A rugoscopia desenvolve sua atuação como método de identificação humana na Odontologia Legal por meio da análise de forma, quantidade, tamanho e disposição das rugas palatinas, já que elas são únicas de pessoa para pessoa.[86] Esse método pode ser utilizado principalmente em casos de vítimas desdentadas, pois, em razão da inexistência de elementos dentais para serem analisados, utiliza-se o exame comparativo das rugas palatinas por meio de fotos, moldagens e até mesmo exame da superfície de próteses totais da vítima.[87]

Queiloscopia

A queiloscopia é outra possibilidade de método de identificação auxiliar utilizado pela área de Odontologia Legal,[85] no entanto, é mais utilizada nos casos de investigação criminal em que há impressão labial recente para análise e possível confronto de informações.[13] Essa técnica consiste no estudo das particularidades presentes na zona vermelha dos lábios além de sua espessura, posicionamento da comissura labial e os sulcos labiais nos quais se analisa principalmente sua disposição e classificação, além das impressões que esses sulcos podem deixar.[88,89] As impressões labiais, assim como as rugas palatinas, apresentam unicidade, não se repetindo de um indivíduo para outro. Possuem, também, imutabilidade durante toda a vida,[88,90] sem se alterarem por traumatismos, inflamações ou doenças como herpes.[91]

CONSIDERAÇÕES FINAIS

A Odontologia Legal é uma especialidade que utiliza em larga escala os conhecimentos adquiridos no campo da anatomia humana, tendo em vista a característica investigativa da especialidade que exige do profissional alta capacidade descritiva do corpo humano e suas estruturas, bem como a análise topográfica dos acidentes anatômicos. Apenas assim, o laudo – produto final das suas análises – poderá ser facilmente lido e compreendido, além de bem embasado cientificamente. A anatomia humana, apesar de disciplina básica na maior parte dos cursos de Odontologia, deve ser tratada como essencial, pois o conhecimento advindo dela é aplicado e utilizado em toda a ciência odontológica e suas diversas especialidades.

BIBLIOGRAFIA

1. Brasil. Conselho Federal de Odontologia. Resolução CFO n. 63/2005: Consolidação das Normas para Procedimentos nos Conselhos de Odontologia. Rio de Janeiro; 2005.
2. Balachander N, Babu NA, Jimson S, Priyadharsini C, Masthan KM. Evolution of forensic odontology: an overview. J Pharm Bioallied Sci. 2015;7(Suppl 1):S176-80.
3. Krishan K, Chatterjee PM, Kanchan T, Kaur S, Baryah N, Singh RK. A review of sex estimation techniques during examination of skeletal remains in forensic anthropology casework. Forensic Science International 261. 2016;165:e1-165.e8.
4. Couto RC. Perícias em medicina & odontologia legal. Rio de Janeiro: Medbook; 2011.
5. Nunes FB, Gonçalves PC. A importância da craniometria na criminalística: revisão de literatura. Rev Bras Crimin. 2014;3(1):36-43.
6. Pereira CB, Alvim MCM. Manual para estudos craniométricos e cranioscópicos. Rev ACBO. 2015;4(1).
7. Vanrell JP. Odontologia legal & antropologia forense. 2. ed. Rio de Janeiro: Guanabara-Koogan; 2009.
8. Sobotta J et al. Sobotta atlas de anatomia humana. 23. ed. Rio de Janeiro: Guanabara-Koogan; 2012. 3 v.
9. Cavanagh D, Steyn M. Facial reconstruction: soft tissue thickness values for South African black females. Forensic Sci Int. 2011;206:215e1-215e7.
10. Gonçalves PC. Estudo de 25 crânios de indivíduos do Rio Grande do Sul: inferência de sexo e de ancestralidade com o uso de cranioscopia, craniometria e genética forense. [Dissertação de mestrado]. Faculdade de Biociências, PUC-RS; 2014.
11. Silva M. Compêndio de odontologia legal. São Paulo: Santos; 2009.
12. Brito LM, Araújo PSP, Moreira GAE, Correia FLS, Argollo SP. Antropologia forense. In: Couto RC. Perícias em medicina legal & odontologia legal. Rio de Janeiro: Medbook; 2011. p. 321-416.
13. França GV. Fundamentos de medicina legal. 2. ed. Rio de Janeiro: Guanabara-Koogan; 2012.
14. Oliveira RN, Silva RHA, Boldrini SC. Pericial analysis of a dental element found inside food used for human consumption. J Forensic and Legal Med. 2008;15:269-73.

15. Silva RF, Mendes SDSC, Marinho DEA, Rosário-Júnior AF, Guimarães MA. Importance of the comparative anatomy in Forensic Anthropology – case report. Rev Sul Bras Odontol. 2013;10(2):193-7.
16. Arbenz GO. Medicina legal e antropologia forense. São Paulo: Atheneu; 1988.
17. Croce D. Manual de medicina legal. Rio de Janeiro: Forense; 1990.
18. Galvão LCC. Determinação do sexo através da curva frontal e apófise mastóidea. Piracicaba. [Tese de Doutorado] – Faculdade de Odontologia de Piracicaba da Universidade Estadual de Campinas;1998
19. Saliba CA. Contribuição ao estudo do dimorfismo sexual, através de medidas do crânio. Piracicaba. [Tese de Doutorado] – Faculdade de Odontologia de Piracicaba da Universidade Estadual de Campinas; 1999
20. Sampaio CMA. Investigação do sexo por mensurações crânio-faciais. Piracicaba. [Tese de Doutorado] – Faculdade de Odontologia de Piracicaba da Universidade Estadual de Campinas; 1999.
21. Giles E, Elliot O. Sex determination by discriminant function analysis of crania. Am J Phys Anthropol. 1963;21:53-68.
22. Giles E. Sex determination by discriminant function analysis of the mandible. Am J Phys Anthropol. 1964;22(2):129-35.
23. Galvão LCC. Identificação do sexo através de medidas cranianas. Piracicaba. [Dissertação de Mestrado] – Faculdade de Odontologia de Piracicaba da Universidade Estadual de Campinas; 1994.
24. Poongodi V, Kanmani R, Anandi MS, Krithika CL, Kannan A, Raghuram PH. Prediction of age and gender using digital radiographic method: a retrospective study. J Pharm Bioall Sci. 2015;7(2):504-8.
25. Gamba TO, Alves MC, Haiter-Neto F. Mandibular sexual dimorphism analysis in CBCT scans. J Forensic and Legal Med. 2016;38:106-10.
26. Dahlberg AA. Dental traits as identification tools. Dent Brog. 1963;3:155-60.
27. Garn SN, Lewis AB, Swindler DR, Kerewsky RS. Genetic control of sexual dimorphism in tooth size. J Dent Res.1967;46:963-72.
28. Yuwanati M, Karia A, Yuwanati M. Canine tooth dimorphism: an adjunct for establishing sex identity. Journal of Forensic Dental Sciences. 2012;4(2):80-3.
29. Khanna KS. Efficacy of sex determination from human dental pulp tissue and its reliability as a tool in forensic dentistry. J Int Oral Health. 2015;7(2):10-6.
30. Pickering RB, Bachman D. The use of forensic anthropology. 2. ed. Boca Raton: CRC Press; 2009.
31. Klepinger LL. Fundamentals of forensic anthropology. Hoboken: John Wiley & Sons; 2006.
32. Francisco RA. Evolução dos casos de antropologia forense no Centro de Medicina Legal (CEMEL) da Faculdade de Medicina de Ribeirão Preto – USP de 1999-2010. [Dissertação de Mestrado]. Programa de Pós-Graduação, área de Patologia (Patologia Experimental) do Departamento de Patologia e Medicina Legal da Faculdade de Medicina de Ribeirão Preto da Universidade de São Paulo (FMRP-USP); 2011. 194 p.
33. Galvão LCC, et al. Aspectos das cúspides do 1º molar inferior em leucodermas, faiodermas e melanodermas. Rev IPEB-BA. 2003.
34. Cattaneo, C. Anthropology: age determination of remains. In: Jamieson A, Moenssens A. Wiley encyclopedia of forensic science. New York: Wiley; 2009.
35. Cardozo HF, Silva M. Estimativa de idade pelo exame dos dentes. In: Silva M. Compêndio de odontologia legal. São Paulo: Santos; 2009. p. 125-48.
36. Black S, Ferguson E. Forensic anthropology: 2000 to 2010. Boca Raton: CRC Press; 2011.
37. Bass W. Human osteology: a laboratory and field manual. 4. ed. Missouri: Missouri Archaeological Society; 1995.
38. Beck LA. Standards for data collection from human skeletal remains. In: Buikstra JE, Ubelaker DH (eds.). Fayetteville: Arkansas Archeological Survey Research Series; 1995.
39. Meindl RS, Lovejoy CO. Ectocranial suture closure: a revised method for the determination of skeletal age at death based on the lateral-anterior sutures. Am J Phys Anthropol. 1985;68(1):57-66.
40. Croce D, Croce-Junior D. Manual de medicina legal. 8. ed. São Paulo: Saraiva; 2012.
41. Deitos AR, Costa C, Crosato EM, Galic I, Cameriere R. Biazevic MGH. Age estimation among Brazilians: younger or older than 18? J Forensic Legal Med. 2015;33:111-5.
42. Willems G, Romsee CM, Solheim T. Non-destructive dental age calculation methods in adults: Intra and inter-observer effects. Forensic Sci. Int. 2002;126:221--6.
43. Gustafson G. Age determinations on teeth. J Am Dent Assoc. 1950;41:45-54.
44. Bang G, Ramm E. Determination of age in humans from root dentine transparency. Acta Odontol Scand. 1970;28(1):3-35.
45. Demirjian A, Goldstein H, Tanner JM. A new system of dental age assessment. Hum Biol. 1973;45:211-27.

46. Demirjian A, Goldstein H. New systems for dental maturity based on seven and four teeth. Ann Hum Biol. 1976;3:411-21.
47. Nicodemo RA, Moraes LC, Médici-Filho E. Tabela cronológica da mineralização dos dentes permanentes entre brasileiros. Rev Fac Odontol São José dos Campos. 1974;33:55-6.
48. Kvaal SI, Kollveit KM, Thompsen IO, Solheim T. Age estimation of adults from dental radiographs. Forensic Sci Int. 1995;74:175-85.
49. Ohtani S, Ohhira H, Watanabe A. Estimation of age from teeth by amino acid racemization: Influence of Fixative. J Forensic Sci. 1997;42(1):137-9.
50. Helfman PM, Bada JL. Aspartic acid racemization in tooth enamel from living humans. Proc Nat Acad Sci. 1975;72:2891-4.
51. Krishan K. Estimation of stature from cephalo-facial anthropometry in north Indian population. Forensic Sci Int. 2008:181;52.e1-52.e6.
52. Sahni D, Sanjeev D, Sharma P, Kaur H, Aggarwal A. Estimation of stature fromfacial measurements in northwest Indians. Legal Med. 2010;12:3-27.
53. Carrea JU. Talla individual human en función al radio cuerda. Ortodoncia. 1939;6:225-7.
54. Furlan ACK, Nogueira BS, Demetrio ATW, Lolli LF. Validação do método de Carrea na região noroeste do estado do Paraná, Brasil. Rev Bras Odontol Leg. 2016;3(1):15-23.
55. Tedeschi-Oliveira SV. Reconstrução facial forense. In: Couto RC. Perícias em medicina legal & odontologia legal. Rio de Janeiro: Medbook; 2011. p. 475-92.
56. Farkas LG. Anthropometry of the Head and Face. 2. ed. Nova York: Raven Press; 1994.
57. Tedeschi-Oliveira SV, Melani RH, Almeira NH, Paiva LAS. Facial soft tissue thickness of Brazilian adults. Forensic Sci Int. 2009;193(1):127.
58. Gupta S, Gupta V, Vij H, Vij R, Tyagi N. Forensic facial reconstruction: the final frontier. J Clin and Diag Research. 2015;9(9):26-8.
59. Abate AF, Nappi M, Tortora RG. FACES: 3D facial reconstruction from ancient skulls using content based image retrieval. JVis Lang Comput. 2004;15:373--89.
60. Fernandes CM, Pereira FD, da Silva JV, Serra Mda C. Is characterizing the digital forensic facial reconstruction with hair necessary? A familiar asssessors' analysis.Forensic Sci Int. 2013;229:164.e1-e5.
61. Kreutz K, Verhoff MA. Forensic facial reconstruction-identification based on skeletal finding. DtschArztebl. 2007;104(17):A1160-5.
62. Wilkinson CM. Facial reconstruction- anatomical art or artistic anatomy? J Anat 2010;216(2):235-50.
63. Yadav N, Panat RS, Aggarwal A. CT scans- a compelling tool in forensic facial reconstruction. J Dent Sci Oral Rehabil. 2010;1:39:42.
64. Wilkinson C, Rynn C, Peters H, Taister M, Kau CH, Richmond S. A blind accuracy assessment of computer-modeled forensic facial reconstruction using computer tomography data from live subjects. Forensic Sci Med Pathol. 2006;2:179-88.
65. Turner W, Tu P, Kelliher T, Brown R. Computer-aided forensics: facial reconstruction. Stud Health Technol Inform. 2006;119:550-55.
66. Moraes C, Miamoto P. Manual de reconstrução facial 3D digital: aplicações com código aberto e software livre. Sinop – MT; 2015.
67. Traithepchanapai P, Mahakkanukrauh P, Kranioti EF. History, research and practice of forensic anthropology in Thailand. Forensic Science International 261. 2016;167.e1-167.e6.
68. Reesu GV, Augustine J, Urs AB. Forensic considerations when dealing with incinerated human dental remains. J Forensic Leg Med. 2015;29:13-7.
69. Spadácio C. Análise dos principais materiais dentários restauradores submetidos à ação do fogo e sua importância no processo de identificação. [Tese de Doutorado]. Piracicaba: Faculdade de Odontologia de Piracicaba da Universidade Estadual de Campinas; 2007.
70. Krishan K, Kanchan T, Garg AK. Dental evidence in forensic identification – an overview, methodology and present status. Open Dent J. 2015;9:250-6.
71. Magalhães LV, Pacheco KTS, Carvalho KS. O potencial da odontologia legal para a identificação humana das ossadas do departamento medico legal de Vitória/ES. Rev Bras Odontol Leg. 2015;2(2):5-19.
72. Senn DR, Stimson PG. Forensic dentistry. 2. ed. New York: CRC Press/Taylor & Francis; 2010.
73. Jobim LF, Costa LR, Silva M. Tratado de perícias criminalístcas – identificação humana. Vol.II. Campinas: Millennium; 2005.
74. Soares CBRB, Almeida MSC, Lopes PML, Beltrão VR, Pontual AA, Ramos-Perez FMM, et al. Human identification study by means of frontal sinus imaginological aspects. Forensic Science International. 2016;262:183-9.
75. Christensen AM. Assessing the variation in individual frontal sinus outlines. Am J Phys Anthropol. 2005;127(i.3):291-5.

76. Xavier TA, Terada ASSD, Silva RHA. Forensic application of the frontal and maxillary sinuses: a literature review. J Forens Radiol Imag. 2015;3:105-10.
77. Silva RF, Prado FB, Caputo IG, Devito KL, Botelho TL, Daruge Júnior E. The forensic importance of frontal sinus radiographs. J Forensic Leg Med. 2009;16(1):18-23.
78. Carvalho SPM, Silva RHA, Júnior CL, Peres AS. A utilização de imagens na identificação humana em odontologia legal. Radiol Bras. 2009;42(i.2):125-30.
79. Gonçalves AS, Marcelino JC, Prado MM, Silva RF. Identificação humana utilizando radiografia PA de seios maxilares: relato de caso. Rev Bras Odontol Leg. 2014;1(1):31-9.
80. Musse JO, Marques JAM, Oliveira RN. Contribuição da análise do seio maxilar para a identificação humana. Saúde Ética Justiça. 2009;14(2):78-89.
81. Sidhu R, Chandra SC, Devi P, Taneja N, Sah K, Kaur N. Forensic importance of maxillary sinus in gender determination: amorphometric analysis from Western Uttar Pradesh, India. Eur J Gen Dent. 2014;3:53-6.
82. Quatrehomme G, Fronty P, Sapanet M, Grevin G, Bailet P, Ollier AM. Identification by frontal sinus pattern in forensic anthropology. Forensic Sci Int. 1996;83:147-53.
83. Ohtani M, Nishida N, Chiba T, Fukuda M, Miyamoto Y, Yoshioka N. Indication and limitations of using palatal rugae for personal identification in edentulous cases. Forensic Sci Int. 2008;2(3):178-82.
84. Lima MVFN, Costa GM, Silva VB, Nascimento MR, Moraes HH, Lucena EES. Verificação da praticabilidade e da unicidade na queiloscopia e na palatoscopia como métodos de identificação humana. Rev Bras Odontol Leg. 2016;3(1):5-14.
85. English WR, Robinson DHD, Summitt JB, Oeslerle LJ, Brannon RB, Marlang WM. Individuality of human palatal rugae. J Forensic Sci. 1988;33(3):718-26.
86. Caldas IM, Magalhães T, Afonso A. Establishing identity using cheiloscopy and palatoscopy. Forensic Sci Int. 2007;165(1):1-9.
87. Tornavoi DC, Silva RHAD. Rugosidade palatina; identificação humana; antropologia forense. Ética Justiça. 2010;15(1):28-34.
88. Sivapathasundharam B, Prakash PA, Sivakumar G. Lip prints (Cheiloscopy). Indian J Dent Res. 2001;12(4):234-7.
89. Barros GB, Silva M, Galvão LCC. Estudo queiloscópico em estudantes do Curso de Odontologia da Universidade Estadual de Feira de Santana. Rev Saúde Com. 2006;1(2):3-11.
90. Whittaker DK, MacDonald DG. A colour atlas of forensic dentistry. London: Wolfe; 1989.
91. Tsuchihashi Y. Studies on personal identification by means of lip prints. Forensic Sci. 1974;3:233-48.

CAPÍTULO 16

Crescimento craniofacial e fundamentos anatômicos aplicados a ortodontia e ortopedia funcional dos maxilares

Patrícia Maria Monteiro
Maria Bernadete Sasso Stuani

INTRODUÇÃO

Sendo o complexo craniofacial o objeto de trabalho do ortodontista, no seu dia a dia, tornam-se fundamentais o conhecimento e o perfeito entendimento das modificações que ocorrem nesse complexo, decorrentes do seu crescimento e desenvolvimento.

Com esses conhecimentos, é possível fazer um diagnóstico acurado e usá-lo para o planejamento do tratamento ortodôntico adequado, "estimando" a quantidade de crescimento do indivíduo. Entretanto, previamente aos estudos de crescimento e desenvolvimento, é necessário relembrar alguns conceitos básicos de crescimento e desenvolvimento das estruturas ósseas faciais.

A ortodontia, por ser uma especialidade responsável pelo tratamento das maloclusões e das deformidades dentofaciais, como também por tratar pacientes em fase de crescimento, exige o conhecimento do crescimento craniofacial para auxiliar na elaboração do diagnóstico, planejamento e prognóstico do tratamento dessas maloclusões.

CONCEITOS

Os termos crescimento e desenvolvimento muitas vezes se confundem, pois não é fácil estabelecer limites entre eles, dado o estreito grau de correlação que existe principalmente nos primeiros anos de vida.

Crescimento

É um processo quantitativo da matéria viva por meio do qual o organismo aumenta seu tamanho. Pode ser o resultado direto da divisão celular ou o produto indireto da atividade biológica, isto é, ossos e dentes.

Corresponde, ainda, ao processo físico-químico da matéria viva, desde o nascimento até a maturidade, caracterizado pela divisão celular, com aumento do número de células e aumento de volume. Não se pode imaginar o crescimento como um aumento indiscriminado de volume, pois existe perfeita harmonia no aumento de dimensão, embora o crescimento não se processe uniformemente.

O crescimento deve ser definido como as mudanças normais do montante de substância viva. Ele reflete o aspecto quantitativo do desenvolvimento biológico e é medido por unidade de tempo, ou seja, centímetros por ano ou gramas por dia. O crescimento é o resultado de processos biológicos por meio dos quais a matéria viva normalmente se torna maior.

Desenvolvimento

É a sequência de modificações biológicas que ocorrem desde a fertilidade da célula até sua maturidade. Implica o alcance de estágios mais complexos e mais avançados em direção à maturidade. Traz embutida em si o crescimento.

Implica mudanças estruturais, por meio das quais os tecidos vão se diferenciando, desde sua existência como uma célula isolada até sua elaboração como unidade funcional, atingindo as características somáticas e funcionais próprias da espécie, isto é, sua própria maturação.

Em suma, são todos os processos que ocorrem desde a fecundação do óvulo até a idade adulta e que conduzem o indivíduo à maturação das diversas funções físicas e psíquicas.

Maturação

Corresponde ao pleno desenvolvimento, que leva à estabilização do estado adulto efetuada pelo crescimento e desenvolvimento.

TIPOS DE CRESCIMENTO

Intersticial

Crescimento de dentro para fora por mitose celular (cartilagem).

Aposicional

Crescimento que se caracteriza pela deposição de sais de cálcio, camada após camada. É típico do tecido ósseo. Pode ser:

- Aposicional subperiosteal: a partir do periósteo que envolve os ossos.
- Aposicional endosteal: a partir do endósteo, no interior de cavidades ósseas.
- Aposicional sutural: a partir das bordas das suturas localizadas entre os ossos.

MECANISMO DE FORMAÇÃO ÓSSEA (OSTEOGÊNESE)

O precursor de todo osso é sempre o tecido conjuntivo. O osso é composto de dois elementos: células ósseas ou osteócitos e substâncias intercelulares. No grupo dos osteócitos distinguem-se ainda os osteoblastos, que são as células formadoras de osso, e os osteoclastos, células que reabsorvem o osso.

O osso se forma em dois tipos de tecido conjuntivo, cartilagem e tecido conjuntivo membranoso, daí resultando dois processos conhecidos de ossificação: endocondral e intramembranoso. Os dois modos básicos de osteogênese são denominados de acordo com o local de aparecimento do osso.

Ossificação endocondral

A ossificação endocondral tem início sobre uma peça de cartilagem hialina, de forma semelhante à do osso que vai se formar, porém de tamanho menor. Em resumo, o processo se inicia com a destruição gradual da cartilagem e sua substituição por tecido ósseo, que se forma a partir de células vindas do conjuntivo adjacente. A ossificação endocondral consiste essencialmente em duas etapas: primeiro a cartilagem hialina sofre modificações, havendo hipertrofia dos condrócitos, que acabam morrendo e deixando cavidades separadas por finos trabeculados de matriz cartilaginosa. Os condrócitos, ao morrerem, liberam substâncias que vão atrair cálcio da corrente sanguínea. Em seguida, as cavidades da cartilagem calcificada serão invadidas por capilares sanguíneos e células mesenquimais indiferenciadas vindas do conjuntivo adjacente. Essas células vão se diferenciar em osteoblastos, que depositarão matriz óssea sobre os restos de cartilagem calcificada. Desse modo, aparece tecido ósseo onde antes havia tecido cartilaginoso sem que ocorra a transformação desse tecido naquele; os trabeculados de matriz cartilaginosa calcificada servem apenas de ponto de apoio à ossificação. O osso endocondral não é formado diretamente da cartilagem. Ele a invade, substituindo-a.

A formação óssea endocondral é uma adaptação morfogenética que proporciona uma produção contínua de osso nas regiões especiais que envolvem níveis de compressão relativamente altos (lugares que assimilam forças). Assim sendo, é encontrada nos ossos associados com articulações móveis. No complexo craniofacial, é encontrada nos côndilos mandibulares, na base do crânio (condrocrânio) e no septo nasal cartilaginoso.

Na cartilagem em processo de ossificação, distinguem-se as seguintes partes:

- Zona de repouso: nela, existe cartilagem sem qualquer alteração morfológica (normal).
- Zona de cartilagem seriada ou de multiplicação: aqui, os condrócitos dividem-se rapidamente e formam fileiras ou colunas paralelas de células achatadas e empilhadas no sentido longitudinal do osso.
- Zona de cartilagem hipertrófica: esta zona apresenta condrócitos muito volumosos pelo acúmulo de glicogênio no citoplasma. A matriz fica reduzida a tabiques delgados, entre as células hipertróficas.
- Zona de cartilagem calcificada: simultaneamente com a necrose dos condrócitos, que ocorre nesta zona, os delgados tabiques da matriz, que ficam entre as lacunas aumentadas, calcificam-se por deposição de hidroxiapatita.
- Zona de ossificação: nesta zona em que aparece tecido ósseo, capilares sanguíneos e células indiferenciadas originadas por divisão mitótica de células vindas do periósteo invadem as cavidades deixadas pelos condrócitos mortos. As células indiferenciadas dão origem aos osteoblastos, que vão formar uma camada contínua sobre os restos da matriz cartilaginosa calcificada. Sobre os tabiques desta, os osteoblastos depositam a matriz óssea.

A matriz óssea calcifica-se e aprisiona alguns osteoblastos que se transformam em osteócitos. Desse modo, formam-se as espículas ósseas, com uma parte central de cartilagem calcificada e uma parte superficial de tecido ósseo primário.

Ossificação intramembranosa

Caracteriza-se pelo crescimento a partir de tecido conjuntivo membranoso, encontrado em diversos ossos do crânio e da face.

Na formação óssea intramembranosa, os osteoblastos surgem de uma concentração de células mesenquimais indiferenciadas, que se transformam em osteoblastos. A matriz osteoide é formada por osteoblastos recentemente diferenciados, por meio dos quais a substância intercelular vai se calcificando e tendo como resultado o osso. Quando os osteoblastos continuam a formar matriz osteoide, eles se entrelaçam em sua própria matriz e se transformam em osteócitos. A matriz osteoide, ou substância intercelular, calcifica-se, tendo então como resultado o osso.

Os ossos desenvolvidos a partir do processo intramembranoso formam-se no interior de uma membrana de natureza conjuntiva. A periferia dessa membrana é mais fibrosa, enquanto no seu interior predominam células ou osteoblastos. No início, ocorre aumento da circulação sanguínea e os osteoblastos sofrem alterações no seu interior, transformando-se em células com alto potencial secretor. Os osteoblastos passam a sintetizar matriz osteoide, composta de fibras colágenas e proteoglicanas, que vai ser depositada nos espaços entre os osteoblastos. A calcificação tem início em um ponto denominado centro de calcificação, a partir do qual se irradiam espículas ósseas. Subsequentemente, camadas sucessivas de tecido ósseo são depositadas sob o periósteo e ao redor de canais vasculares maiores.

Tecidos ósseos depositados pelo periósteo, suturas e ligamento periodontal são todos de formação intramembranosa.

Ossificação mista

Caracteriza-se por crescimento endocondral e intramembranoso. Pode ser observado na mandíbula e na base occipital.

MECANISMO DE CRESCIMENTO ÓSSEO

Os diversos ossos do esqueleto craniofacial não crescem do mesmo modo. O crescimento ósseo envolve um processo de aposição na superfície direto e acumulativo, acompanhado por um processo adicional de remoção por reabsorção. A combinação por adições ósseas, em um lado da lâmina cortical, e reabsorções no outro lado produzem um movimento de crescimento que proporciona as dimensões progressivamente aumentadas de todo o osso.

Aposição + reabsorção = movimento de crescimento real (deslizamento)

O crescimento ósseo, no entanto, não envolve apenas aposição externa juntamente com reabsorção interna, também requer uma complexa remodelação para manter a configuração de todo o osso, enquanto simultaneamente aumenta de tamanho.

Durante o crescimento, podem ocorrer dois modos básicos de movimento: deslizamento e deslocamento.

Deslizamento

As aposições e reabsorções que ocorrem diretamente sobre a superfície de um osso, ou a combinação das duas, agindo nos ossos do crânio e da face produzem na superfície de deposição um movimento de crescimento denominado deslizamento.

O deslizamento ocorre em quase todas as áreas do osso em crescimento e não está restrito aos principais "centros" de crescimento. Produz um aumento generalizado, bem como a recolocação das partes envolvidas, e ocorre simultaneamente com o deslocamento.

As combinações de aposição e reabsorção resultam em movimento de crescimento em direção à superfície de aposição. O deslizamento é observado com a remodelação por aumento produzido pela aposição de novo osso no lado da lâmina cortical, enquanto ocorre reabsorção do lado oposto. Se for colocado um implante na superfície do córtex ósseo onde há aposição, este gradualmente é envolvido no córtex e se desloca para o outro lado da lâmina cortical. Isso ocorre em decorrência do deslizamento do osso em sua volta e não pelo seu próprio movimento, pois o implante é fixo.

O deslizamento corresponde ao crescimento real do osso, como consequência do processo de aposição e reabsorção óssea (Figura 1).

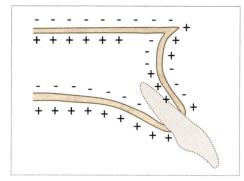

FIGURA 1   Áreas de aposição e reabsorção óssea nas superfícies maxilares.

Deslocamento

É diferente do deslizamento, no entanto, ocorre simultaneamente a ele. O deslocamento é um movimento de todo o osso como unidade independente de seu crescimento. O deslocamento é o resultado de pressões e trações exercidas pelos diferentes ossos e seus tecidos moles, separando-os à medida que continuam aumentando de tamanho. Por exemplo, as suturas frontomaxilar e zigomaticomaxilar, quando os ossos frontal e zigomático crescem, deslocam a maxila para a frente e para baixo, independentemente do crescimento maxilar (Figura 2). Os deslocamentos podem ser primário ou secundário.

Deslocamento primário

Ocorre quando o osso se desloca em consequência do seu próprio crescimento. Como exemplo, há o crescimento da maxila, em que a

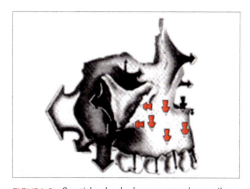

FIGURA 2   Sentido de deslocamento da maxila.

aposição na porção posterior e superior da tuberosidade da maxila cria um crescimento real (deslizamento) para trás e para cima, mas como a tuberosidade se depara com os ossos da base do crânio, o deslocamento da maxila será para a frente e para baixo.

Deslocamento secundário

Ocorre quando o osso se desloca em consequência do crescimento de outro osso ou estruturas adjacentes e não pelo crescimento do próprio osso. Por exemplo, o crescimento da superfície articular da cavidade glenoide e o aumento de tecido mole articular deslocam a mandíbula para a frente e para baixo.

O deslocamento e o deslizamento são processos independentes, mas ocorrem simultaneamente. O processo global do aumento craniofacial é um conjunto de deslizamento e deslocamento. As complexas combinações de ambos os processos ocorrem na maioria dos diferentes ossos do crânio. O deslizamento e o deslocamento podem ocorrer na mesma direção ou em direções opostas.

Como exemplo dos movimentos de deslizamento e deslocamento no mesmo sentido tem-se o palato, o qual desliza (reabsorção na superfície nasal + aposição na superfície bucal da abóbada palatina) e desloca-se (deslocamento da maxila como um todo para baixo e para a frente) ao mesmo tempo e no mesmo sentido.

Como exemplo de deslizamento e deslocamento em sentidos opostos, têm-se a maxila e a mandíbula.

Remodelação e recolocação

O mecanismo de crescimento ósseo não está restrito apenas a aposição e reabsorção. O osso requer uma remodelação complexa para manter uma forma determinada, enquanto aumenta de tamanho simultaneamente. Como o osso tem regiões que crescem mais rapidamente que outras, ele poderia se tornar desproporcional sem as oportunas mudanças de remodelação. As áreas localizadas na maxila sofrem uma recolocação progressiva à medida que todo o osso continua aumentando. Por exemplo, o local em que existe o arco maxilar e a região do palato na criança será transformado na região nasal do futuro adulto.

O osso não pode aumentar de tamanho simplesmente por acréscimos uniformes, generalizados, nas superfícies externas. O que realmente acontece são adições diferenciais nas diversas superfícies internas e externas. À medida que novo osso é adicionado em uma determinada área, as posições relativas de quase todas as suas outras partes tornam-se necessariamente alteradas, isto é, recolocadas. Os diversos ossos do esqueleto craniofacial não crescem por um processo de aumento generalizado na superfície, seguindo simplesmente os contornos existentes. Em associação com esse crescimento por aposição e reabsorção, existe uma remodelação complexa para manter a configuração de todos os ossos.

Pode-se definir a remodelação como um processo seletivo de aposição e reabsorção que permite alteração na forma e nas dimensões e proporções de cada região do osso. A aposição e a reabsorção seletivas (remodelação) de todo osso servem para:

- Alterar a forma regional, a fim de se adaptar às novas posições progressivas.
- Mudar as dimensões e proporções de cada parte regional.

Como algumas regiões sofrem caracteristicamente um crescimento mais extenso que outras, o osso poderia se tornar progressivamente desproporcional sem as correspondentes mudanças de remodelação. Por exemplo, à medida que se depositam grandes quantidades de osso na borda posterior do ramo mandibular, as posições de todas as outras partes da mandíbula tornam-se necessariamente alteradas em relação às novas dimensões do osso aumentado. Além disso, as inúmeras áreas localizadas na mandíbula sofrem uma recolocação progressiva à medida que todo o osso continua aumentando. Assim, a porção posterior do corpo se recoloca no espaço previamente ocupado pelo ramo. A recolocação, mudança na posição relativa de uma área, é realizada pelo processo de remodelação.

VARIÁVEIS QUE ATUAM SOBRE O CRESCIMENTO

Hereditariedade

Há em grande escala o controle genético do tamanho das partes ósseas, da velocidade de crescimento e do início da ocorrência de crescimento.

Nutrição

A má nutrição durante a infância retarda o crescimento. O crescimento compensador (regime de nutrição compensador) nem sempre restaura ao indivíduo o tamanho que ele teria sem a má nutrição grave e prolongada. A má nutrição pode afetar o tamanho e as proporções corpóreas, a química do corpo e a qualidade e textura de certos tecidos (dentes e ossos).

Doenças

Por um lado, as enfermidades leves, comuns na infância, geralmente não exercem muito efeito no crescimento físico. Por outro lado, as enfermidades sérias prolongadas e debilitadoras têm um efeito acentuado sobre ele.

Etnia

Há diferenças de alguma significância no peso ao nascer, na altura, na velocidade de crescimento e no início de vários indicadores de maturação, como menarca, calcificação dos ossos, calcificação e erupção dentária.

Clima e efeito sazonal

Há uma tendência geral para aqueles que vivem em climas frios apresentarem grande proporção de tecidos adiposos. Há variações sazonais na quantidade de velocidade de crescimento das crianças e no peso dos recém-nascidos.

Fatores socioeconômicos

As crianças que vivem em condições socioeconômicas favoráveis tendem a ser maiores, apresentam diferentes tipos de crescimento (relação peso e altura) e mostram variações na regulação do crescimento, quando comparadas com as crianças em condições desfavoráveis.

Exercício

Ainda que possa ser útil para o desenvolvimento de habilidades motoras, para a aptidão e para o bem-estar geral, não se demonstrou que as crianças que praticam esportes árduos e regulares cresçam de forma mais favorável.

Tamanho da família e ordem de nascimento

Há diferenças no tamanho dos indivíduos, em seu nível de maturação e em sua inteligência, que podem ser correlacionadas com o tamanho da família. Os primogênitos tendem a pesar menos ao nascer e, no final do crescimento, alcançam menor estatura e Q.I. mais elevado.

Tendências seculares

Os rapazes de 15 anos são aproximadamente 5 polegadas mais altos que os rapazes da mesma idade há 50 anos. A média do início da menarca vem diminuindo constantemente em todo o mundo. Tais mudanças são chamadas tendências seculares no crescimento.

FORMAS PARA OBTER DADOS SOBRE O CRESCIMENTO

Método longitudinal

É o método mais eficiente, pois é realizado por meio de medições feitas num mesmo indivíduo ou grupos de indivíduos com intervalos de tempos regulares, desde a infância até a idade adulta.

Vantagens
- Acompanha-se sempre o mesmo indivíduo, permitindo comparações seriadas com ele.
- A variabilidade no desenvolvimento entre indivíduos dentro do grupo é projetada em perspectiva.
- Os problemas temporais na amostra são uniformizados com o tempo.
- Um raro evento ou um erro na medida em um determinado momento podem ser vistos mais facilmente e as correções são feitas de modo adequado.

Desvantagens
- Tempo prolongado: o pesquisador não consegue terminar a pesquisa. Se desejar estudar o crescimento da face humana, do nascimento à idade adulta, por meio de dados longitudinais, leva-se a vida toda para obter esses dados.
- Custo: os estudos longitudinais necessitam de manutenção de laboratório, pessoal de pesquisa e arquivo de dados por um tempo prolongado e, por isso, são dispendiosos.
- Desgaste da amostra: os pais das crianças nos estudos longitudinais mudam seus locais de residência ou perdem o interesse no estudo, e algumas crianças morrem. O resultado é uma diminuição gradual do tamanho da amostragem. O desgaste em estudo longitudinal típico geralmente alcança 50% em 15 anos.

Método transversal (seccional)

É aquele em que vários grupos de crianças de idades diferentes são estudados numa mesma época. Assim, pode-se medir um grupo de garotos de 7 anos de idade e, no mesmo dia, na mesma escola, medir outro grupo de garotos de 8 anos. As mudanças entre 7 e 8 anos de idade, em garotos nessa mesma escola, são presumidas após os estudos dos dados obtidos.

Vantagens
- Rapidez da pesquisa.
- Baixo custo.
- Tamanho da amostra (não se desgasta).
- Permite repetir os estudos mais rapidamente (pequeno intervalo de tempo para a repetição do estudo).
- É utilizado em cadáveres, esqueletos e pesquisas arqueológicas.

Desvantagem
Não acompanha o mesmo indivíduo: a variação individual fica mascarada (as médias dos grupos transversais tendem a esconder as variações individuais). Isso é particularmente confuso quando se estuda a época dos eventos do desenvolvimento, por exemplo, o começo da puberdade.

Método misto (semilongitudinal)

Em decorrência das desvantagens encontradas nos dois métodos, utiliza-se frequentemente o método misto para buscar as vantagens de cada um. Desse modo, é possível condensar 15 anos de estudos em 3 anos de coleta de dados; cada subamostragem inclui crianças estudadas durante o mesmo período (número de anos), porém iniciadas em idades diferentes, por exemplo:

- Grupo A: 3 a 6 anos.
- Grupo B: 4 a 7 anos.
- Grupo C: 5 a 8 anos.

Superposição com ideias de individualidade

Em qualquer um dos métodos adotados, para se executar e compreender os dados obtidos é importante que se conheça os fundamentos de estatística, sem os quais não se consegue entender o que já foi apresentado em artigos em periódicos.

MÉTODOS DE ESTUDO DE CRESCIMENTO ÓSSEO

Antropológico

Podem ser realizados em crânios secos (estática) ou em crânios *in vivo* (dinâmica). Trata-

-se de um processo relativamente antigo que passou a ser utilizado a partir de 1930. Consiste em tomar as medidas cranianas por meio de pontos craniométricos que unidos formam planos e, com isso, são obtidas medidas lineares. Pela confrontação de medidas tomadas em épocas diferentes, tentou-se descrever as áreas de crescimento facial.

Osteometria estática (crânio seco)

A osteometria em crânio seco é um procedimento estático que utiliza um grande número de peças ósseas de diversas idades, de diversos indivíduos, de forma que, por comparação das medidas tomadas, pode-se estimar o aumento de tais peças.

Em 1927, Hellman recorreu ao "Museu do Índio" para fazer medições nos crânios secos e tentou por meio desses dados descrever o crescimento ósseo. Porém, o estudo em crânios secos se revelou deficiente, pois apresentou as seguintes falhas:

- O não conhecimento da *causa mortis* das pessoas cujos crânios foram estudados. Utilizavam-se crânios de pessoas cuja morte pode ter ocorrido após uma longa doença que possivelmente pode ter produzido uma alteração em um crescimento normal (como não se sabe a causa da morte, ela não deve fazer parte da amostra).
- O não conhecimento da origem exata do crânio.
- O não conhecimento do sexo, da idade e da raça.
- A umidade e as pressões causadas pelas grandes camadas de terra podem provocar deformações cranianas.

Osteometria dinâmica (*in vivo*)

Algum tempo após, a osteometria passou a ser utilizada em seres vivos, com o uso de paquímetro.

Hellman (1933), Goldstein (1936) e Davenport (1940) fizeram pesquisas adaptando uma série de medidas, originalmente usadas em crânios secos, para que fossem utilizadas em indivíduos vivos. Transformaram um método estático em dinâmico, permitindo que as medições fossem realizadas em um mesmo indivíduo em crescimento.

Embora tenha sido um avanço, algumas críticas ainda recaíam no método:

- As medidas eram feitas por cima dos tecidos moles. As variações na espessura do tegumento, que alteram não somente o valor das medidas, mas também mascaram a localização dos pontos craniométricos de registro, tornam difícil sua localização (o tecido adiposo varia de pessoa para pessoa e impede a medida real).
- Como não era possível fazer medidas intracranianas, os pesquisadores buscaram a possibilidade de usar a osteometria em conjunto com a radiografia. Graças a essas falhas, os resultados das pesquisas eram duvidosos e por isso surgiram novos métodos de estudo de crescimento.
- Dificuldade de obtenção de medidas precisas neste método, pois a confiabilidade das medidas feitas em compasso na osteometria não é alta.

Telerradiografia

A cefalometria radiográfica desenvolveu-se pela falta de confiabilidade nas medidas obtidas pela osteometria e pela impossibilidade de medições intracranianas. Provavelmente, o italiano Pacini foi o primeiro pesquisador a apresentar um posicionador de cabeça em 1921. Porém, coube a Broadbent nos Estados Unidos e a Hofrath na Alemanha publicarem, em 1931, os artigos que provaram a viabilidade do uso do cefalostato, aparelho capaz de segurar a cabeça numa mesma posição durante a tomada radiográfica.

Desde que a cabeça fique presa e se mantenha na mesma distância, pode-se obter radiografias em épocas diferentes mantendo as mesmas características.

Broadbent (1937) fez um estudo seccional em 1.700 indivíduos, entre 1 mês e 20 anos de idade. Foram radiografados de 6 em 6 meses e, por meio de superposições totais, concluiu já naquela época que a maxila e a mandíbula crescem para baixo e para a frente.

Brodie (1940) usou as radiografias cefalométricas do estudo de Broadbent, de indivíduos do terceiro mês ao oitavo ano de vida, para um estudo longitudinal em sua tese "*On the growth of the human head from the third month to the eighth year of life*", na qual salientava a importância da cefalometria radiográfica no estudo do crescimento ósseo. Esse estudo era mais confiável, pois acompanhava o crescimento do mesmo indivíduo (longitudinal). Nesse estudo, ele conseguiu verificar a quantidade de crescimento.

Apesar da grande importância desse método, ele apresenta a desvantagem de não indicar o local e o tipo de crescimento ósseo, fornecendo apenas dados sobre sua quantidade. Por isso, é usado sempre em associação com outros métodos.

Radiografia carpal

Existem métodos para determinar a idade esquelética por meio de uma radiografia de mão e punho, verificando o grau de ossificação dos ossos sesamoide, epífises, falanges e metacarpo. O osso sesamoide, localizado no polegar, inicia sua calcificação aproximadamente um ano antes do final do surto de crescimento. Não se espera crescimento de pacientes que apresentem tal osso completamente calcificado.

O método mais utilizado é o de Greulich e Pyle. Os autores confeccionaram o *Radiographic atlas of skeletal development of the hand and wrist*, com radiografias-padrão de mão e punho que representam o grau de desenvolvimento esquelético representativos de grupos de crianças saudáveis em idades cronológicas sucessivas. Nas radiografias-padrão, a idade cronológica corresponde à idade esquelética das crianças, nas quais foram baseadas. Isso torna possível a correlação da idade esquelética com a cronológica do paciente, que fornece a base para posteriormente avaliar as outras medidas de crescimento e de desenvolvimento.

É utilizada a radiografia de mão e punho pelos seguintes motivos:

- A mão é uma parte complexa do organismo, no que diz respeito ao crescimento ósseo. A ossificação se dá num período que vai desde o nascimento até a maturidade.
- Os ossos sesamoide, epífises, falanges e metacarpo representam o estado de crescimento ósseo no corpo como um todo.
- O punho é facilmente acessível. Radiografias de mão e punho podem ser feitas com um mínimo de despesa e um mínimo de tempo.

O estágio final de maturação esquelética de uma região como a mão pode ser reconhecido com a fusão das epífises e diáfises do último osso em que isso ocorrer.

Foi constatado que, além de verificar a idade esquelética, pode-se predizer o surto máximo de crescimento puberal observando-se a ossificação do osso sesamoide e o aparecimento de menarcas nas meninas. Salienta-se que a ossificação do osso sesamoide ocorre 21 meses mais cedo em meninas e 1 ano antes do pico máximo do crescimento puberal, em ambos os sexos. Já a menarca foi observada, em média, 17 meses depois do máximo crescimento puberal e nunca antes, portanto, o aparecimento da menarca é indicativo de que o crescimento máximo já foi atingido ou ultrapassado.

Marcadores naturais

A persistência de certas características de desenvolvimento ósseo tem conduzido ao seu uso como marcadores naturais. Certos traços nos ossos longos, que são claramente visíveis nas radiografias e têm tendência de não trocar de posição durante alguns anos do período de crescimento ósseo, servem como marcos para medir e estudar o crescimento. Esses traços são chamados marcadores naturais, pois são produzidos pela natureza.

Estão presentes no período de desenvolvimento, como os canais nutrientes, chanfradura nos ossos metacarpais ou são depositados subsequentemente à parada de crescimento (linhas transversais nas metáfises e diáfises ou linhas equivalentes nas epífises).

Os marcadores naturais mais utilizados são listados a seguir.

Linhas transversas de parada de crescimento

São linhas radiopacas frequentemente observadas na metáfise, paralelas à cartilagem epifisária dos ossos longos. São também conhecidas como linhas Harris de parada de crescimento. Foram primeiramente observadas na região metafisária de crianças que sofriam de raquitismo ou quando ingeriam muito fósforo, sendo neste caso patológica.

Depois foram observadas na articulação do joelho de pacientes não raquíticos. Foram consideradas fisiológicas, por serem encontradas em ossos normais, e patológicas, indicando distúrbio no esqueleto.

O mecanismo de formação é o resultado do distúrbio de equilíbrio entre a proporção de condrogênese e osteogênese nos pontos dos ossos em crescimento. Doenças agudas ou outras adversidades podem causar parada de crescimento na cartilagem epifisária, enquanto a atividade osteoblástica continua. O aparecimento das linhas corresponde ao surgimento de doenças e é seguido de crescimento rápido na convalescência.

Essas linhas mantêm-se equidistantes durante toda a vida, mostrando que não existe crescimento intersticial nos ossos. As linhas de parada de crescimento têm trazido muitas informações válidas nas proporções e no padrão de crescimento esquelético. Nem todos os ossos apresentam tais linhas nitidamente. Em alguns ossos, podem persistir por muitos anos e em outros tendem a ser absorvidas e a desaparecer, sendo inúteis como marcadores para o estudo do crescimento ósseo.

Chanfraduras na base do segundo e quinto ossos metacarpos

Como essas chanfraduras aparecem durante a infância e desaparecem quase na puberdade, elas servem como marcadores para se medir o crescimento ósseo das duas extremidades do metacarpo.

Geralmente, existe apenas uma epífise nos ossos metacarpais. É localizada na ponta proximal do primeiro osso metacarpal e nas partes distais dos demais. Como o alongamento da diáfise se estende na ponta não epifisária, chanfraduras aparecem em um ou ambos os lados. Tanto no segundo quanto no quinto metacarpo, as chanfraduras se iniciam durante a infância, depois de uma série de desenvolvimento. Elas se fundem e desaparecem aproximadamente 1 ano antes do começo da puberdade. A posição da chanfradura, especialmente seu ápice, mantém-se estacionária ao longo do desenvolvimento; isso pode ser visto por meio de superposições de radiografias. As chanfraduras podem servir como marcadores para medir a quantidade de crescimento das duas pontas dos ossos metacarpais.

Canais nutrientes

Estão presentes nas extremidades das diáfises dos ossos longos em adultos. Canais nutrientes podem ser usados como base de referência na medida do crescimento proporcional dos pontos proximais e distais da diáfise de ossos longos em seres vivos. A artéria nutriente localizada no canal é sempre dirigida ao ponto inicial de ossificação, e esse ponto pode ser determinado pela projeção teórica do canal nutriente para cruzar o eixo central da cavidade medular; dessa forma, o crescimento ósseo de cada ponto deve ser medido do ponto de interseção às pontas do osso. É necessário que se façam as medidas em pacientes jovens, antes da fusão epifisária. Esse método, quando testado, apresentou variações na direção do canal nutriente durante o crescimento ósseo.

Anatomia comparativa

As significativas contribuições para o conhecimento do crescimento facial humano têm sido obtidas por meio de comparações com outras espécies. O trabalho experimental pode ser feito mais rapidamente não só em animais, mas também, muitas vezes, em todas as espécies.

Os princípios básicos comuns do crescimento são primeiramente reconhecidos e definidos por estudos de anatomia comparativa.

Estudos genéticos

Os métodos genéticos que utilizam a cefalometria são usados atualmente para estudar as relações pai-filho e as semelhanças entre irmãos e gêmeos. Mesmo um observador casual da semelhança familiar se convence de que há importantes fatores genéticos no desenvolvimento dentofacial. O problema é identificar a especificidade, o local, a regulação e os mecanismos de qualquer um desses controles genéticos. A cefalometria radiográfica se presta muito bem para o estudo quantitativo dos efeitos, no esqueleto ósseo, de qualquer influência genética sobre o crescimento craniofacial.

TEORIAS DE CRESCIMENTO

Antes de abordar a evolução das teorias e hipóteses que tentam explicar como se processa o controle do crescimento craniofacial, é importante que fiquem claros dois conceitos do controle do crescimento:

- Conceito genético: vários autores afirmam que o padrão de configuração facial está sob rígido controle genético, ou seja, os genes determinam tudo.
- Conceito funcional: ganhou grande força com o trabalho da matriz funcional de Moss, que afirma explícita e categoricamente que a origem, o crescimento e a manutenção de todo o tecido esquelético são sempre secundários, compensatórios e na dependência dos eventos e processos que ocorrem nos tecidos não esqueléticos e órgãos relacionados com espaços funcionais.

Existem várias teorias que tentam explicar o crescimento craniofacial, porém todas têm limitações, de modo que não conseguem explicar o assunto em sua totalidade. A seguir, serão abordadas sumariamente as principais delas e cabe a cada profissional avaliá-las criteriosamente para saber planejar seus trabalhos com bom senso e voltados para todos os conhecimentos de que puder dispor.

Hunter (1771): aposição e reabsorção

O conhecimento de todo processo de crescimento mandibular começou aproximadamente há 200 anos, com a publicação do estudo clássico de John Hunter. Este renomado anatomista inglês foi o primeiro a considerar que a mandíbula jovem cresce realmente em uma direção predominantemente posterior, no sentido da base do crânio ao invés de ocorrer um alongamento do mento. Em seus primeiros estudos, usando corante vital, Hunter foi capaz de mostrar que o ramo cresce para trás pela adição de novo osso na borda posterior com alguma remodelação na borda anterior.

No século XVIII, John Hunter, em sua "história natural dos dentes", expôs pela primeira vez os conceitos de reabsorção dos dentes decíduos e sua substituição pelos dentes permanentes. Ele afirma que os molares permanentes estão posicionados em direção palatina em decorrência da reabsorção da superfície anterior do ramo e da aposição ao longo de sua superfície posterior.

Quase um século mais tarde, o clássico estudo sobre o crescimento mandibular, elaborado por Humphrey, veio corroborar a hipótese de Hunter. Em suma, o estudo consistiu na colocação de duas esferas metálicas no ramo mandibular de um porco em crescimento. Foi feita uma perfuração no centro do ramo, um anel foi colocado da perfuração até a superfície anterior e o outro da perfuração até a superfície posterior do ramo. Passado algum tempo, o animal foi sacrificado e, com os resultados obtidos, ficou comprovado que o ramo mandibular cresce por reabsorção da superfície anterior e aposição óssea na superfície posterior do ramo.

Sicher (1947): suturas

De acordo com Sicher, todas as estruturas da cabeça crescem independentemente, ainda que harmonicamente entre si, obedecendo a um mecanismo genético intrínseco. Fatores ambientais e musculares podem ser responsáveis por pequenas remodelações nas superfícies e no trabeculado interno dos ossos.

De acordo com essa teoria, o condrocrânio e o desmocrânio crescem sob um controle genético muito forte. Somente as estruturas trabeculadas internas do tecido ósseo estariam submetidas a fatores epigenéticos locais como os músculos. Para Sicher, todas as estruturas na cabeça, ainda que geneticamente harmônicas, crescem sem relações dependentes entre elas. Relacionou igual valor ativo a todos os tecidos osteogênicos, a saber, periósteo, cartilagem e suturas, e afirmou que as suturas paralelas que unem a zona facial ao crânio e à base craniana empurram o complexo nasomaxilar para a frente para adaptar seu crescimento com o da mandíbula.

Esta teoria explica o deslocamento do complexo nasomaxilar para baixo e para a frente pelo crescimento no sistema de suturas paralelas, que unem a área facial ao crânio e às regiões da base craniana. Estas abrangem as suturas zigomaticotemporal, frontomaxilar, zigomaticomaxilar e pterigopalatina, que se dispõem paralelamente entre si.

Sicher em 1965 considerou o crescimento do côndilo indispensável ao crescimento vertical normal da face. Salzman (1966) também considerou o crescimento de cartilagem condilar responsável pelo crescimento anteroposterior da mandíbula. Sarnat (1963) referiu-se aos côndilos como o mais importante centro de crescimento do maxilar inferior.

Sicher (1968) afirmou, ainda, que a cartilagem condilar cresce em comprimento por crescimento intersticial e também por crescimento aposicional das camadas mais profundas do tecido conjuntivo fibroso. Com a proliferação da cartilagem condilar, a mandíbula torna-se mais longa, mais alta e mais larga. A divergência entre os ramos contribui para o crescimento da distância intercondilar. Isso demonstra que a mandíbula cresce em três dimensões: altura, largura e comprimento.

Scott (1953): cartilagens

Scott considera os locais cartilaginosos os centros principais do crescimento craniofacial. As suturas seriam centros secundários e passivos. O crescimento sutural para ele poderia ser alterado por fatores ambientais e locais.

De acordo com a teoria de Scott, o crescimento da cápsula nasal, e em especial da cartilagem do septo nasal, empurra os ossos faciais para baixo e para a frente, permitindo que haja crescimento nas suturas faciais. Portanto, Scott acredita que o crescimento do complexo nasomaxilar é dirigido pelo septo nasal e ajudado pelo crescimento sutural. O crescimento da cartilagem condilar possibilita que o côndilo cresça para cima e para trás para manter o contato da ATM enquanto a mandíbula é deslocada para baixo e para a frente.

Moss (1962): matriz funcional

A teoria de Moss afirma que o crescimento craniofacial é bastante secundário, dependendo inteiramente do crescimento e da função das matrizes funcionais (olhos, cérebro, músculos etc.). Nega qualquer controle regulador intrínseco nos próprios tecidos ósseos em crescimento. As ideias de Moss se alicerçam na teoria dos componentes craniofuncionais, advogados por Van der Klaauw (1948), segundo a qual o crânio está formado por unidades de tamanho, forma e posição determinados principalmente por suas funções. O crescimento da abóbada craniana é primariamente o resultado da expansão da massa neural envolvida. As suturas são áreas de crescimento secundário.

Matriz funcional é o conjunto de tecidos moles associados a uma só função e com o objetivo de suprir necessidades básicas do indivíduo, como respiração, visão, fala etc. Os tecidos moles envolvidos com estas funções necessitam desenvolver-se, fazendo com que a estrutura óssea também sofra um processo de adaptação por meio do crescimento. É o crescimento da matriz funcional que fornece a força primária do crescimento, os ossos respondem secundariamente. As suturas não são áreas de crescimento primário. Isto é, o crescimento do osso na área sutural não é a força primária que expande o crânio, propiciando espaço para o cérebro aumentar. As suturas são projetadas para proporcionar o crescimento ósseo secundário e compensatório quando dois ossos adjacentes estão sendo passivamente levados para fora e afastados entre si dentro da cápsula neurocraniana em expansão. Essa expansão é decorrente do crescimento morfogenético primário do cérebro.

Funcionalmente, a cabeça é composta de várias funções inter-relacionadas: olfato, respiração, visão, digestão, fala, audição, equilíbrio e integração neural. Cada função se realiza por um grupo de tecidos moles apoiados ou protegidos por tecidos esqueléticos. Em conjunto, os tecidos moles e os elementos esqueléticos relacionados a uma só função são denominados componente funcional craniano. A totalidade dos elementos esqueléticos associados a uma só função se designa unidade esquelética. A totalidade dos tecidos moles associados a uma só função é cognominada matriz funcional.

Moss afirma que o crescimento e a manutenção da unidade esquelética dependem, quase que exclusivamente, de sua matriz funcional relacionada. É o crescimento da matriz funcional que fornece a força primária do crescimento; os ossos respondem secundariamente. Moss propõe dois tipos básicos de matriz funcional: periostal e capsular.

Matriz funcional periostal

Ilustrada por um componente funcional que consta do músculo temporal e apófises coronoides. Dados experimentais esclarecem que a remoção ou desinserção do músculo temporal produz atrofia ou desaparecimento do processo coronoide. Procedimento semelhante com a tipoia muscular goníaca (músculos masseter e pterigóideo medial) altera a disposição do ângulo mandibular. Todas as reações das unidades esqueléticas às matrizes periostais resultam em alteração de tamanho, forma ou ambos. Os músculos não são os únicos exemplos de matriz funcional periostal. Vasos sanguíneos, nervos e glândulas provocam alterações morfológicas em suas unidades esqueléticas adjacentes, de maneira análoga.

Matriz funcional capsular

É representada por componentes craniais funcionais (matrizes funcionais com as unidades esqueléticas) que se organizam em forma de cápsulas craniais. Cada uma dessas cápsulas é um envelope que contém uma série de componentes craniais funcionais que estão entre duas paredes (capas). Na cápsula bucofacial, a pele e as mucosas formam as capas limítrofes. O crescimento das cartilagens condilares não é o local primário da força do crescimento mandibular. É exatamente o contrário; o crescimento aqui, como nas áreas suturais, é uma resposta secundária ao crescimento das vísceras. Os dados experimentais demonstram que a condilectomia bilateral não resulta em nenhum distúrbio de posição ou forma do corpo mandibular. O crescimento da cartilagem condilar é realmente um evento compensatório; é o resultado do movimento mandibular e não a sua causa.

Enlow (1965): crescimento em "V"

A teoria de Enlow se fundamenta no seguinte princípio: "o crescimento sobre os extremos livres aumenta a distância entre eles mesmos".

Durante o crescimento, áreas que envolvem uma orientação de cortical que forma uma figura em "V" alargam-se em todo o seu tamanho e estão, ao mesmo tempo, movendo-se e crescendo em uma direção progressiva à sua borda larga. O princípio do "V" é então um mecanismo pelo qual uma área pode aumentar de tamanho e ao mesmo tempo mover em direção à borda mais larga do "V".

Com base nesse estudo, Enlow elaborou três conceitos básicos, que são os princípios da remodelação estrutural envolvidos no crescimento da mandíbula humana.

Recolocação de área

Cada área individual da mandíbula é submetida a uma série sucessiva de alterações em posição relativa. Essa sequência progressiva de alterações estruturais resulta em extensas alterações remodeladoras que acompanham o crescimento. A mandíbula cresce em várias direções importantes simultaneamente. Enquanto o crescimento em áreas localizadas dirige-se em suas direções particulares, as várias partes da mandíbula necessariamente tornam-se recolocadas em diferentes posições relativas. Por exemplo, o osso do colo do côndilo é progressivamente recolocado pelo ramo, enquanto o côndilo cresce em uma direção geral cefálica e posterior.

Direções de crescimento das superfícies

Uma superfície óssea pode ser orientada de modo que apresente direções gerais múltiplas ao mesmo tempo. Aposições ósseas nessa superfície produzirão crescimento simultâneo em várias direções. Áreas corticais que estão crescendo por adição de depósitos subperiosteais de osso recebem correspondentes reabsorções de osso nas superfícies opostas ou endosteais. Esse é o mecanismo pelo qual a cortical pode crescer e mover-se em resposta às alterações de remodelação associadas às mudanças regionais na posição e alterações na forma, no diâmetro e no tamanho.

Princípio do "V"

Várias partes da mandíbula envolvem uma orientação de lâminas corticais que formam uma configuração em "V". Durante o crescimento, essas áreas em forma de "V" aumentam de tamanho e, ao mesmo tempo, movem-se, crescendo em uma direção progressiva favorável às suas extremidades maiores. Em decorrência da superfície interna do "V" apresentar uma direção real de crescimento, essa superfície interna recebe novos depósitos de osso. A superfície externa contralateral geralmente é submetida a uma reabsorção correspondente e simultânea.

Van Linborgh (1970): fatores epigenéticos

É uma associação das outras teorias, uma vez que não considera nenhuma delas totalmente satisfatória. Admite cartilagem como centro principal de crescimento e também admite crescimento governado por fatores genéticos, bem como por matrizes funcionais.

- O crescimento condrocraniano é controlado por fatores genéticos intrínsecos.
- O crescimento desmocraniano é controlado somente por uns poucos fatores genéticos intrínsecos.
- As cartilagens do crânio em crescimento são centros de crescimento.
- O crescimento sutural é controlado principalmente pelas influências que se originam das cartilagens do crânio e de outras estruturas adjacentes da cabeça.
- O crescimento periósteo é controlado principalmente pelas influências que se originam das estruturas adjacentes da cabeça.
- Os crescimentos sutural e periósteo são adicionalmente governados pelas influências ambientais não genéticas locais, inclusive forças musculares.
- O crescimento condilomandibular é controlado, de algum modo, pelas influências ambientais não genéticas locais.

Fatores genéticos intrínsecos governam quase exclusivamente o crescimento do condrocrânio, enquanto o crescimento desmocraniano está controlado por muitos poucos fatores genéticos intrínsecos e muitos fatores epigenéticos. O crescimento do desmocrânio está influenciado por fatores ambientais locais em forma de função muscular e oclusal; fatores epigenéticos gerais e fatores ambientais gerais parecem ser de importância bastante menor. Na mandíbula, ainda que a maior parte do osso se comporte como o desmocrânio, o côndilo, ao menos, está controlado em alguma medida por influências ambientais gerais.

CRESCIMENTO DO CRÂNIO

O crânio tem um padrão de crescimento complexo. O crescimento da abóbada craniana está limitado pelo crescimento do cérebro, enquanto o crescimento da face e dos ossos da mastigação é relativamente independente do crescimento do cérebro, apesar desses ossos estarem em íntimo contato com o crânio. O crescimento do cérebro afeta mais o crescimento da abóbada craniana que a base endocondral do crânio.

Pesquisas mostram que a base do crânio está relacionada com o crescimento neural e facial do esqueleto. Com a larga difusão da cefalometria, a base do crânio passou a constituir um local bastante usado como referência para os estudos cefalométricos.

Para descrever o mecanismo de crescimento da base do crânio, serão abordadas informações a respeito dos ossos, sincondroses e suturas que a compõem, assim como a relação existente entre os ossos da base do crânio com as demais estruturas craniofaciais. Portanto, a intenção será demonstrar onde, como e quando cresce a base do crânio, bem como seu efeito nas estruturas faciais.

Proporção entre crânio e face

Ao nascimento, a cabeça contém aproximadamente 45 elementos ósseos separados por cartilagem ou tecido conjuntivo. No adulto, esse número se reduz a 22 ossos após completar a ossificação, sendo que 14 desses ossos localizam-se na face e 8 formam o crânio.

No recém-nascido, o crânio é 8 ou 9 vezes maior do que a face, e esta corresponde a um quarto da altura total do esqueleto. No entanto, por causa do padrão hereditário e das diferentes velocidades de crescimento, essa discrepância reduz-se a tal ponto que no adulto a face corresponde à metade do tamanho do crânio e a altura da cabeça reduz-se a um oitavo da altura total do corpo.

Na vida fetal, por volta do terceiro mês intrauterino, a cabeça possui quase 50% do comprimento total do corpo. Nesse estágio, o crânio é largo em relação à face e representa mais da metade do total da cabeça. Em contraste, os membros são ainda rudimentares e o tronco está subdesenvolvido. Na época do nascimento, o tronco e os membros crescem mais rápido que a cabeça e a face, assim, a proporção da cabeça em relação ao corpo decresce para cerca de 30%. Todos os padrões de crescimento seguem esse curso, com uma redução progressiva do tamanho relativo da cabeça para cerca de 12% no adulto (Figura 3).

Outro aspecto do crescimento normal é que nem todos os sistemas tissulares do corpo crescem ao mesmo tempo. Os elementos musculares e esqueléticos crescem mais rapidamente do que o cérebro e o sistema nervoso central, refletindo diretamente no decréscimo do tamanho da cabeça.

Mesmo dentro da cabeça e da face, o crescimento leva a mudança nas proporções dos ossos. Quando o crânio do recém-nascido é comparado proporcionalmente com o de um adulto, é fácil ver que o infante tem um crânio relativamente muito maior em relação à face. Essa mudança em proporcionalidade, com ên-

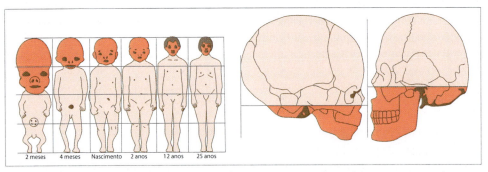

FIGURA 3 Proporção cabeça vs. corpo desde a vida intrauterina até a fase adulta. Comparação do crânio de um bebê com o de um adulto demonstra que ele é bem maior e mais largo do que a face.

fase no crescimento da face em relação ao crânio, é um aspecto importante do padrão de crescimento facial.

Descrição da anatomia da base do crânio

A cabeça pode ser dividida, com finalidade didática, por uma porção craniana, que está relacionada com o neurocrânio, e uma porção facial relacionada com o espancnocrânio.

A porção craniana ainda pode ser dividida em duas porções distintas: calota craniana (abóbada) e base craniana. A base craniana se relaciona inferiormente com o esqueleto facial (espancnocrânio) e superiormente com a porção craniana (neurocrânio).

Gardner em seu livro de anatomia humana descreve o assoalho da cavidade craniana dividido em três degraus ou andares, que são as fossas cranianas anterior, média e posterior.

Fossa craniana anterior

É constituída pelos ossos frontal, etmoide e esfenoide. A fossa anterior do crânio forma menos que um terço de sua base. O limite entre as fossas anterior e média é formado pela borda posterior das pequenas asas do esfenoide e pela borda anterior do canal óptico.

É importante observar que o assoalho da fossa anterior constitui o teto da órbita, de cada lado, e o teto da cavidade nasal, na área mediana. De cada lado do plano mediano, uma parte orbital projeta-se para trás a partir do osso frontal e constitui a maior parte do teto da órbita. Estas duas lâminas estão separadas por um espaço relativamente estreito, que é ocupado por uma faixa de osso perfurado chamado de lâmina crivosa do osso etmoide, que forma grande parte do teto da cavidade nasal, enquanto o resto do osso ao qual pertence participa da formação das paredes laterais da cavidade nasal. No plano mediano, a lâmina crivosa do etmoide possui uma elevação em forma de crista em sua face superior: a crista galli. A fossa craniana anterior está diretamente relacionada com o complexo nasomaxilar.

Fossa craniana média

É constituída de uma porção mediana e duas laterais. Sua porção mediana é formada pelo corpo do osso esfenoide que aloja a glândula pituitária (hipófise) em sua fossa hipofiseal ou sela túrcica. As porções laterais da fossa craniana média são formadas pelas asas maiores do esfenoide junto com as porções escamosa e petrosa do osso temporal.

Os côndilos mandibulares articulam-se com as porções laterais da fossa craniana média.

Fossa craniana posterior

É constituída pelos ossos esfenoide, temporal, occipital e parietais. A fossa craniana posterior é de contorno quase circular e ocupa cerca de dois quintos da base do crânio. Na parte central dessa fossa, encontra-se o forame magno. Anteriormente a este forame, encontra-se uma porção íngreme denominada clívus (união das porções basilares dos ossos esfenoide e occipital).

É importante verificar que a fossa craniana anterior e a média servem de suporte para os lóbulos frontais e temporais do cérebro respectivamente, enquanto a fossa posterior aloja o tronco cerebral e o cerebelo.

Cada uma das fossas endocranianas tem relação com lóbulos específicos do cérebro na parte interna do piso do crânio e com partes específicas da face, faringe etc.

O complexo nasomaxilar se relaciona especificamente com a fossa craniana anterior. A faringe tem relação específica com a fossa craniana média. O tamanho da fossa craniana média no homem determina a dimensão do espaço faríngeo. A dimensão da fossa craniana média deve ser igual à largura do ramo mandibular. A extensão vertical da fossa craniana média tem seu maior efeito sobre a modificação dos arcos maxilares e mandibulares. O efeito é uma separação progressiva de ambos.

Embriologia e evolução esquelética do crânio

Em seus primeiros estágios, o crânio está constituído, em sua porção inferior, correspondente à base, por tecido membranoso (mesenquimal), que nas primeiras etapas de sua formação é invadido por condrina e transformado em cartilagem, principalmente nas sincondroses. A parte que corresponde à abóbada craniana continua sendo tecido membranoso, e o crescimento se realiza por proliferação de tecido conjuntivo entre as suturas.

De modo geral, a ossificação da base do crânio se dá da seguinte maneira: a parte central, formada por uma barra de cartilagem, sofre ossificação endocondral e as porções laterais sofrem processo de ossificação intramembranoso.

Durante o processo de ossificação do condrocrânio (base do crânio), surgem as sincondroses. Estas sincondroses nada mais são do que remanescentes cartilaginosos que permanecem entre os centros de ossificação. Apesar da rápida ossificação da abóbada craniana nas etapas finais da vida fetal, os ossos do desmocrânio se encontram separados um dos outros pelas fontanelas.

No feto, toda a base craniana, desde o básio até o septo nasal, é uma lâmina contínua de cartilagem. Nesta cartilagem aparecem centros de ossificação para as porções basilares do occipital e esfenoide e para os ossos pré-esfenoides, já na primeira metade da vida fetal. Ocorre fusão entre os ossos pré-esfenoides e o esfenoide pouco antes do nascimento. Ao nascimento, contudo, os sítios mediais de crescimento nesta área estão na região entre o occipital e o esfenoide e também entre o pré-esfenoide e os ossos frontais.

Em uma criança jovem, existem quatro sítios de crescimento na base craniana:

- Sincondrose esfeno-occipital.
- Sincondrose esfenoetmoidal.
- Cartilagem entre os ossos mesoetmoide e frontal.
- Osso frontal que se torna mais espesso durante a infância em associação com o aumento dos seios frontais.

O problema é determinar as idades em que há crescimento ativo nos sítios 2, 3 e 4. No sítio 1, sabe-se que o crescimento continua até 20 ou 25 anos de idade.

O crescimento do crânio

O crescimento do crânio pode ser dividido em: cérebro propriamente dito ou cápsula cerebral, que fundamentalmente refere-se aos ossos que constituem a abóbada craniana, e base do crânio, que divide o esqueleto craniofacial.

Base do crânio

A superfície inferior da base do crânio é formada por osso occipital, esfenoide e etmoide.

Segundo Enlow, tudo o que acontece com a base do crânio afeta, e muito, a estrutura, as dimensões, os ângulos e as localizações das várias partes da face.

A base do crânio cresce primordialmente por crescimento endocondral ocorrido nas sincondroses em seu processo normal de crescimento. Estes crescimentos ocorrem nas sincondroses esfenoetmoidal, esfeno-occipital, interesfenoidal e intraoccipital.

A importância das sincondroses da base do crânio, especialmente a sincondrose esfeno-occipital, é consagrada universalmente, e a maioria dos autores a considera um centro de crescimento primário, pelo seu papel no crescimento do esqueleto craniofacial. Parece não existirem dúvidas quanto à semelhança entre as sincondroses da base do crânio e as epífises de ossos longos, por exemplo. Obviamente, pequenas diferenças histológicas e histoquímicas parecem existir entre estas duas categorias de cartilagem, porém a reação das sincondroses aos estímulos bioquímicos é similar à observada nas placas epifisárias. Assim como nas epífises, as sincondroses possuem uma série de "zonas" que são constituídas de uma reserva celular, outra zona de hipertrofia e uma zona calcificada e, também como nas epífises, os condroblastos da zona de divisão celular encontram-se alinhados em colunas distintas, que seguem a direção do crescimento. As sincondroses diferem das placas epifisárias por possuírem duas direções lineares de crescimento. Estruturalmente, é como se as sincondroses fossem essencialmente duas placas epifisárias posicionadas por uma zona comum de cartilagem.

A maior parte das sincondroses presentes ao nascimento se fecha. A atividade da sincondrose interesfenoidal desaparece ao nascimento. A sincondrose intraoccipital se fecha entre o quarto e o sexto ano de vida. A sincondrose esfeno-occipital é um dos principais centros, sua ossificação é endocondral e só cessa no vigésimo ano de vida.

Sincondrose interesfenoidal: situada entre o esfenoide e o pré-esfenoide, fusiona-se pouco antes do nascimento ou imediatamente após o nascimento. É um importante sítio de crescimento, ainda que de curta duração; as cartilagens persistem interpostas entre o corpo do osso esfenoide e suas asas maiores, cujo crescimento produz expansão lateral.

- Sincondrose intraoccipital: ossifica-se entre o quarto e o quinto ano de vida. São em número de 4, sendo 2 anteriores e dois posteriores. Partem de forma irradiada do forame magno, separando as partes escamosas laterais e basilar do osso occipital.
- Sincondrose esfenoetmoidal: situado entre os ossos esfenoide e etmoide; fusiona-se por volta do segundo ano de vida, formando ambos uma unidade óssea entre as órbitas.
- Sincondrose esfeno-occipital: é um dos principais centros de crescimento da base do crânio, aumentando sua dimensão anteroposterior. Sua ossificação cessa após os 16 anos, podendo ir além dos 20 anos.

A forma da base do crânio não muda desde o nascimento até a idade adulta, apresentando pequeno crescimento através das sincondroses já referidas, tanto em comprimento quanto em largura, até a fase adulta.

As sincondroses da base do crânio parecem representar uma forma intermediária de crescimento endocondral, ou seja, possuem potencial para promover maior crescimento ósseo que a cartilagem do côndilo mandibular e menor potencial que a cartilagem das epífises dos ossos longos.

Além disso, a base do crânio apresenta também uma angulação entre a porção basal média e sua porção basal anterior. Esta angulação apresenta variações de amplitude segundo tendências genéticas étnicas. Conforme a amplitude dessa angulação, o crescimento facial será orientado numa posição mais vertical ou numa posição mais horizontal (anterior). Consequentemente, pode-se então observar um perfil mais côncavo ou mais convexo, o que influenciará na situação espacial dos arcos dentários.

De acordo com Enlow, os indivíduos que possuem essa angulação mais aguda têm uma tendência a possuir o complexo maxilar numa posição mais protrusiva, dando um aspecto mais convexo ao perfil, com tendência para uma rotação mandibular para baixo e para trás, podendo apresentar problemas de maloclusão do tipo classe II de Angle. Entretanto, é comum o organismo promover alterações compensatórias em outras estruturas, de tal forma que pessoas com todas essas características podem não apresentar problemas de maloclusão. Por outro lado, indivíduos com uma angulação obtusa na base do crânio tendem a apresentar um perfil mais prognata, com tendência a problemas de maloclusão do tipo classe III de Angle e sobremordida profunda. A porção média da face torna-se menos desenvolvida com a mandíbula recolocada numa posição mais anterior, tendendo a rodar para a frente e para cima. Também aqui, movimentos compensatórios podem acontecer de tal sorte que pessoas que apresentam essas características específicas podem não apresentar problemas de maloclusão.

O crescimento da base do crânio é um dado importante em ortodontia, pois com base nas noções de tendências étnicas, deve-se levar mais a sério hábitos parafuncionais, como o de chupeta ou dedo, em crianças com tendências étnicas para um perfil convexo do que em crianças com tendências étnicas para perfil côncavo.

O crânio e a face crescem em ritmos diferentes. A abóbada craniana se ajusta ao quadro de crescimento neural. A face se aproxima mais do crescimento corporal em geral. A base do crânio, contrariamente à abóbada craniana, não depende totalmente do crescimento cerebral, podendo possuir alguns fatores genéticos intrínsecos. A base do crânio é zona do esqueleto ósseo que menos mudança sofre durante o crescimento e é por esta razão que é utilizada como referência, por intermédio de pontos que são considerados "fixos", em especial a sela túrcica.

Indubitavelmente, a posição da maxila depende do crescimento das sincondroses esfeno-occipital e esfenoetmoidal. A influência da base do crânio no crescimento dos maxilares é explicada pela teoria de Hunter-Enlow. A localização das sincondroses e as suturas maxilares e o domínio do osso endocondral sobre o intra-membranoso parecem explicar algumas mudanças que ocorrem no maxilar superior.

Roche e Lewis consideram que há cinco mecanismos que juntos ou isoladamente poderiam ser responsáveis pelo aumento nas dimensões da base craniana, durante e após a puberdade.

- Aposição em básio: ocorre antes e após a fusão da sincondrose esfeno-occipital, em pequena quantidade; é acompanhada de reabsorção e reposicionamento do forame magno, o que tende a aumentar a distância Ba-S e também a Ba-N.
- Reposicionamento da sela: a fossa pituitária aumenta durante e após a puberdade. O aumento é acompanhado da absorção da parede posterior e aposição na parede anterior da fossa. Este reposicionamento, mesmo sendo pequeno, tende a aumentar a distância S-N e encurtar Ba-S. No assoalho da fossa pituitária, ocorre remodelação com a aposição e reabsorção óssea. Há assim um reposicionamento vertical de muito pouco efeito nas dimensões consideradas.
- Reposicionamento do násio: o padrão normal de remodelação do násio é de aposição, que tende a aumentar as distâncias S-N e Ba-N. O ponto N pode variar superior ou inferiormente, mas também são variações pequenas.
- Alterações no ângulo da sela: estritamente, este não é um sítio de alongamento. Uma diminuição no ângulo da sela não afetaria diretamente as distâncias Ba-S e S-N, mas reduziria Ba-N. Remodelação no lado endocraniano da base é geralmente de reabsorção, esta é mais mascarada no ponto posterior do clívus. Consequentemente, o clívus torna-se mais vertical durante o crescimento. Além disso, as mudanças no ângulo da sela após a puberdade são leves.
- Aposição na sincondrose esfeno-occipital: durante a infância, esta sincondrose é um importante sítio de crescimento da base craniana.

Na base craniana, a cartilagem é seu regulador principal. Porém, o sistema sutural também tem importância. Corre de ambos os lados da linha média, estendendo-se desde o násio até o forame magno e está formado pelas seguintes partes.

- Sutura metópica: desde o násio até o forame cego.
- Superfície crivosa do etmoide: lâmina horizontal do etmoide.
- Parte posterior da cavidade orbitária: o corpo do esfenoide forma a parte média de cada cavidade, estendendo-se para baixo da asa menor que forma o teto da cavidade orbitária.
- Asas maiores do esfenoide: estão separadas do corpo do osso esfenoide por uma área de cartilagem.
- Porção petrosa temporal: está separada do corpo do esfenoide e do osso occipital por tecido conjuntivo.

Este sistema sutural tem papel importante no crescimento transversal do esqueleto craniofacial durante a vida fetal e ao nascer. Como já mencionado, o elemento estimulante é o crescimento do cérebro, entretanto, sua parte ativa é o tecido cartilaginoso, que forma a base do crânio e persiste entre os distintos ossos, constituindo as sincondroses. O crescimento do tecido sutural se deve a fatores adaptativos, não possuindo dessa forma um potencial de crescimento próprio. O crescimento sutural seria uma resposta adaptativa às forças de tensão que a matriz funcional exerce sobre elas.

É de suma importância salientar o papel dos ossos esfenoide e etmoide na base craniana. Estes dois ossos articulam em conjunto com todos os demais ossos da face e do crânio, com exceção da mandíbula. A união destes dois ossos, chamada complexo esfenoetmoidal, está fixa e alcança suas dimensões definitivas ao redor dos 7 anos. Dessa forma, os demais ossos cranianos e faciais cujas suturas se obliteram muito mais tarde são guiados em seu crescimento pelo complexo esfenoetmoidal.

A base craniana completa aproximadamente mais da metade de seu crescimento anteroposterior durante os 8 anos de vida, e os ossos occipital, esfenoide, pré-esfenoide e etmoide tomam parte do surto de crescimento numa direção anteroposterior durante a adolescência.

Abóbada craniana

O crescimento dos ossos que constituem a calota craniana utiliza um sistema de suturas junto com depósitos em superfície relativamente pequenos nos lados ecto e endocranianos. Os ajustes de remodelação são menores e principalmente nas zonas adjacentes às suturas.

Centros de crescimento: o tecido membranoso, após o nascimento, localiza-se nas chamadas fontanelas, assim distribuídas:

- Fontanela medioanterior.
- Fontanela medioposterior.
- Fontanela lateroanterior.
- Fontanela lateroposterior.

Deve ser lembrado que, em seus primeiros estágios, o crânio está constituído em sua parte inferior, ou base do crânio, por tecido membranoso que nas primeiras etapas é transformado em cartilagem. A parte correspondente à abóbada continua constituída de tecido membranoso.

Isso significa que na abóbada craniana o crescimento depende de tecido conjuntivo, contido nas suturas e na base do crânio; o crescimento da base do crânio depende, ao contrário, das transformações da cartilagem contida nas sincondroses.

Embora todo esse sistema de suturas constitua a parte ativa do crescimento da abóbada craniana, o principal fator estimulante desse crescimento é o próprio crescimento do cérebro (matriz funcional), que ao aumentar de volume favorece a separação dos ossos. A abóbada craniana cresce porque o cérebro cresce (teoria de Moss). Este crescimento se acelera durante a infância. No quinto ano de vida, mais de 90% do crescimento da abóbada craniana já ocorreu. Esse aumento em tamanho sofre a influência de um cérebro em expansão.

Crescimento sutural: as fibras colágenas em tensão estimulam o crescimento ósseo. A sutura óssea em si não é uma justaposição linear entre dois ossos. Ela tem um "zigue-zague" grande, aumentando a superfície de contato, aumentando a quantidade de tecido e podendo "emprestar" tecido para outros ossos. Ela pode ser oblíqua, apresentando uma área de contato muito grande com os ossos vizinhos.

A capacidade de crescimento da abóbada craniana supera a do resto do crânio nos primeiros 6 meses de vida. Durante o primeiro ano de vida, ocorrem reabsorção na parte interna da abóbada e aposição na parte média, produzindo um certo aplainamento dos ossos. Depois dos 2 anos de vida, os ossos passam a se tornar mais planos, por aposição nas partes mais centrais. Por esses processos de absorção e reabsorção, somadas com as modificações das suturas, explica-se o crescimento da abóbada craniana:

- Em largura: por aposição em sua superfície externa, com a concomitante absorção na parte interna; crescimento provocado pela sutura sagital mediana; ajuste no crescimento das suturas frontal, lambdoidal, parietotemporal e parietoesfenoidal.
- Em altura: por meio do crescimento nas suturas esfeno-occipital, parietoesfenoidal, parietotemporal e parieto-occipital.
- Em comprimento: atividade da sutura coronária; crescimento da base do crânio.

Relação com outras estruturas da face

O deslocamento secundário tem papel importante na totalidade do incremento craniofacial. O crescimento de partes esqueléticas distantes produz efeitos que passam de osso a osso para manifestar-se na face. A falta de equilíbrio no crescimento na base do crânio e da face contribui para a falta de alinhamento e a má posição dos ossos faciais.

A fossa cranial anterior alcança seu crescimento total mais ou menos aos 10 anos. O mesmo não ocorre com a fossa cranial média, que segue seu crescimento até a idade adulta, aumentando a distância transversa e posterior em relação à fossa anterior (Figura 4). Esse crescimento posterior tem dois componentes, um para baixo e outro para trás, e o predomínio de um deles faz com que o ângulo da base Na-S-Ba fique mais agudo ou mais obtuso.

No caso em que se tem a base cranial cujo ângulo é agudo, o osso temporal e a fossa glenoide se deslocam para baixo e para a frente, mudando consequentemente a posição mandibular. No entanto, se o ângulo da base do crânio se torna obtuso, a fossa glenoide se desloca para cima e para trás, deixando a mandíbula em posição retrusiva, com aumento da altura facial às expensas da área nasal.

Alterações do crescimento

Durante a vida pré-natal, o embrião está sujeito à interação de fatores genéticos controlando seu desenvolvimento e de fatores ambientais, principalmente nutrição, metabolismo, circulação e equilíbrio hormonal da mãe. Durante muito tempo, pensava-se que os fatores genéticos eram os mais potentes. Nos últimos anos, a atenção tem sido voltada para os fatores ambientais nas malformações congênitas. Assim, distúrbios que na tenra idade provocam insuficiência na atividade do tecido cartilaginoso nas sincondroses da base do crânio vão produzir uma prematura sinartrose de seus ossos com a diminuição da base do crânio em seus diâmetros longitudinal, transversal e, como consequência imediata desse encurtamento, a parte superior e o terço médio da face não chegam a alcançar seu crescimento completo.

Consequentemente, a maxila se apresenta numa posição retrusiva e não alcança a linha do perfil normal. Tal situação ocorre numa doença conhecida como condrodistrofia, em que a base craniana está curta, o násio em forma da sela e, muitas vezes, a mandíbula parece prognata, embora não seja maior. A causa é uma distrofia da cartilagem, uma inibição do crescimento cartilaginoso. Essa interferência se dá tão somente sobre o crescimento intersticial cartilaginoso e não sobre os processos de crescimento aposicional; a mandíbula não interrompe seu crescimento total, pois continua pelo crescimento aposicional e da cartilagem condilar.

O *bulldog* e o pequinês são raças de cachorros que sofrem de condrodistrofia restringida ao crânio, apresentam caixa cranial encurtada, uma maxila diminuída e uma mandíbula protrusiva.

Outro distúrbio de crescimento é a platibasia, que se refere à tendência do ângulo Ba-S-Na tornar-se obtuso. Pode ser decorrente de desenvolvimento pobre dos ossos esfenoide e occipi-

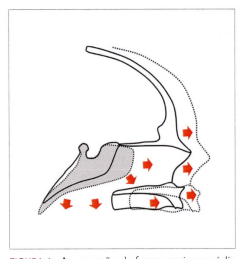

FIGURA 4 A expansão da fossa craniana média provoca um efeito de deslocamento secundário sobre o assoalho craniano anterior, o complexo nasomaxilar e a maxila.

tal. Quando o desenvolvimento do occipital é a causa, isto influencia a posição da mandíbula por meio do processo petroso do temporal (fossa glenoide).

A platibasia tem sido identificada em casos de mongolismo, hipotireoidismo e fissurados palatinos.

No hipotireoidismo, o crescimento do esfenoide para cima é deficiente, a parte posterior do palato permanece baixa, relativamente aos côndilos, e tende a induzir uma rotação da mandíbula para baixo e para trás, resultando numa mordida aberta.

No mongolismo, a platibasia é decorrente da falha do osso occipital em crescer para baixo e para trás, ficando a fossa glenoide alta. Por isso, há uma deficiência maxilar e a mandíbula não gira. A aparente boca aberta (postural) pode ser decorrente do tamanho da língua na cavidade oral reduzida.

CRESCIMENTO DA MAXILA

Sendo a maxila um osso de origem intramembranosa, do ponto de vista histológico, os mecanismos para o crescimento da maxila são de reabsorção e aposição óssea. A maxila cresce em todas as direções do espaço, mas seu trajeto predominante é para cima e para trás. Como o complexo nasomaxilar se depara posteriormente com uma "muralha" relativamente estável, formada pela base do crânio, esse crescimento superior e posterior provoca um deslocamento contrário refletido para a frente e para baixo, sendo a direção final de crescimento. Logo, o complexo maxilar encontra-se unido à base do crânio, sofrendo influência direta das modificações ocorridas nessas áreas.

Os ossos que compõem a face são unidos entre si através de suturas, que são consideradas centros ativos de crescimento. O crescimento da maxila está intimamente relacionado ao crescimento dos ossos aos quais ele está ligado, principalmente o frontal, o zigomático e o temporal. Por outro lado, o crescimento na região alveolar está na dependência do desenvolvimento da oclusão.

A localização das suturas frontomailar, zigomaticomaxilar e pterigopalatina foi considerada responsável pelo movimento para baixo e para a frente, pois são todas oblíquas e mais ou menos paralelas entre si.

O estudo sobre o crescimento ósseo da maxila aborda principalmente mecanismos, locais, quantidade, direções, épocas e efeitos desse crescimento sobre as dentições e o esqueleto facial.

De acordo com Enlow, enquanto a maxila cresce em tamanho, suas partes e regiões passam a ocupar novas posições no osso; isto requer mecanismo de ajuste estrutural a fim de manter forma constante e posição relativa. A maxila faz parte de um complexo craniofacial, e seu crescimento depende das leis biológicas do crescimento e do desenvolvimento ósseo.

Antes do início do estudo do crescimento, é necessário distinguir a diferença entre os termos desenvolvimento e crescimento; o crescimento é o processo físico-químico da matéria viva por meio do qual o organismo aumenta de tamanho, enquanto o desenvolvimento é a sequência de modificações que ocorrem desde a fertilização até a maturidade.

Embriogênese da maxila

No 28º dia de vida intrauterina, período embrionário, espessamentos localizados no ectoderma desenvolvem-se do processo frontonasal, logo acima da abertura do estomóideo, e são denominados placoides nasais. Uma saliência em forma de ferradura é formada e se transforma em uma fosseta nasal. O braço lateral desta ferradura é chamado de processo nasal lateral que dará origem à asa do nariz; o braço medial dará origem à porção média do nariz, à porção média do lábio superior, parte anterior da maxila e ao palato primário. Os processos nasais médios juntos são também denominados processo frontonasal.

Os processos maxilares crescem medialmente e aproximam-se dos processos nasais medial e lateral. Esse crescimento medial empurra o processo nasal para a linha média, funde-se com o lado oposto e então o lábio superior é formado. O palato primário e parte do lábio superior têm origem no processo frontonasal.

Desenvolvimento e formação do processo maxilar

O primeiro arco braquial dá origem tanto ao processo maxilar quanto ao processo mandibular. O centro de ossificação aparece no mesênquima entre o nervo infraorbitário e alveolar anterossuperior, a partir daí expande-se para trás abaixo da órbita em direção ao arco zigomático, que está também em desenvolvimento, e para a frente em direção à futura região incisiva. Em consequência, forma-se uma goteira para o nervo infraorbitário, que, com um crescimento ósseo para baixo, dá origem à placa lateral alveolar para os germes dentários. A placa alveolar medial forma-se da junção do processo palatino e da zona principal da maxila em formação; juntando-se estas placas, o sulco em volta dos dentes é formado, os quais finalmente se tornam encerrados em criptas ósseas.

Uma cartilagem secundária, cartilagem malar ou zigomática, também contribui para o desenvolvimento da maxila, contudo por breve período.

Desenvolvimento e formação do palato

O processo nasal mediano dá origem à porção média do nariz, à porção média do lábio superior, à porção anterior da maxila e ao palato primário, sendo desta forma a primeira separação entre cavidade nasal e bucal. A formação do palato secundário ocorre entre a sétima e oitava semanas de vida intrauterina e resulta da fusão de expansões em forma de prateleiras originadas em cada processo maxilar. Estas prateleiras, os prolongamentos palatinos dos processos maxilares, são inicialmente direcionados para baixo e para cada lado da língua. Após a sétima semana, a língua retrai-se do espaço entre os processos palatinos, os quais agora se elevam e se fundem acima da língua e com o palato primário.

Áreas de crescimento da maxila

Processo zigomático da maxila

As deposições ósseas ocorrem nas superfícies posteriores e laterais com reabsorções das superfícies anteriores e mediais.

Arco maxilar

A área dominante do crescimento ocorre na região posterior ou na tuberosidade. A deposição óssea ocorre em seu lado mais interno, com reabsorção simultânea na parte vestibular ou bucal. É o princípio do "V" horizontal. No arco maxilar, ocorre também o crescimento dos processos alveolares, em que há deposição óssea para a erupção dos dentes.

Tuberosidade maxilar

Ocorre aposição óssea nas superfícies periosteais na margem posterior e lateral da tuberosidade. Com isso, ocorre um crescimento em direção posterior e lateral produzindo um aumento ao comprimento do arco maxilar bem como um leve alargamento dele.

As deposições ósseas no bordo posterior da tuberosidade maxilar servem para aumentar o comprimento da arcada dentária e também as dimensões anteroposteriores de todo o corpo da maxila, possibilitando a erupção dos dentes posteriores superiores O encontro com a apófise pterigoide do esfenoide provoca uma resultante de movimento anterior (Figura 5).

Processos alveolares

O tecido ósseo do processo alveolar é bastante mutável, pois depende das funções dos dentes que abriga. O osso alveolar cresce em resposta à erupção dentária e é responsável pelo crescimento do arco maxilar em altura. Remodela-se de acordo com as necessidades dentárias e é reabsorvido quando os dentes são perdidos.

Pré-maxila

A deposição óssea ocorre no lado palatino com reabsorção no lado vestibular, havendo então movimento para baixo e ligeiramente posterior. Ocorre também um aumento ósseo em altura.

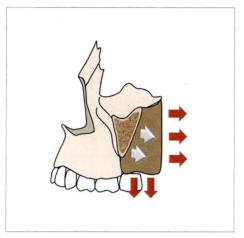

FIGURA 5 O crescimento da tuberosidade e dos processos alveolares contribui para o aumento da maxila no sentido vertical e anteroposterior.

Processo palatino da maxila

A deposição óssea ocorre sobre o lado bucal do córtex palatino com reabsorção do lado nasal oposto, assim como nas superfícies labiais do periósteo do arco maxilar anterior. É o princípio do "V" vertical (Figura 6).

Assoalho da órbita

A deposição óssea ocorre em três direções (lateral, anterior e superior), o que promove um aumento de tamanho e um movimento de crescimento correspondente em cada uma dessas direções. À medida que o assoalho da órbita se desloca para baixo, ocorrem depósitos simultâneos de osso em sua superfície superior, estabilizando a posição da órbita em relação aos movimentos de crescimento diferencial da região nasal e do palato (Figura 7).

Seios paranasais

São uma força primária na morfogênese da maxila e ossos adjacentes. Seu crescimento para a frente e para baixo impulsiona a maxila no mesmo sentido, promovendo separação das suturas e crescimento ósseo nas suas margens.

Região nasal

A deposição óssea ocorre também em três direções (lateral, anterior e superior), assim como o crescimento, aumentando as dimensões internas da cavidade nasal por alargamento e expansão nas suas dimensões verticais e horizontais. A reabsorção ocorre no córtex ósseo que cobre a superfície interna da cavidade nasal (Figura 7).

Sutura palatina mediana

Apresenta crescimento aposicional sutural. É difícil mostrar detalhes do crescimento maxilar para os lados. Nos casos em que foi realizada a disjunção palatina ortopédica, o espaço deixado pela separação do palato se enche de tecido conjuntivo, que por sua vez é preenchido por osso na linha média.

Sutura palatina transversa

Apresenta crescimento aposicional sutural, auxiliando o crescimento no sentido anteroposterior.

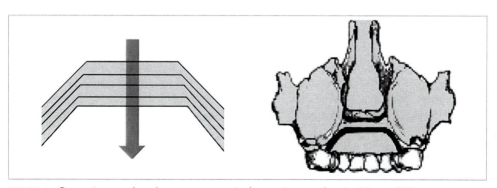

FIGURA 6 O crescimento do palato segue a teoria de crescimento do princípio em "V".

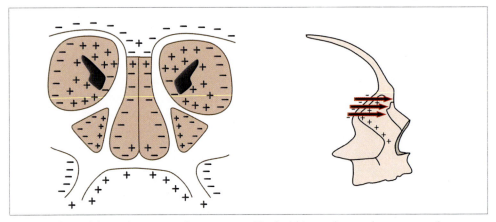

FIGURA 7   Remodelação óssea e crescimento em região de órbitas e do complexo nasomaxilar.

Face externa

Apresenta o crescimento aposicional subperiosteal.

Involução do processo maxilar

É um processo lento e irreversível, que se inicia após completar-se o aparelho dentário composto por dente, ligamento periodontal, gengiva e osso alveolar.

Causas

Atribuição dentária: processo fisiológico que ocasiona perda das substâncias calcificadas dos dentes. Podem ser divididas em três partes:

- Atribuição produzida pelas bochechas, lábios e língua.
- Atribuição dos alimentos.
- Atribuição mastigatória.

Abrasão ou desgaste patológico: não fisiológico, de natureza mecânica. São fatores nocivos que podem provocar alterações, causando desgastes patológicos. Dividem-se em:

- Abrasão intencional.
- Abrasão profissional.
- Bruxismo.
- Erosão dentária.

Erosão dentária: decorre da gradual desintegração química do tecido dentário, tornando a área afetada suscetível ao desgaste, por parte de agentes normais.

Perda dos dentes: processos patológicos como infecções, traumatismos ou substâncias tóxicas podem ocasionar a perda dos dentes.

Reabsorção alveolar: o osso alveolar se forma às custas do crescimento do germe dentário. Seu desaparecimento ocorre após a perda do dente.

Modificações dos maxilares

As modificações se refletem nas dimensões horizontal e vertical desses ossos, na porção correspondente ao rebordo alveolar residual.

Em razão da perda da dimensão vertical:

- A abóbada palatina vai se tornando uma região aplainada.
- A espinha nasal anterior posiciona-se quase no mesmo nível da abóbada palatina, podendo interferir no bom funcionamento da prótese.

Os pilares caninos, zigomáticos e pterigóideos tornam-se delgados. Quando a reabsorção for muito acentuada na região de primeiros molares superiores, a crista zigomaticoalveolar pode situar-se quase sobre o rebordo residual, sendo um obstáculo à estabilidade da prótese. Se a reabsorção for acentuada na porção média e posterior, a lâmina óssea que separa a mucosa bucal da mucosa sinusal é muito delgada, desta forma, as pressões promovidas pela prótese podem comprimir nervos e vasos alveolares desta região.

A redução das dimensões e a modificação da arquitetura dos maxilares levam a uma redução do peso desses ossos.

CRESCIMENTO DA MANDÍBULA

A mandíbula é um osso ímpar no corpo humano e como tal possui algumas características próprias. É o único osso móvel da face, ocupa o terço inferior da face e apresenta uma gama variada de movimentos que lhe são conferidos pela ação dos músculos que nele estão inseridos. Possui importância singular por seu envolvimento em funções vitais como mastigação, manutenção das vias respiratórias, fala e expressão facial.

A mandíbula é um osso delgado em forma de "V" com um mecanismo de crescimento endocondral em cada extremidade e crescimento intramembranoso no meio, exatamente como os ossos longos. O crescimento endocondral na região condilar exerce importante papel no desenvolvimento mandibular.

A mandíbula parece crescer para a frente e para baixo quando vista em traçados cefalométricos seriados superpostos, registrados na face craniana. O crescimento real, entretanto, ocorre em uma enorme variedade de direções regionais. Geralmente há uma tendência predominante de crescimento para cima e para trás, porém ocorre um deslocamento simultâneo de toda a mandíbula em direção oposta (para diante e para baixo). Os movimentos de crescimento da mandíbula são, em geral, complementados pelas mudanças correspondentes e mutuamente inter-relacionadas que ocorrem na maxila.

O desenho e a estrutura do osso mandibular estão diretamente relacionados com a elevada atividade funcional e o consequente suporte de forças.

Compondo o osso mandibular, existem, basicamente, três partes distintas:

- Área muscular: nesta área estão a maioria das inserções musculares. Sua extensão e manutenção estão diretamente relacionadas com a atividade funcional do osso mandibular.
- Área alveolar: determina a altura vertical do corpo da mandíbula. Está diretamente relacionada à presença dos dentes, visto que com a perda deles o processo alveolar é reabsorvido.
- Área basal: esta é determinada geneticamente e representa o alicerce mandibular, sendo a responsável pela forma básica do osso mandibular.

Ao nascimento, os dois ramos da mandíbula são muito curtos. O desenvolvimento condilar é mínimo e praticamente não existe eminência na cavidade glenoide. Uma fina linha da cartilagem e tecido conjuntivo existe na linha média da sínfise, separando os corpos mandibulares direito e esquerdo. Por volta dos 4 meses até o final do primeiro ano, a cartilagem da sínfise é totalmente substituída por osso. Nenhum crescimento significativo ocorre entre as duas metades antes da substituição da cartilagem por osso.

Todo o desenvolvimento da mandíbula se dá às custas do primeiro arco branquial, chamado de arco mandibular, no qual se desenvolvem duas proeminências: a proeminência mandibular maior, que forma a mandíbula, e a proeminência maxilar menor, que origina a maxila, o osso zigomático e a porção esponjosa do osso temporal.

Como sustentáculo provisório, existe a cartilagem de Meckel de ossificação, que desaparece mais tarde.

Em relação à formação óssea, é um osso misto ou composto, de crescimento endocondral e intramembranoso. O endocondral ocorre na região condilar, e o intramembranoso, associado com o endocondral, ocorre em outros locais.

Esta zona de cartilagem que se localiza no côndilo responde à compressão com expansão em todos os sentidos; articula-se com a cavidade glenoide, localizada na base do crânio, e provoca na mandíbula um deslocamento que, graças à posição oblíqua da articulação temporomandibular, tem a direção final para baixo e para a frente.

Durante os primeiros estágios de crescimento, a mandíbula ocupa uma posição mais retrusiva que a maxila. Ao se processar o crescimento, a mandíbula é gradativamente projetada no sentido anteroposterior, com o mento se tornando mais retilíneo. Isto indica que a mandíbula cresce mais que a maxila. Como ambos atingem a maturidade ao mesmo tempo, conclui-se que a velocidade de crescimento da mandíbula é maior que a da maxila.

Os mecanismos de crescimento ósseo são resultantes da ação de processos de reabsorção e aposição óssea que, submetidos a uma regulação fisiológica, promovem alterações no tamanho, na forma e na posição dos ossos (Figura 8).

Dois tipos básicos de osso de cortical (periosteal e endosteal) são responsáveis pelo crescimento e pela remodelação óssea. As superfícies periosteais e endosteais voltadas em direção à região onde há crescimento recebem novos depósitos de osso. Áreas corticais que estão crescendo por direção de depósitos periosteais do osso sofrem correspondente reabsorção do lado oposto ou endosteal.

No recém-nascido, o corpo da mandíbula encontra-se completamente ocupado pelas criptas dentárias, apresentando-se pequeno e com pouco crescimento vertical. O canal mandibular que está próximo do bordo inferior e cripta do segundo molar decíduo encontra-se na altura da união do corpo com o ramo mandibular, havendo espaço insuficiente para a erupção do primeiro molar permanente. Os ramos são curtos e bastante obtusos. Os côndilos apresentam-se pouco desenvolvidos.

Este osso cresce nas três direções do espaço e de maneira singular quando comparado a qualquer outro osso da face. Há crescimento condilar, crescimento aposicional no corpo e ramo, sendo que o crescimento na altura da sutura sinfisária é pouco significante e cessa até o final do primeiro ano da infância.

Ao mesmo tempo em que a mandíbula, por aumento na sua dimensão vertical e na superfície superior do corpo, contribui para aumentar o crescimento vertical da face, os ramos se distanciam por crescimento coordenado dos côndilos, cujos centros de crescimento permanecem ativos por mais tempo.

O crescimento anterior do corpo da mandíbula tem relação com o arranjo de espaço suficiente para a erupção dos molares permanentes. O conceito existente é que o ângulo mandibular vai diminuindo à medida que o crescimento se processa.

Áreas de crescimento da mandíbula

Côndilo

Histologicamente, a estrutura do revestimento condilar é composta por:

- Uma camada fibrosa de revestimento, na qual existe alta concentração de fibras colágenas, podendo existir raros condrócitos.
- Logo abaixo desta, encontra-se uma camada de cartilagem hialina, na qual se dá a proliferação celular, que resulta na aposição de novas camadas cartilaginosas, com concomitante formação óssea na sua porção inferior.

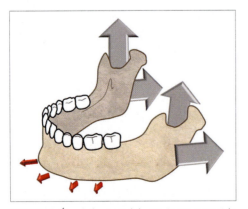

FIGURA 8 Áreas de remodelação óssea e sentido de deslocamento da mandíbula.

- Porção inferior, que está em contato com a camada de cartilagem hialina. É a área de transição, onde se dá a formação óssea a partir da cartilagem.
- Trabeculado ósseo, que vai crescendo à medida que a formação óssea ocorre. Este crescimento condilar existe enquanto persistir a camada de cartilagem hialina; isto vai até por volta dos 18 anos de idade.

O côndilo cresce predominantemente numa direção para cima e para trás, resultando no deslocamento da mandíbula para baixo e para a frente. A cabeça do côndilo vai sofrendo, à medida que cresce, um estrangulamento decorrente de uma deposição endóstica com concomitante reabsorção perióstica, resultando em um crescimento em "V" da cabeça do côndilo e consequente remodelação.

O colo do côndilo ocupará o lugar anteriormente ocupado pelo côndilo e para que haja uma manutenção do formato, é necessário que ocorra o processo de remodelação. O que era colo subirá, sendo necessário um novo colo; para que seja formado o novo colo, ocorre reabsorção nas faces laterais do côndilo. Para manter a integridade da cortical, haverá neoformação nas partes internas. Há redução do espaço medular dessa área, e o crescimento acontece no sentido posterior e superior.

O côndilo contribui para o crescimento contínuo do ramo em uma direção superior-posterior enquanto funciona como contato móvel com a base do crânio. Este mecanismo de crescimento condilar é uma adaptação funcional a estas duas funções particulares e não é, como se sugeria anteriormente, um centro de crescimento que controla os detalhes do crescimento em outras partes da mandíbula. Ele é um local especial de crescimento regional. As adições de osso novo, proporcionadas pelo côndilo, produzem um dos movimentos dominantes no crescimento mandibular.

O crescimento condilar contribui para o crescimento em altura, em comprimento e lateral da mandíbula (Figura 9). A predominância de crescimento na parte posterior do côndilo

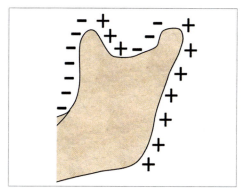

FIGURA 9 A remodelação óssea dos côndilos contribui para o crescimento em altura, em comprimento e lateral da mandíbula.

para cima provoca uma rotação no sentido anti-horário e a predominância de crescimento na parte posterior do côndilo para trás provoca uma rotação no sentido horário.

Ramo ascendente

Há crescimento aposicional no bordo posterior e reabsorção no bordo anterior, promovendo um aumento no comprimento do corpo mandibular. A superfície externa do ramo também sofre aposição óssea, com concomitante reabsorção na face interna, resultando em alargamento mandibular. Consequentemente, um ramo vai se distanciando do outro – crescimento em "V". À medida que o crescimento posterior ocorre, há uma conversão de ramo em corpo e, assim, torna-se uma remodelação concomitante que transforma estruturalmente o ramo em corpo.

Ocorre reabsorção óssea na borda anterior do ramo mandibular e, na borda posterior, há aposição óssea. Isso contribui para o crescimento da mandíbula no sentido anteroposterior e lateral, mantendo a largura do ramo, havendo apenas um deslocamento do ramo mandibular no espaço.

A reabsorção no bordo anterior do ramo da mandíbula aumenta o comprimento do arco, dando espaço para erupção dos molares permanentes. Por causa desse crescimento para trás do bordo posterior do ramo, a mandíbula cresce transversalmente, e um ramo se distancia do outro pelo princípio do "V" (Figura 10).

O forame mandibular se mantém em sua posição relativa no ramo em decorrência da remodelação pela aposição posterior e reabsorção na região anterior.

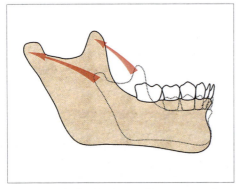

FIGURA 10 A direção de crescimento posterior e lateral do ramo mandibular possibilita a erupção dos dentes posteriores inferiores.

Chanfradura sigmoide

Tem o mesmo princípio de crescimento em "V" do processo coronoide. Cresce para cima, promovendo aumento da altura do ramo, por aposição óssea no seu bordo superior.

O processo de crescimento do colo serve para incrementar a altura do ramo pela adição de osso novo para aumentar a altura do colo ao longo da superfície superior da chanfradura sobre seu lado lingual.

Processo coronoide

O processo coronoide cresce simultaneamente para cima, para posterior e para medial, resultando em três direções correspondentes no crescimento mandibular. Observa-se crescimento pela adição periosteal na superfície lingual, com absorção simultânea na face externa. Concomitantemente, está ocorrendo o crescimento posterior, aumentando seu tamanho com a manutenção da forma. Aqui também ocorre o crescimento em "V", contribuindo desta forma para o crescimento vertical do ramo ascendente (Figura 11).

Bordo inferior da mandíbula

Na união corpo-ramo, só se encontra um local de reabsorção chamado chanfradura antigoníaca. O restante recebe aposição óssea, contribuindo para o crescimento vertical da mandíbula.

Corpo mandibular

As superfícies laterais do corpo sofrem aposição óssea, promovendo um aumento em sua largura durante os primeiros anos de vida, não havendo depois disso crescimento considerável. Aos 6 anos, este crescimento é praticamente nulo. Na eminência canina, observa-se aposição

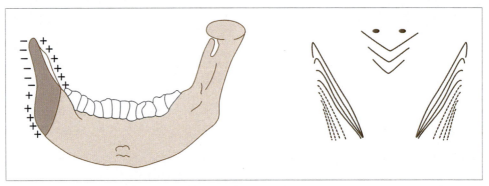

FIGURA 11 O crescimento dos processos coronoides segue o princípio em "V", com aposição óssea nas suas porções superior e lingual e reabsorção nas superfícies bucal e anterior.

óssea. Para um alvéolo acomodar um dente permanente, há necessidade de maior largura no sentido vestibulolingual, porque os dentes decíduos são mais estreitos. O crescimento do corpo mandibular se dá por meio de uma sequência complexa de alterações que, resumidamente, pode ser apresentada da seguinte forma:

- Região do trígono retromolar: ocorre uma aposição ao longo de toda a face vestibular e borda superior da face lingual, com simultânea reabsorção na porção restante da face lingual e na superfície superior.
- Região de molares: persiste a aposição ao longo de toda a face vestibular e porção superior da face lingual, diminuindo a área de reabsorção desta face.
- Região de pré-molares: repete a região de molares, havendo um aumento na área de aposição na face lingual que agora atinge também o terço inferior e a metade superior desta face.
- Região de caninos: repete a região de pré-molares, aumentando ainda mais a área de aposição da superfície lingual.
- Região de incisivos: ocorre uma inversão do processo na face vestibular, que passa a ter agora reabsorção nos seus dois terços superiores enquanto a aposição se processa no terço inferior e ao longo de toda a face lingual.

Mento (sínfise)

O mento é a única característica anatômica mandibular que é exclusiva da raça humana. Ele está associado a um processo de achatamento da cortical na região entre os caninos.

Esse processo envolve um mecanismo de crescimento cortical endosteal que pode ou não ser acompanhado de adição periosteal na área apical, construindo uma protuberância mentoniana ou estreitando a região de crista alveolar.

Ocorrem reabsorção óssea no processo dentoalveolar na face vestibular e deposição na parte basal da mandíbula, na face vestibular. O crescimento da porção alveolar não acompanha na mesma magnitude o avanço de porção basal,

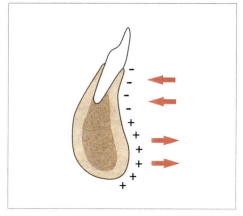

FIGURA 12 A linha de reversão entre as áreas de crescimento na região do mento, em que o contorno côncavo da superfície se torna convexo, possibilita a formação do queixo.

que sobressai, originando a protuberância mentoniana, que também recebe aposição óssea externa (Figura 12).

Processo alveolar

O processo alveolar é semelhante ao da maxila, apenas com a ressalva que na mandíbula, a diferença entre o tamanho dental dos incisivos decíduos e permanentes não é tão grande e em alguns casos não existe. Em compensação, a discrepância de tamanho dental na região de pré-molares é maior e a movimentação paramesial do primeiro molar inferior é bastante expressiva. O crescimento desta região é resultado da erupção dos dentes, contribuindo assim para um aumento vertical do corpo da mandíbula. O rebordo alveolar cresce para cima, para a frente e para fora, permitindo que os dentes permanentes se acomodem na mandíbula e, principalmente, pelo aumento do rebordo alveolar na região posterior do ramo, contribuindo também para o crescimento transversal da maxila (Figura 13).

CONSIDERAÇÕES FINAIS

Conclui-se que o conhecimento dos mecanismos e das épocas mais ativas do crescimento

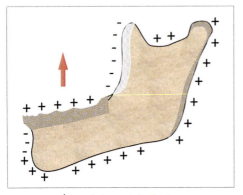

FIGURA 13 Áreas de remodelação óssea no ramo, no corpo, no mento e no processo alveolar da mandíbula.

do complexo craniofacial é de importância inquestionável para o ortodontista, pois:

- Muitas más oclusões são produtos de desarmonias entre crescimento das bases apicais.
- A mandíbula cresce tridimensionalmente e de forma simultânea nos diversos sítios de crescimento; este processo ocorre em equilíbrio com as demais estruturas craniofaciais e é grandemente influenciado por fatores ambientais.
- O crescimento é fator importante no planejamento ortodôntico, podendo-se aproveitá-lo para corrigir a má oclusão. Portanto, é conveniente verificar se o crescimento estará presente durante o tratamento ortodôntico e se este está em seu grau máximo de acordo com as fases e surtos de crescimento em que o paciente se encontra.

BIBLIOGRAFIA

1. Bjork A. Facial growth in man: studies with the aid of metallic implants. Acta Odont Scandinav. 1955; 13:9.
2. Bjork A. Variations in the growth pattern of the human mandible. Am J Orthod. 1964;50:25-50.
3. Bjork A. The use of metallic implants in the study of facial growth in children: method and application. Am J Phys Antrop. 1968;29:243-54.
4. Broadbent BH. A new X-ray technique and its application to orthodontia. Angle Orthod. 1931;1:45.
5. Burstone CJ. Process of maturation and growth predition. Am J Orthod. 1968;49:907-17.
6. Capelozza Filho L, Silva Filho OM. Apostila de crescimento craniofacial pós-natal. Universidade de São Paulo, Hospital de pesquisas e reabilitação de lesões lábio-palatais. Bauru, 1990.
7. da Silva. A histologic study of normal facial growth and remodeling in the squirrel monkey (*Saimiri sliureus*). [Tese] 1968.
8. Dixon AD, Hoyte DAN. A comparison of autorradiografic and alizarin techniques in the study of bone growth. Anat Rec. 1963;145:101.
9. Enlow DH, Harris DB. A study of post natal growth of the human mandible. Am J Orthod. 1964;50:25-50.
10. Enlow DH. Handbook of facial growth. 2. ed. Philadelphia: W.B. Saunders; 1982.
11. Ford EHR. Growth of the human cranial base. Am J Orthod. 1958;44:498-506.
12. Graber TM. Orthodontics principles and pratices. Philadelphia: W.B. Saunders; 1972.
13. Graber TM. Ortodontia: teoria y practica. Interamericana; 1974.
14. Greulich WW, Ryle SI. Radiographic atlas of skeletal development of hand and wrist. 2. ed. California: Stanford University Press; 1970.
15. Jarabak JR. Radiocalium uptake as compared with alizarin in the mineralization of bone. J Dent Res. 1951;30:511.
16. Koski K, Ronning O. Intracerebral isolongs transplantion of the condylar cartilaje with and without the articular disc. Am J Orthd. 1971;60:86.
17. Koski K. Cranial growth centers, factors or fallacies? Am J Orthod. 1968;54:566-83.
18. Lee M. Natural markers in bone growth. Am J Antrop. 1968;29:295-310.
19. Moss ML, Greenberg SN. Post natal growth of the human skull base. Angle Orthod. 1955;25:77-84.
20. Moss ML, Ranilow RM. The role of the funcional matrix mandibular growth. Angle Orthod. 1968; 38:95-103.
21. Moyers RE. Ortodontia. 3. ed. Rio de Janeiro: Guanabara Koogan; 1988.
22. Prescott GH, Mitchell DF, Fahmy H. Procion dyes as matriz makers in growing bone and teeth. Am J Phys Antrop. 1968;29:219.
23. Proffit WR, Fields Jr HW, Sarver DM. Ortodontia contemporânea. 4. ed. Rio de Janeiro: Elsevier; 2007.
24. Salzman VA. Principios de ortodoncia. Barcelona: Salvat; 1947.

CAPÍTULO 17

Anatomia do seio maxilar: aplicações clínicas

José Sidney Roque

HISTÓRICO

Os seios paranasais constituem cavidades ósseas preenchidas por ar, no interior dos chamados ossos pneumáticos, associados à primeira porção do sistema respiratório, ou seja, às cavidades nasais. Os ossos que comportam esses seios são: maxila, etmoide, esfenoide e frontal (Figura 1). Alguns autores ainda consideram as células da porção mastóidea do temporal nessa classificação.

O termo seio (do latim, *sinus* – seio) também pode ser denominado antro, termo de origem grega (*antron* – cavidade), e significa "estrutura cavitária vazia, especialmente em um osso". O seio maxilar, o maior dos seios paranasais, é o espaço pneumático contido no interior da maxila, osso par constituinte do terço médio da face.

Por volta de 1489, o renascentista italiano Leonardo da Vinci foi um dos primeiros a descrever a anatomia do seio maxilar em humanos, considerando-o "o vácuo no osso da bochecha, no qual estão as raízes dos dentes". Posteriormente, em meados do século XVII, o cirurgião e anatomista inglês Nathaniel Highmore descreveu detalhadamente a cavidade do seio maxilar, por meio de um estudo, no qual abordou as relações anatômicas do seio maxilar com as estruturas adjacentes, dando ênfase à proximidade dos alvéolos dentários, em seu livro *Corporis humani disquisito anatomica*.

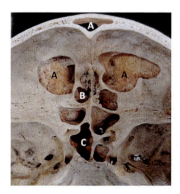
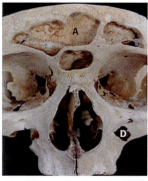

A- seio frontal
B- seio etmoidal
C- seio esfenoidal
D- seio maxilar

FIGURA 1 Seios da face visualizados em vista endocraniana e por norma anterior (crânio seco, acervo da Faculdade de Odontologia de Bauru da Universidade de São Paulo – FOB/USP).

Tal relação de proximidade pode ser descrita com base na observação da anatomia da área em questão, na qual as raízes dos dentes superiores – sobretudo dos molares, mas também de pré-molares, caninos e ocasionalmente incisivos laterais – encontram-se imediatamente em posição inferior à cavidade do seio maxilar, separados por uma fina parede. Esse fato foi confirmado por Highmore no relato de um empiema sinusal após a exodontia de um canino. Com isso, o anatomista denominou o seio maxilar como "antro de Highmore", epônimo conhecido até a atualidade, e passou a representar um importante papel no tratamento dos dentes superiores, principalmente relacionado às especialidades de cirurgia e implantodontia.

Posteriormente, várias pesquisas foram realizadas e trabalhos apresentados, descrevendo o seio maxilar como o mais volumoso e o primeiro a se desenvolver. Possui seu desenvolvimento iniciado no terceiro mês de vida intrauterina e terminado próximo aos 18 anos de idade.

O desenvolvimento do seio maxilar inicia-se com o deslocamento horizontal dos processos palatinos e sua subsequente fusão com o septo nasal, separando a cavidade oral secundária das duas câmaras nasais secundárias. Essa modificação influencia a expansão inferior da parede nasal lateral, de forma que essa parede começa a se dobrar. Com isso, surgem três conchas nasais e três meatos subjacentes. Anos depois, o desenvolvimento do seio maxilar foi descrito, relatando que o seu início ocorre no estágio fetal, em torno da 12ª semana, em crescimento lento da mucosa do infundíbulo etmoidal.

Seu desenvolvimento prossegue com invaginação do epitélio nasal do infundíbulo na cápsula nasal cartilaginosa, denominado processo de pneumatização primário, sendo contínuo até o quarto mês de vida fetal. A próxima fase de seu desenvolvimento, a pneumatização secundária, começa por volta do quinto mês de vida intrauterina, iniciando o crescimento do saco para dentro da maxila lentamente até o nascimento, apresentando-se como uma pequena cavidade ovoide na maxila com comprimento anteroposterior de 7 mm, altura de 4 mm, profundidade de 4 mm e volume de 6 a 8 mL.

Após o nascimento, a face continua a se desenvolver inferiormente e também no sentido anteroposterior e o seio maxilar acompanha tal direção, ampliando cerca de 2 mm a cada ano no sentido vertical e cerca de 3 mm de anterior para posterior. Pode ser visualizado radiograficamente a partir do quinto mês de vida, como uma pequena área triangular, abaixo do forame infraorbital.

Os seios maxilares não estão inteiramente desenvolvidos até que todos os dentes permanentes tenham sido irrompidos. O crescimento da cavidade no sentido vertical está condicionado à erupção dos dentes, enquanto no sentido anteroposterior depende do crescimento do túber da maxila. O assoalho normalmente se estende desde o primeiro pré-molar até a tuberosidade. Porém, em alguns casos, inicia somente a partir do primeiro molar e, em outros, pode alcançar o alvéolo do canino e incisivo lateral.

No primeiro ano de vida, o seio maxilar encontra-se entre a órbita e o germe dos dentes caninos e o primeiro molar decíduo. Aos 2 anos, alcança o segundo molar decíduo. Já aos 6 anos, é a miniatura do seio maxilar do adulto.

A diferença está somente no tamanho, pois a forma já é a mesma. Entre 10 e 12 anos de idade, o seio chega próximo ao processo zigomático da maxila. Por fim, dos 16 aos 18 anos, o seio maxilar irá adquirir forma e tamanho definitivos (Figura 2).

ANATOMIA DO SEIO MAXILAR

Não está inteiramente desenvolvido até que todos os dentes permanentes tenham sido irrompidos. O crescimento do seio no sentido vertical está condicionado à erupção dos dentes, enquanto no sentido anteroposterior depende do crescimento do túber da maxila.

Sua aparência radiográfica é de área radiolúcida, de forma ovoide ou arredondada, contornos bem definidos, delimitado por linha radiopaca, a cortical sinusal. Em indivíduos adolescentes, o assoalho do seio maxilar e o da

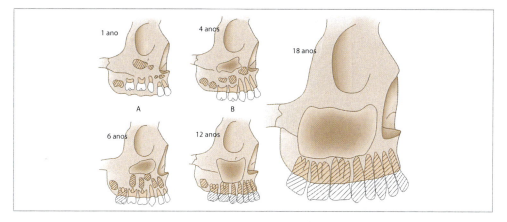

FIGURA 2 Desenvolvimento do seio maxilar. Fonte: Prof. Dr. José Sidney Roque.

cavidade nasal são vistos, em radiografias periapicais, aproximadamente no mesmo nível. No entanto, em pacientes mais idosos, o seio pode estender-se mais para o processo alveolar e, na porção posterior da maxila, aparecerá abaixo do nível do assoalho da fossa nasal.

Anteriormente, o seio maxilar é restrito pela fossa canina e parece desviar-se para cima nessa região, cruzando o nível do assoalho da fossa nasal na região de canino. Consequentemente, nas radiografias periapicais, os assoalhos do seio e da fossa nasal estão frequentemente sobrepostos e podem ser vistos cruzando-se entre si, formando um Y invertido na área. O contorno da fossa nasal é geralmente mais espesso e mais difuso do que a fina cortical sinusal.

Na região de incisivo lateral e canino, existe uma depressão óssea ao nível do ápice do incisivo lateral, limitada posteriormente pela eminência canina, denominada depressão óssea supraincisal ou radiograficamente conhecida como fosseta mirtiforme. O osso nessa região pode ter aparência mais radiolúcida, por conta de seu adelgaçamento.

Pode variar em relação à forma e ao tamanho, em indivíduos diferentes, assim como entre os lados direito e esquerdo, em um mesmo indivíduo. Como variações em relação à forma, encontram-se as extensões maxilares para o rebordo alveolar, região anterior, tuberosidade da maxila, palato, osso zigomático e região orbitária. As três primeiras são visualizadas nas radiografias periapicais.

A extensão alveolar é observada quando o crescimento se desenvolve no sentido do osso alveolar. Os casos mais frequentes são aqueles em que o primeiro molar é extraído e essa área passa a ser ocupada pelo seio maxilar. Em pacientes desdentados, a extensão pode ser tal que o assoalho do mesmo constitua o próprio limite do rebordo alveolar. Quando o primeiro molar está presente, é possível haver extensões entre a trifurcação das raízes. A extensão para a região anterior pode atingir o incisivo lateral, porém não é muito frequente (Figura 3).

A extensão para a tuberosidade pode chegar a ocupar toda essa região, aumentando sua fragilidade e possibilitando fraturas quando da avulsão de terceiros molares. Essas extensões, por debilitarem muito a região, fazem com que intervenções cirúrgicas inadequadas possam resultar em comunicações bucossinusais.

Alguns anatomistas têm assinalado a ausência total do tecido ósseo na região apical dos dentes e, nessas circunstâncias, o ápice radicular estaria diretamente em contato com a mucosa sinusal. Outros negam essa possibilidade, afirmando que, ainda em casos extremos, o ápice sempre se acha coberto pelo periodonto, e esse tecido precisa estar protegido por osso, para cumprir sua atividade funcional normal. Quando um processo patológico o destrói, os tecidos

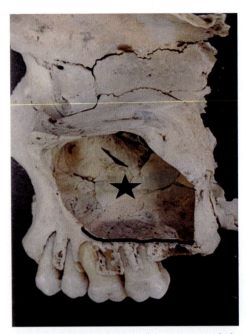

FIGURA 3 Seio maxilar (estrela) e a proximidade com as raízes dentárias (crânio seco). Fonte: Faculdade de Odontologia de Bauru da Universidade de São Paulo (FOB-USP).

periapicais (granulomas, osteítes, cistos) podem estabelecer uma relação direta da raiz dentária com a mucosa do seio maxilar.

A relação de proximidade dos ápices dentários com o assoalho do seio maxilar é um detalhe importante, que deve ser bem observado nas imagens periapicais para evitar possíveis complicações. Os dentes que apresentam maior proximidade com o soalho sinusal, em ordem decrescente, são: segundo molar superior, primeiro molar superior, terceiro molar superior, segundo pré-molar superior e primeiro pré-molar superior.

Por conta dessa íntima relação dos dentes superiores posteriores com o seio maxilar, o deslocamento acidental de raízes, fragmentos de raízes ou dentes para seu interior é um acidente associado à exodontia. A raiz palatina do primeiro molar superior é a mais frequentemente envolvida, embora anatomicamente não seja a mais próxima do seio maxilar. O deslocamento de um dente inteiro para dentro do seio maxilar envolve com maior frequência o terceiro molar superior.

Complicações e acidentes transoperatórios podem ocorrer, como a abertura acidental do seio maxilar com deslocamento ou não do dente para seu interior. Em tais complicações, o diagnóstico geralmente é imediato, pois durante o ato operatório verifica-se o "desaparecimento" do dente. No entanto, os exames de imagem (radiografia panorâmica, Waters, oclusal e lateral de crânio) são importantes para confirmar o diagnóstico e avaliar a localização do dente. O dente deve ser removido o quanto antes para evitar uma sinusite.

Como tratamento das comunicações bucossinusais, utiliza-se a técnica de sutura para o vedamento da comunicação. Ao ocorrer penetração acidental de algum corpo estranho no seio maxilar, sem conseguir eliminá-lo por manobras mecânicas (como irrigação), deve-se considerar a trepanação da fossa canina como via de acesso ideal para sua remoção.

A tomografia computadorizada define o contorno, a altura e a espessura do osso alveolar, mostra a posição do nervo alveolar superior posterior e do assoalho do seio maxilar, sendo muito útil na realização de implantes dentários.

Em pacientes que sofreram reabsorção do osso alveolar e/ou pneumatização do seio maxilar, o levantamento do assoalho do seio maxilar é atualmente um recurso muito utilizado para a reconstrução óssea de região posterior da maxila. Esses processos de atrofias ocorrem em toda a maxila e a mandíbula assim que um elemento dentário é perdido, mas a porção posterior da maxila tem um agravante, que é o seio maxilar associado a qualidade e quantidade ósseas ruins.

A perfuração da membrana sinusal ocorre mais frequentemente durante a fratura da parede anterior do seio maxilar, podendo ocorrer também durante a elevação da membrana sinusal e na osteotomia realizadas com brocas. Uma vez perfurada a membrana, haverá um risco significantemente maior de complicações no pós-operatório, já que é criada uma via de entrada para bactérias e até mesmo material enxertado no interior do seio maxilar.

A presença de septos ósseos no seio maxilar pode complicar o procedimento. Os septos ósseos estão presentes em aproximadamente 31% dos pacientes e são mais comuns na região entre o segundo pré-molar e o primeiro molar, ambos mais frequentemente encontrados em maxilas desdentadas. Durante a cirurgia, artérias podem ser lesadas e sangramentos podem ocorrer, originados da membrana sinusal ou do osso. As três artérias, alveolar superior posterior, infraorbitária e nasal posterior lateral, vascularizam a região do seio maxilar.

VARIAÇÕES ANATÔMICAS DO SEIO MAXILAR

As principais variações do seio maxilar são as diferenças de tamanho, a existência de extensões (projeções) e a presença dos septos ou tabiques. O seio maxilar é o maior dos seios paranasais. Em idosos, o processo de expansão do seio sofre uma regressão, e muitas vezes essa cavidade, em pacientes desdentados, apresenta-se em nível inferior ao do soalho da fossa nasal. O seio maxilar varia muito na forma e no tamanho em diferentes indivíduos e, frequentemente, nos dois lados da face de um mesmo indivíduo.

- Projeção alveolar: pode estender-se entre as raízes do primeiro molar, mas depois da extração deste dente, inclina-se para baixo, entre o segundo pré-molar e o segundo molar, chegando quase até ao rebordo alveolar.
- Projeção canina: pode estender-se para diante até o incisivo lateral.
- Projeção ao túber: é mais comum e de grande importância, porque debilita o osso e é uma das causas mais comuns de fratura da tuberosidade durante cirurgias do terceiro molar superior.
- Projeção medial: nome dado à invaginação do seio à fossa nasal pela extensão do seio maxilar, entre as corticais do processo palatino. É bem visualizada no exame radiográfico oclusal. São medianas e aparecem como continuidade da porção anterior do seio maxilar.
- Projeção malar: o seio maxilar se estende em direção ao osso zigomático e só é visualizado nas radiografias oclusais quando o paciente é desdentado.

Estas variações são de suma importância para o planejamento cirúrgico para colocação de implantes. As projeções são áreas pneumatizadas que, às vezes, inviabilizam a instalação de implantes. Assim, a combinação da projeção canina com a projeção malar (extensão zigomática) inviabiliza a colocação de implante zigomático. Durante o desenvolvimento, o seio maxilar muitas vezes pneumatiza a maxila além dos limites do corpo da maxila. Alguns dos processos da maxila, consequentemente, acabam sendo invadidos por espaços aéreos. Essas expansões, denominadas projeções, são encontradas em metade dos casos no processo alveolar (Figura 4).

Antes da execução de trabalhos clínicos, protéticos ou cirúrgicos, é de grande valor o conhecimento da existência dessas extensões,

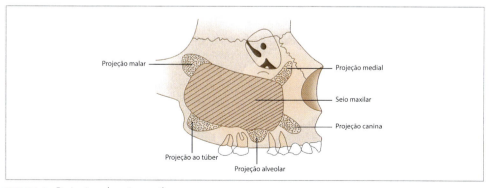

FIGURA 4 Projeções do seio maxilar.

principalmente a alveolar e a do túber. O seio do maxilar é dividido por septos ósseos, raramente com divisões completas, em que frequentemente encontram-se os septos ósseos dividindo o seio parcialmente em uma ou mais lojas. Sempre há um espaço aberto fazendo a comunicação entre essas lojas. Os septos ósseos podem ter várias direções e ser de tamanho e altura variáveis. O aspecto radiográfico é radiopaco, o que pode dificultar um diagnóstico diferencial, especialmente quando os septos tendem a ter formas esféricas, podendo ser confundidos com cistos residuais ou primordiais.

Nas radiografias periapicais, o soalho da fossa nasal aparece como uma linha radiopaca perfeitamente nítida, que cruza a imagem radiolúcida do seio maxilar em forma de Y (de Ennis), sendo uma das mais invariáveis estruturas anatômicas da maxila, que constitui um ponto de reparo anatômico de maior importância no diagnóstico diferencial nas radiografias periapical e oclusal da região do canino.

A letra Y corresponde à parede interna do seio maxilar, que é a parede externa da fossa nasal. A parede interna separa a fossa nasal do seio maxilar, e o soalho da fossa nasal se estende mais anteriormente que a parede do seio. Enquanto o soalho da fossa nasal estende-se para a frente, a parede anterior do seio volta-se para fora e para trás, formando a parede externa do seio maxilar. Nessa região, encontra-se uma área circular radiolúcida, que corresponde ao forame e ao canal da artéria alveolar superior anterior.

As relações do seio maxilar com os ápices dentários são observadas nas radiografias intrabucais, principalmente na técnica do paralelismo. A parede mais importante com relação aos dentes é a inferior do soalho sinusal.

Esta parede sofre variações em sua dimensão anteroposterior, invade áreas, principalmente relacionadas com a porção alveolar da maxila, formando extensões ou prolongamentos. O primeiro pré-molar pode estar afastado dessa zona, por estar separado por uma camada razoável de tecido ósseo esponjoso. O segundo pré-molar tem relações mais íntima com o seio do maxilar, pois sua raiz está situada embaixo do soalho do seio. Excepcionalmente, pode ocorrer proximidade antral com os caninos.

A inervação é feita pelo nervo trigêmeo, a vascularização é realizada pela artéria infraorbitária, e os seios maxilares possuem abundantes vasos linfáticos que convergem para os gânglios cervicais submandibulares. No seio maxilar, a drenagem do líquido sinusal é feita através do meato médio, sob a concha nasal média e sua drenagem natural não depende da gravidade, mas do mecanismo mucociliar.

SINUSOPATIAS: SINUSITE

A sinusite corresponde a uma inflamação da mucosa que reveste as paredes dos seios paranasais, normalmente de origem infecciosa, manifestando-se por abundantes secreções nasais e dor facial. As sinusites podem se desenvolver como resultado da inflamação da membrana sinusal, em consequência de doenças infecciosas sistêmicas ou gerais do organismo, como resfriados, gripes, pneumonias, sarampo.

A inflamação sinusal também pode ocorrer pela propagação de um foco infeccioso de origem odontogênica. Outro fator que pode contribuir para o desenvolvimento das sinusopatias, principalmente as de caráter crônico, é a presença de uma lesão periapical instalada em algum dente sem vitalidade. Esse processo infeccioso (abscesso periapical crônico) pode promover a ocorrência de fístulas bucoantrais, definidas como a comunicação entre a cavidade bucal e o seio maxilar.

Outra infecção odontogênica que pode se disseminar e levar a uma sinusopatia é a lesão endoperiodontal, caracterizada pela associação de doença periodontal e pulpar no mesmo elemento dentário; assim, a proximidade dos dentes com o seio fará com que a infecção se dissemine. A sinusite odontogênica abrange de 10 a 12% dos casos de sinusite maxilar. A sinusite de origem odontogênica deve ser considerada em pacientes com história de infecção odontogênica e cirurgia dentoalveolar ou periodontal (Figura 5).

Fatores de virulência apresentados pelos microrganismos envolvidos, como colagenases

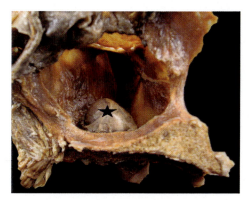

FIGURA 5 Lesão de origem odontogênica no interior do seio maxilar (estrela). Fonte: imagem gentilmente cedida por José Ari Gualberto Junqueira – Faculdade de Odontologia de Araçatuba da Universidade Estadual Paulista.

e toxinas, podem promover uma rarefação óssea, facilitando assim a progressão da infecção e promovendo posteriormente a comunicação bucossinusal.

Os elementos dentários que mais se relacionam com esse seio e, portanto, estão frequentemente envolvidos com a origem dos processos infecciosos que o afetam, em ordem decrescente de frequência, são: segundo, primeiro e terceiro molares superiores; e segundo e primeiro pré-molares superiores.

Em alguns casos, a lâmina óssea está presente formando elevações no assoalho sinusal, denominadas eminências alveolares. Quando ausente, há apenas uma fina camada de tecido conjuntivo entre o ápice dentário e o assoalho do seio maxilar. As bactérias de origem dental mais frequentes são os *Streptococcus* não agrupáveis (*S. sanguis, S. salivaris* e *S. mutans*) e flora anaeróbica (*Peptostreptococcus, Bacterioides, Fusobacterium* e *Veillonella*).

Exames como ressonância magnética, ultrassonografia, endoscopia e cintilografia podem ser indicados. No entanto, a tomografia computadorizada é a mais utilizada e geralmente a mais indicada.

Pacientes podem se queixar de dor dentária, cefaleias que aumentam de intensidade com o movimento da cabeça, sensibilidade na região anterior da maxila e na região infraorbitária, além de congestão nasal e saída de secreção nasal amarelada. No entanto, sinusites de origem odontogênica podem apresentar-se menos dolorosas que as sinusites agudas de origem nasal, pois na maioria dos casos não promovem a obstrução do complexo ostiomeatal. Assim, o tratamento da sinusite maxilar de origem odontogênica envolve uma série de cuidados que vão desde a eliminação dos fatores dentários causais até o manejo da infecção do seio pelo uso de antibioticoterapia.

O profissional pode utilizar fármacos, por exemplo, descongestionantes nasais e gotas de hidratação. Se não tratada ou tratada inadequadamente, pode progredir para uma variedade de complicações, como: celulite orbitária, trombose do seio cavernoso, meningite, osteomielite, abscesso intracraniano e morte. A causa mais comum é o granuloma apical, especialmente do primeiro molar, mas periodontite avançada deve ser considerada um fator etiológico.

O deslocamento acidental de fragmentos, implantes ou dentes infectados para o seio maxilar pode predispor ao surgimento de sinusite maxilar aguda, que se caracteriza por dor forte, constante e localizada, sensibilidade dolorosa nos dentes junto ao seio infectado. A sinusite maxilar odontogênica aguda é rara, sendo a crônica mais frequente. Em geral, é resultado de intrusão de corpo estranho durante procedimento dentário ou reação inflamatória do seio maxilar decorrente de periodontite crônica. O corpo estranho pode ser oriundo de restos do debridamento que persiste após a extração dentária, material de obturação ou um dente descolado para o interior do seio maxilar, devendo ser removido o mais rapidamente possível.

As infecções decorrentes de complicações de implantes dentários também devem ser lembradas. Nesse caso, pode haver perfuração do assoalho do seio maxilar e a remoção do implante deve ser realizada quando a sintomatologia se tornar preponderante. Umas das complicações desse procedimento é o surgimento de uma fístula oroantral ou oronasal. A fístula primeira pode ser decorrente também da extração dentária e de uma infecção apicodental persistente, levando à osteólise com fistulização para o antro. A sintomatologia consiste em secreção mucopurulenta através da fístula, voz anasalada e escape de ar pela boca quando o nariz é assoado. A infecção dos seios paranasais pode ocorrer também por contiguidade a partir da região dos alvéolos dentários. A sinusite é rara em crianças com menos de 1 ano de idade, porque os seios paranasais ainda não se encontram suficientemente desenvolvidos. A sinusite raramente é fatal, mas a proximidade dos seios paranasais em relação a estruturas nervosas e vasculares importantes pode levar a complicações graves.

BIBLIOGRAFIA

1. Antoniazzi M, Carvalho P, Koide C. Importância do conhecimento da anatomia radiográfica para interpretação de patologias ósseas. RGO. 2008;56(2):195-9.
2. Arieta LC, Silva MAA, Rockenbach MIB, Veeck EB. Extensões dos seios maxilares detectadas em radiografias periapicais. Revista Odonto Ciência PUCRS. 2005;20(47).
3. Batista PS, Júnior AFR, Wichnieski C. Contribuição para o estudo do seio maxilar. Rev Port Estomat Med Dent Cir Maxilo. 52:235-9.
4. Bellotti A, Costa FS, Camarini ET. Descolamento de terceiro molar superior para o seio maxilar: relato de caso. Rev Cir Traumatol Buco-Maxilo-Fac Camaragibe. 2008;8(4):35-40.
5. Casalechi VL, Cardoso GR, Picosse LR. Levantamento do assoalho do seio maxilar: contornando dificuldades. Revista Univap São José dos Campos. 2006;13(24).
6. Casati A, Tavano O. Curso de radiologia em odontologia. In: Radiologia bucal. 2. ed. São Paulo: Pancast; 2000.
7. Dias D, Bustamante RPC, Villoria EM, Peyneau PD, Cardoso CAA, Manzi FR. Diagnóstico tomográfico e tratamento de sinusite odontogênica: relato de caso. Arq Bras Odontol. 2013;9(2).
8. Ennis LM, et al. Dental rontgenology. 6. ed. Philadelphia: Lea & Febiger; 1967. Apud Freitas JAS, Tavano O, Alvares LC. Op. cit. ref. 15.
9. Ferreira, JRM. Avaliação do ângulo formado pelo terço inferior das paredes lateral e medial dos seios maxilares em tomografias lineares. 2007. Dissertação (Mestrado em Odontologia) – Universidade do Grande Rio "Prof. José de Souza Herdy", Duque de Caxias.
10. Freitas JAS, Tavano O, Alvares LC. Anatomia radiográfica dento-maxilar. 3. ed. Bauru: FOB/USP; 1989. [Apostila, 2].
11. Gimenez A. Comunicações buco-sinusais, 2008. Monografia (Especialização em Cirurgia e Traumatologia Buco-Maxilo-Facial) – Associação Paulista de Cirurgiões Dentistas – Ourinhos, SP.
12. Goaz PW, White SC. Intection na inflammation of the jaws and facial bones. Oral radiology: principies an interpretation. 2. ed. Saint Louis: Mosby; 1987.
13. Gregori C. Seios maxilares: principais aspectos vinculados a odontologia. Ars Cvrandi em Odontologia. São Paulo: Sarvier; 1979. p. 55-60.
14. Kennedy E. Sinusitis. eMedicine Journal. 2001;2.
15. Lopatatin AS, Sysolyatin SP, Sysolyatin PG, Melnikov MN. Chronic maxillary sinusitis of dental origin: is external surgical approach mandatory laryngoscope. 2002;112(6):1056-9.
16. Antoniazzi MCC, Carvalho PL, Koide CH. Importância do conhecimento da anatomia radiográfica para a interpretação de patologias ósseas. RGO Porto Alegre. 2008;56(2):195-9.
17. Maia Filho ALM, et al. Revista Univap, São José dos Campos. 2006;13(24):1929-32.
18. Menezes MO. Seios paranasais. 1999. Monografia (Especialidade em Radiologia) – Faculdade de Odontologia, Universidade Estadual de Campinas, Piracicaba.
19. Passos D. Sinusite do seio maxilar de origem odontogênica. 9 de dezembro de 2013.
20. Rodrigues AF, Vitral RWF. Aplicações da tomografia computadorizada na odontologia. Pesq Bras Odontoped Clin Integr João Pessoa. 2007;7(3):317-24.
21. Silva APR. Relação das raízes dos molares superiores com o seio maxilar – avaliação por tomografia computadorizada. 2009. Dissertação (Mestrado em Odontologia) – Universidade Luterana do Brasil – Canoas, RS.
22. Silva RR, Toledo BAS, Capote TSO. Anatomia do seio maxilar e comunicação buco-sinusal: uma revisão de literatura. RCO- REV. do Curso de Odontologia da UniEvangélica. 2009;11(1).
23. Taylor RMS. The maxillary sinus and molar teeth: aspects of varying anatomical relations. J Dent Assoe S Afr Pretoria. 1980;35(2):51-6.
24. Wood NK, Goaz PW. Diagnóstico diferencial das lesões bucais. 2. ed. Rio de Janeiro: Guanabara-Koogan; 1983.

CAPÍTULO 18

Anatomia aplicada à cirurgia bucomaxilofacial

Samuel Porfírio Xavier
Erick Ricardo Silva
João Paulo Mardegan Issa

INTRODUÇÃO

Este capítulo visa oferecer informações básicas sobre os conceitos anatômicos aplicados aos principais acessos cirúrgicos do esqueleto craniofacial, buscando relacionar os conhecimentos de anatomia adquiridos no início do curso de Odontologia com os princípios que posteriormente serão ministrados na área de cirurgia.

A cirurgia bucomaxilofacial tem como finalidade diagnosticar e tratar doenças, traumatismos, lesões e anomalias congênitas e adquiridas do aparelho mastigatório e anexos, e estruturas craniofaciais associadas. Dentro deste ramo da Odontologia, encontram-se os seguintes procedimentos:

- Implantes, enxertos, transplantes e reimplantes dentários.
- Biópsias de tecidos moles e mineralizados.
- Cirurgias com finalidades protética e ortodôntica.
- Cirurgia ortognática.
- Diagnóstico e tratamento cirúrgico de cistos; afecções radiculares e perirradiculares; doenças das glândulas salivares menores; lesões de origem traumática na região bucomaxilofacial; malformações congênitas ou adquiridas dos maxilares; tumores benignos da cavidade bucal; tumores malignos da cavidade bucal, ocasião em que o cirurgião bucomaxilofacial deverá atuar integrado com equipe de oncologista ou cirurgião de cabeça e pescoço; e distúrbio neurológico, com manifestação maxilofacial, em colaboração com neurologista ou neurocirurgião.

Em virtude da extensa área de atuação e dos numerosos procedimentos pertinentes à rotina diária do cirurgião bucomaxilofacial, torna-se imprescindível que este possua um conhecimento apurado dos acidentes anatômicos presentes na região de cabeça e pescoço.

Essa região, ricamente estruturada, é composta por diversos ossos, vasos sanguíneos, músculos, cadeias linfáticas e nervos (sensitivos e motores), os quais estão diretamente ou indiretamente relacionados a funções primordiais do sistema estomatognático, como: sucção, mastigação, deglutição, fonação e respiração. Compete ao cirurgião bucomaxilofacial, quando do planejamento dos procedimentos que irá executar em seus pacientes, ponderar sobre quais dificuldades e limitações poderão lhe advir do acesso à sutura, procurando minuciosamente preservar as estruturas anatômicas adjacentes ao sítio cirúrgico sempre que possível.

Em se tratando de um assunto amplo, não pretendemos com este capítulo realizar uma descrição anatômica pormenorizada das estruturas que compõe a região bucomaxilofacial; ao contrário, nosso intuito, aqui, será o de oferecer ao leitor uma pequena amostra do material didático que produzimos ao longo dos anos, bem como o de exemplificar a importância de que se revestem os conceitos de anatomia quando da tomada de decisões na prática cirúrgica.

CONSIDERAÇÕES ANATÔMICAS DOS PRINCIPAIS ACESSOS CIRÚRGICOS EM CIRURGIA BUCOMAXILOFACIAL

A execução adequada de todo e qualquer procedimento cirúrgico está necessariamente relacionada à escolha do acesso cirúrgico a ser realizado, o qual deverá proporcionar ao cirurgião uma visualização apropriada do campo operatório bem como permitir que a ferida cirúrgica evolua satisfatoriamente, do ponto de vista do reparo ósseo e da cicatrização dos tecidos moles. Partindo dessa premissa, conclui-se naturalmente que, desde uma exodontia até cirurgias mais complexas como as ressecções tumorais, o sucesso e a previsibilidade do ato operatório dependem da escolha, por parte do cirurgião, do melhor acesso para cada caso.

Os principais acessos descritos em cirurgia bucomaxilofacial dividem-se em dois grandes grupos: os intrabucais e os extrabucais. Neste capítulo, não serão abordados incisões e acessos intrabucais indicados para exodontia complexas, dentes inclusos, retalhos periodontais e para cirurgias em Implantodontia.

Com esses acessos, é possível acessar os terços superior, médio e inferior da face. Dentre os intrabucais, os mais conhecidos são o acesso vestibular maxilar e o acesso vestibular mandibular. Ambos os acessos consistem em incisar linearmente a mucosa alveolar, submucosa e periósteo, de modo a se obter um retalho de espessura total. Em algumas situações, esses acessos podem incluir a dissecção de fibras musculares, como ocorre na região de sínfise mandibular, onde se localiza o músculo mentual. As Figuras de 1 a 4 exemplificam a modalidade de

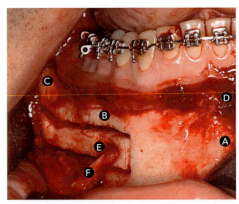

FIGURA 1 Acesso vestibular mandibular para realização de osteotomia do tipo subapical total de mandíbula (cirurgia ortognática). Nesta técnica, é necessário que o feixe alveolar inferior seja reposicionado previamente à execução da osteotomia. A: sínfise mandibular; B: corpo mandibular; C: ramo mandibular; D: músculo mentual; E: forame mentual; F: feixe vasculonervoso mentual. Fonte: arquivo pessoal do Prof. Dr. Samuel Porfirio Xavier.

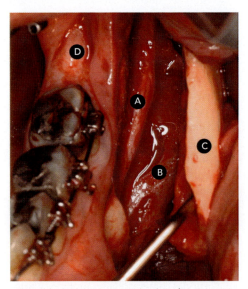

FIGURA 2 Aspecto transoperatório do ramo mandibular após a separação sagital entre os cotos proximal e distal na técnica de osteotomia de separação sagital bilateral do ramo mandibular (cirurgia ortognática). A: feixe vasculonervoso alveolar inferior esquerdo; B: cinta pterigomassetérica, sobre o músculo masseter; C: corpo da mandíbula; D: trígono retromolar. Fonte: arquivo pessoal do Prof. Dr. Samuel Porfirio Xavier.

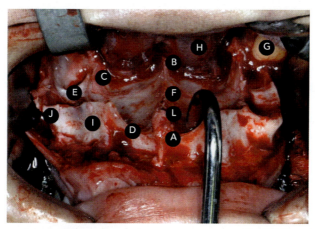

FIGURA 3 Aspecto transoperatório da maxila, imediatamente após a manobra de *downfracture* em uma osteotomia do tipo Le Fort I (cirurgia ortognática). Vista superior da maxila. A: espinha nasal anterior; B: espinha nasal posterior; C: parede lateral da cavidade nasal; D: abertura piriforme; E: assoalho do seio maxilar; F: processo palatino da maxila, que juntamente com o osso vômer formará o septo nasal; G: corpo adiposo da face ou bola de Bichat; H: mucosa do assoalho nasal recobrindo os cornetos nasais inferiores; I: pilar canino; J: pilar zigomático; L: canal nasopalatino. Fonte: arquivo pessoal do Prof. Dr. Samuel Porfirio Xavier.

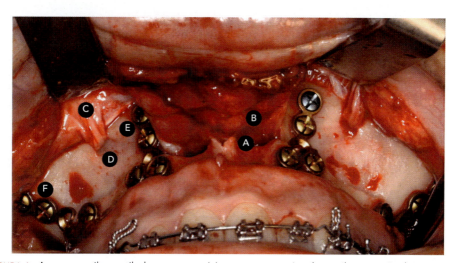

FIGURA 4 Acesso maxilar vestibular para reposicionamento anterior da maxila por meio de osteotomia do tipo Le Fort I (cirurgia ortognática). A: espinha nasal anterior; B: mucosa do assoalho nasal recobrindo corneto inferior; C: feixe vasculonervoso infraorbitário; D: forame infraorbitário; E: pilar canino; F: pilar zigomático. As placas e os parafusos de titânio foram utilizados para realização da fixação interna dos segmentos osteotomizados e reposicionados. Fonte: arquivo pessoal do Prof. Dr. Samuel Porfirio Xavier.

acesso intrabucal para realização de cirurgias ortognáticas, realizadas com a finalidade de corrigir deformidades dentofaciais.

Com relação aos acessos extrabucais, os mais comumente utilizados são:

- Coronal, para acesso ao terço superior e médio do esqueleto craniofacial.
- Periorbitais (transconjuntival, superciliar e infrapalpebral), os quais propiciam acesso ao conteúdo orbitário e estruturas anexas.
- Transfaciais mandibulares, especialmente o submandibular e o retromandibular.
- Pré-auricular, que garante acesso à articulação temporomandibular e à região de arco zigomático.

Para o tratamento da grande maioria dos traumatismos que acometem o terço inferior da face bem como para os procedimentos de exérese de tumores benignos mandibulares, o acesso cirúrgico clássico é o submandibular ou também chamado acesso de Risdon. Após uma ressecção óssea por razões tumorais ou nos casos de fratura com perda de substância óssea, o defeito é usualmente reconstruído por meio de um enxerto ósseo livre ou de um retalho microvascularizado. Esse acesso é especialmente importante no sentido de evitar a infecção da área reconstruída por saliva ou fluidos contidos na cavidade bucal. Adicionalmente, o acesso submandibular é passível de ampliação, tornando-o bastante versátil.

A incisão é realizada 1,5 a 2 cm inferiormente à borda do corpo mandibular, através da pele e dos tecidos subcutâneos, até atingir o músculo platisma. Na Figura 5, encontram-se os planos de dissecção até o platisma. Em geral, o cirurgião tende a realizar a incisão nas linhas de expressão da pele do pescoço, conhecidas como linhas de Langerhans. A pele é divulsionada para facilitar a sutura posteriormente. O músculo plastima é, então, dissecado horizontalmente, isto é, no sentido perpendicular ao de suas fibras, que correm superoinferiormente. Neste momento, ficará exposta a camada superficial da fáscia cervical profunda subjacente, através da qual é

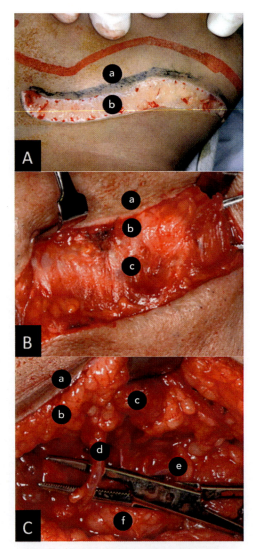

FIGURA 5 Acesso submandibular. A: incisão a 2 cm da borda inferior da mandíbula, seguindo as linhas de demarcação; B: dissecção do músculo platisma; C: dissecção da artéria e veia faciais, as quais serão ligadas para finalização do acesso (a: pele; b: camada adiposa; c: músculo platisma; d: veia facial; e: artéria facial; f: glândula submandibular). Fonte: arquivo pessoal do Prof. Dr. Samuel Porfirio Xavier.

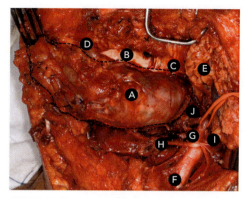

FIGURA 6 Acesso mandibular amplo para exérese de ameloblastoma recidivante em tecidos moles. Vista inferossuperior. A: tumor encapsulado; B: corpo mandibular; C: músculo masseter; D: nódulo linfático; E: glândula parótida; F: artéria carótida comum; G: artéria carótida externa; H: hipoglosso; I: artéria carótida interna; J: artéria lingual. Imagens do arquivo pessoal do Prof. Dr. Samuel Porfirio Xavier.

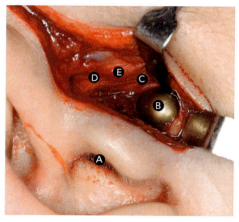

FIGURA 7 Acesso pré-auricular para acesso a articulação temporomandibular direita e verificação do correto posicionamento do dispositivo condilar de uma placa de reconstrução mandibular. A: conduto auditivo externo; B: dispositivo condilar metálico; C: disco articular; D: cápsula articular; E: eminência articular. Imagens do arquivo pessoal do Prof. Dr. Samuel Porfirio Xavier.

possível observar também a glândula salivar submandibular.

O passo a seguir requer maior cautela por parte do cirurgião, pois, no trajeto de dissecção da camada superficial em direção à cinta pterigomassetérica, encontram-se a veia e a artéria faciais, bem como com o ramo mandibular marginal do nervo facial. Os vasos podem ser, então, dissecados, ligados ou clampeados. O ramo mandibular marginal do nervo facial é retraído juntamente com a borda superior do acesso. Prossegue-se, então, com a dissecção da camada superficial da fáscia cervical profunda até atingir a cinta pterigomassetérica. Por fim, para ampla visualização do ramo e corpo mandibulares, realiza-se o descolamento das fibras dos músculos masseter e pterigóideo medial após a incisão da cinta pterigomassetérica. A Figura 6 ilustra a complexidade de estruturas anatômicas encontradas durante a realização de um acesso submandibular.

Outro acesso bastante comum em cirurgias bucomaxilofaciais é o pré-auricular, utilizado fundamentalmente para o tratamento de afecções na região de articulação temporomandibular e de arco zigomático. No trajeto de dissecção até a articulação, serão encontradas quatro estruturas anatômicas importantes, que são a glândula parótida, os vasos temporais superficiais, o nervo auriculotemporal e os ramos terminais do nervo facial. Cuidados especiais devem ser tomados para que essas estruturas não sejam lesionadas, pois um dano acidental a elas pode acarretar sangramentos indesejáveis durante o procedimento ou mesmo distúrbios neuromotores temporários ou permanentes ao paciente.

O terço médio da face, incluindo maxila, região nasal e rebordo infraorbitário, pode ser visualizado por meio de alguns dos acessos mencionados até aqui. Para essas regiões, pode ser também utilizado o acesso de Weber-Fergurson. Trata-se de um acesso de grande importância, por exemplo, para os casos de maxilectomia parcial, pelo fato de propiciar um amplo campo de trabalho. A execução desse acesso inicia-se pelo aspecto intrabucal, caminhando horizontalmente pelo vestíbulo, no sentido posteroanterior, até atingir o lábio superior pelo lado interno. No lábio superior, com o auxílio de uma espátula como apoio, a incisão é realizada no

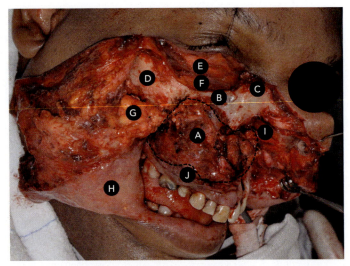

FIGURA 8   A: Acesso Weber-Ferguson para exérese de ameloblastoma em hemimaxila direita. Dissecção total do retalho finalizada. A: tumor; B: rebordo infraorbitário; C: osso nasal; D: osso zigomático; E: músculo orbicular do olho; F: septo orbitário; G: corpo adiposo da face, H: mucosa jugal; I: cavidade nasal; J: processo alveolar da maxila. Imagens do arquivo pessoal do Prof. Dr. Samuel Porfirio Xavier.

meio da distância intrafiltral ou lateralmente ao filtro labial. A incisão segue verticalmente pela região nasal lateral, dirigindo-se horizontalmente pela região subciliar. No trajeto de dissecção, próximo à região orbitária, encontram-se o músculo orbicular do olho e septo orbitário; medialmente, localiza-se a abertura do ducto nasolacrimal. Na região intrafiltral, incisa-se o músculo orbicular da boca; próximo à asa do nariz, os músculos elevador do canto da boca e da asa do nariz, finalizando o acesso por completo.

CONSIDERAÇÕES FINAIS

A anatomia deve ser encarada como uma das ciências base para o entendimento morfofisiológico do corpo humano, da qual emergem os princípios norteadores comuns às especialidades cirúrgicas. Sendo assim, é de fundamental importância que todo cirurgião dedique parte de sua formação ao estudo cuidadoso dos principais livros e atlas de anatomia.

BIBLIOGRAFIA

1. Conselho Federal de Odontologia. Consolidação das Normas para Procedimentos nos Conselhos de Odontologia. 2012. Capítulo VIII, Seção I, artigos 41 e 42. p. 15 e 16.
2. Ellis E, Zide MF. Acessos cirúrgicos ao esqueleto facial. Santos; 2006.
3. Miloro M, Ghali GE, Larsen PE, Waite PD. Princípios de cirurgia bucomaxilofacial de Peterson. 3. ed. Rio de Janeiro: Guanabara; 2016.
4. Norton NS. Netter atlas de cabeça e pescoço. 2. ed. São Paulo: Elsevier; 2012.

CAPÍTULO 19

Anatomia dos pontos de acupuntura

Jeronimo Manço de Oliveira Neto
Maria Cristina Borsatto

INTRODUÇÃO

Os fundamentos da acupuntura reúnem o conjunto de conhecimentos teóricos e práticos da medicina tradicional praticada na China há cerca de 5 mil anos. Apesar de ser uma técnica milenar muito difundida no Oriente, no Ocidente sua aplicação teve início na Europa a partir de 1928 com o tratado de Solié de Morant, que, por seu conteúdo, serve de referência até a atualidade. Na odontologia, seu uso iniciou-se na década de 1930 para controle de dor/ansiedade e restauro da homeostasia. Nesse período, pesquisadores iniciaram a investigação da existência dos meridianos por meio de dissecações e anatomia macroscópica, no entanto, não encontraram nenhuma estrutura física que justificasse a teoria de tais meridianos e, dessa forma, contestaram sua existência,[1] pois os fundamentos originais baseavam-se na observação dos fenômenos da natureza e na compreensão dos princípios que regem a harmonia entre o ser humano e o universo, dentre os demais conceitos taoístas.

A partir de 1979, a Organização Mundial da Saúde (OMS) editou uma lista com 41 doenças com excelentes resultados com o tratamento da acupuntura. Depois de 25 anos de pesquisas em renomadas instituições do mundo, a OMS publicou o documento "Acupuncture: review and analysis of reports on controlled clinical trials", no qual expôs os resultados das pesquisas e expandiu para 147 as doenças tratáveis, sendo exemplos de grande importância clínica para a odontologia tonsilite, soluços, náuseas e vômitos, enxaqueca, neuralgia do trigêmeo, neuralgias, paralisia facial, hiper e hipossalivação, inflamação gengival, odontalgia pós-tratamento, odontalgia pós-operatória, dor após exodontia, dor craniomandibular, disfunção da articulação temporomandibular (ATM), espasmo facial, ansiedade, enjoo e dor causada por câncer.

Em 2015, o Conselho Federal de Odontologia (CFO), na Resolução CFO 160/2015, reconheceu a acupuntura como especialidade odontológica. Essa decisão teve como base muitos debates sobre as necessidades da saúde do paciente, como prevenção, manutenção da integridade da saúde bucal, com ações no âmbito multiprofissional e interdisciplinar, para beneficiar a população, como menciona o presidente da época.

MECANISMO DE AÇÃO GERAL

Com a expansão da aplicação da acupuntura no Ocidente e a constatação de seus resultados satisfatórios, houve incremento no número de pesquisas científicas publicadas com base nos achados da neurofisiologia humana, que comprovam os mecanismos de ação independentemente de estruturas anatômicas próprias que teriam essas linhas energéticas dos meridianos. Sabe-se que a acupuntura é eficaz quando usa determinados pontos da superfície do corpo, conhecidos como pontos de acupuntura. Dessa maneira, os mecanismos de ação sob a óptica ocidental se explicam por meio da liberação de dezenas de neuropeptídios, como encefalinas, endorfinas, dinorfinas, serotoninas, acetilcolina, entre outros. As ações de neurotransmissores, hormônios, trocas iônicas, sistema humoral, modulações do sistema nervoso autônomo e do sistema nervoso central produzem efeitos sedativos ou estimulantes como reações analgésicas, anti-inflamatórias, de relaxamento, controle de ansiedade, melhora da disposição e homeostasia do corpo humano. São reações químicas, metabólicas e de trocas energéticas, como a respiração celular, as quais os chineses entendiam apenas como sendo *chi*, ou seja, uma energia que circula pelo corpo e que é favorecida por estímulos em pontos específicos de algumas áreas com correspondência de alguns órgãos ou vísceras do corpo.

Ainda na filosofia chinesa, as modificações que ocorrem no interior do organismo podem ser percebidas por modificações que ocorrem no seu exterior em pontos específicos sobre a pele ao longo de linhas imaginárias dos seus trajetos de energia, denominados no Ocidente de meridianos. Essas áreas podem apresentar dor e, se houver bloqueio de sangue, podem ficar avermelhadas e/ou edemaciadas, como um sinal de excesso de energia. De modo contrário, podem estar dessensibilizadas por insuficiência de irrigação sanguínea no local, como resultado de falta de energia dentro do contexto oriental tradicional.

A acupuntura chegou ao cenário ocidental apenas na década de 1970 e, ainda assim, muitos pesquisadores mostravam-se céticos em relação à teoria dos meridianos pela carência de fundamentos científicos. Apenas nas últimas décadas, a acupuntura tem sido reconhecida como método eficaz para controle de dor graças ao maior conhecimento dos mecanismos de antinocicepção e dos bloqueios de dor, como a teoria das comportas descrita por Melzack & Wall em 1965.[2] Na década seguinte, Dundee et al.[3] descreveram a aplicação da acupuntura no tratamento de náuseas e vômitos pós-operatórios.

Yoshio Nakatani, médico e pesquisador japonês com formação ocidental e com profundo interesse na medicina chinesa, estudou a acupuntura no aspecto eletrofisiológico e descobriu que os meridianos correspondiam a áreas de baixa resistência elétrica da pele em relação à superfície corporal normal. Esses pontos dos meridianos são hipereletrocondutíveis e é de consenso atual, dentro da área médica, que esses pontos correspondem às linhas dos meridianos chineses da acupuntura tradicional chinesa.[4]

Odontologia

Na odontologia, atualmente, de acordo com o PubMed existem pouco mais de 470 artigos científicos publicados direcionados aos tratamentos de dor orofacial, ansiedade e fobia frente ao tratamento odontológico, analgesia, disfunções temporomandibulares, controle do reflexo de regurgitação e náusea, xerostomia, dor pós-operatória, tratamento de pacientes especiais, nevralgia do trigêmeo, paralisia facial, inflamações bucais, dentre várias especialidades odontológicas.

Para o entendimento da importância dos pontos de acupuntura e suas relações, é necessário o conhecimento de alguns conceitos básicos da medicina tradicional chinesa, entre eles o dos meridianos de energia e a localização dos pontos de acupuntura.

Em um tratamento odontológico, uma odontalgia vai ser tratada utilizando agulhas em pés, pernas, mãos, braços ou rosto. Isso porque não existe nenhum meridiano do dente. Para os chineses, os dentes são extensões ósseas e são controlados pelos rins. Assim como os tecidos moles, constituídos por mucosa e músculos, são controlados pelo pulmão e baço-pâncreas, respectivamente. Os vasos sanguíneos são controlados pelo coração, mas a manutenção dos líquidos dentro dos vasos é de responsabilidade do baço-pâncreas. Esse último meridiano é considerado um órgão único responsável pela transformação e distribuição de nutrientes ao corpo, por isso recebe o nome duplo dos dois órgãos. São 12 meridianos principais, distribuídos estrategicamente dentro de um pentagrama com cinco funções características de cada elemento que o contém.

Cada meridiano apresenta um trajeto profundo que está relacionado com seu respectivo órgão no tórax/abdome e um trajeto superficial localizado nos membros superiores ou inferiores. As extremidades dos membros são áreas de maior concentração e ativação de energia desse meridiano, por isso são importantes na hora da escolha dos pontos para todos os meridianos e, portanto, para as afecções correspondentes a eles.

Os meridianos são linhas invisíveis que unem pontos nomeados de acordo com seus órgãos internos e, embora os meridianos possam parecer casuais anatomicamente, são gráficos superficiais úteis de pontos-motor musculares e de junções musculotendíneas[5,6] e são guias clínicos úteis de importantes sinais miotomais de neuropatia periférica, como aumento do tônus muscular, sensibilidade sobre os pontos-motor e feixes musculares palpáveis.

Os 12 meridianos energéticos principais bem como todos os acupontos relacionados a eles localizam-se bilateralmente, sendo que o meridiano do fígado apresenta 14 pontos, o pulmão 11 pontos, o intestino grosso 20 pontos, o estômago 45 pontos, o baço-pâncreas 21 pontos, o coração 9 pontos, o intestino delgado 19 pontos, a bexiga 67 pontos, o rim 27 pontos, o pericárdio ou circulação e sexo 9 pontos, o triplo aquecedor 23 pontos e a vesícula biliar 44 pontos.[7]

Nesse sentido, o meridiano do rim é um canal de energia que se inicia superficialmente na sola dos pés, sobe pela área interna das pernas, pelo tronco, divide-se em um ramo profundo pelos rins e bexiga e em outro superficial terminando no tórax, sendo que este possui comando e controle da qualidade dos ossos e dentes e está associado ainda à emoção do medo. Assim como descrito para o meridiano do rim, os demais meridianos apresentam um trajeto profundo e se conectam aos respectivos órgãos, seu ramo superficial que liga pele, músculos e tendões às funções de seu órgão, além de outras conexões como ao seu meridiano acoplado (mesmo elemento) dentro das cinco funções do pentagrama. Esse exemplo demonstra a necessidade de se conhecer as inter-relações dos órgãos internos com as estruturas orofaciais a serem tratadas. Para o tratamento de estruturas dentais, é necessário diagnosticar o local de bloqueio de energia do meridiano afetado pela identificação dos pontos álgicos e com estagnação de sangue e energia desse canal em questão.

PONTOS DE ACUPUNTURA

Importância local vs. distância

Na busca do tratamento de doenças orofaciais, como as alterações musculares da face, nos pacientes com disfunção temporomandibular (DTM), deve-se pensar nos pontos de acupuntura próximos à área afetada como referência para o tratamento, mas um estudo de De Souza et al., em 2007, mostrou que pontos de comando a distância foram mais eficazes do que pontos locais ou do que a associação (pontos locais e a distância) para a atividade eletromiográfica em repouso e a atividade do temporal e masseter[8].

MÉTODOS DE LOCALIZAÇÃO DOS PONTOS DE ACUPUNTURA

As referências métricas para a localização dos pontos de acupuntura são feitas de duas maneiras.

Referência anatômica dos pontos de acupuntura

Muitos pontos de acupuntura estão localizados em áreas de depressão com características anatômicas de anexos musculares e tendíneos, dobras da pele, fissuras das articulações, saliências dos ossos etc. O dedo que palpa "cai" nessas depressões quando os pontos são corretamente localizados. Além disso, os pontos podem ser percebidos por alterações na consistência da pele, sensibilidade à pressão, inchaço e obstáculo que causa ao suave deslizamento do dedo que palpa. Alguns pontos só podem ser encontrados quando se colocam partes específicas do corpo em determinadas posições, como flexão de cotovelo e dedos.

Medidas relativas de polegadas do paciente

Os chineses utilizam distâncias do corpo como unidade de medida. São medidas relativas às proporções corporais individuais denominadas de *tsun* ou *cun* (pronuncia-se "tissum"). Esta unidade de medida relativa é definida pelo comprimento dos dedos do paciente em questão (*tsun* dos dedos) ou da distância entre duas partes determinadas do corpo (*tsun* do corpo). Para a localização de quase todos os pontos, geralmente são utilizadas as medições do *tsun* dos dedos do paciente como referência, não os do terapeuta. O *tsun* do corpo não é muito utilizado pois áreas abdominais, por exemplo, podem sofrer variações individuais no formato do abdome.

Aparelhos elétricos para localização dos pontos

Nesse caso, mede-se a resistência elétrica da pele nos pontos. De modo geral, ela é reduzida na região dos pontos de acupuntura. Esse método de localização é utilizado principalmente na acupuntura auricular.

ASPECTOS ANATÔMICOS E HISTOLÓGICOS DOS PONTOS DE ACUPUNTURA

De modo geral, os pontos de acupuntura são placas mioneurais, com menor resistência elétrica e grandes quantidades de terminações nervosas livres, e são áreas de depressão anatômica da pele.

A eficácia de um tratamento com acupuntura está relacionada com a localização correta dos pontos específicos, pois não se trata de trajetos estruturais, mas caminhos de energia. Assim, serão descritas as localizações anatômicas e palpatórias dos principais pontos utilizados para o tratamento odontológico.

Vários trabalhos sobre anatomia e histologia da pele e de estruturas subcutâneas nas áreas dos pontos de acupuntura foram feitos e não têm sido encontradas estruturas únicas nos canais de energia.

No entanto, foi comprovado que pontos de acupuntura apresentam grande quantidade de terminações nervosas livres e encapsuladas quando comparadas a áreas adjacentes, além de relações com nervos periféricos superficiais e uma quantidade maior de números de vasos arteriais, nervos cutâneos que atingem a fáscia profunda, passagem de nervos cutâneos através de forames ósseos, conexões neuromusculares, maior concentração de capilares sanguíneos, área de bifurcação de nervos periféricos, linhas de suturas do crânio e grande concentração de mastócitos.[7,9,10]

Pesquisas realizadas com o auxílio da eletrofisiologia e da neurofisiologia, além do aprimoramento da microscopia óptica, evidenciaram que a superfície da pele não tem o mesmo potencial elétrico em todas as áreas.[9]

PONTOS DE ACUPUNTURA DE IMPORTÂNCIA NA ODONTOLOGIA*

Meridiano do pulmão

Ponto P7
Localização

No lado radial da face flexora do antebraço, próximo ao processo estiloide do rádio a 1,5 *cun* (dois dedos transversos) acima (proximal) à prega do punho, entre o tendão do músculo braquiorradial e o tendão do músculo abdutor longo do polegar (Figura 1).

---

* Todas as imagens das peças anatômicas foram gentilmente cedidas pelo Laboratório de Anatomia da Faculdade de Odontologia de Ribeirão Preto da Universidade de São Paulo.

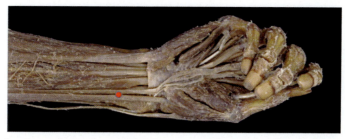

FIGURA 1 Localização anatômica do ponto P7. Imagem gentilmente cedida pelo Laboratório de Anatomia da Faculdade de Odontologia de Ribeirão Preto da Universidade de São Paulo (FORP-USP).

A agulha de acupuntura, após atravessar a pele, penetra entre os tendões do músculo braquiorradial e músculo abdutor longo do polegar, atingindo depois a margem radial do músculo pronador quadrado. Na camada superficial, a agulha relaciona-se com os ramos superficiais do nervo radial (Figura 2).

Como localizar

Posição do paciente: em decúbito dorsal ou sentado. Para inserir a agulha, repousar o antebraço relaxadamente. Realizar a empunhadura "boca de tigre": pedir para o paciente cruzar os polegares e os dedos indicadores de ambas as mãos, com isso se evita a angulação entre a mão e o antebraço em ambos os membros (Figura 3).

Colocar o dedo indicador de uma mão sobre o processo estiloide da outra. O ponto localiza-se, então, diretamente abaixo da ponta do dedo indicador.

No ponto, pode-se inserir uma depressão (em forma de "v").

Indicação

Odontalgias, paralisia facial, nevralgia do trigêmeo, trismo.

Ponto P10
Localização

Sobre a eminência tenar, a 0,1 *cun* distal ao P9, no centro do osso metacarpal, no lado palmar.

A agulha, após atravessar a pele e o tecido celular subcutâneo, relaciona-se com o músculo abdutor curto do polegar e atinge o músculo oponente do polegar. Na camada superficial, relaciona-se com o nervo cutâneo lateral do antebraço e, profundamente, com os ramos do nervo mediano (Figura 4).

Com o polegar relaxado, palpar a "barriga" da eminência tenar de palmar para lateral (radial), então palpar o primeiro metacarpo. O ponto P10 está localizado no ponto médio de sua "fronteira" palmar.

Indicação

Tratamento de halitose, garganta seca, laringite, faringite, dor de garganta.

Meridiano do intestino grosso

Ponto IG4
Localização

No dorso da mão, sobre o lado radial, entre o primeiro e o segundo metacarpais com a mão semicerrada, na altura da metade do segundo metacarpo, ou com o polegar aduzido, no ponto mais alto do músculo primeiro interósseo dorsal (Figura 5).

A agulha de acupuntura, após atravessar a pele e o tecido celular subcutâneo, penetra o primeiro músculo interósseo dorsal e atinge o músculo adutor do polegar. Superficialmente, a agulha relaciona-se com os ramos superficiais do nervo radial e, profundamente, com os nervos digitais palmares, próprios do nervo mediano.

Como localizar

O paciente afasta o polegar e o dedo indicador um do outro e coloca a falange distal do polegar da outra mão sobre a prega interdigital

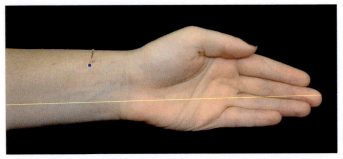

FIGURA 2   Agulha inserida no ponto P7, proximal ao processo estiloide.

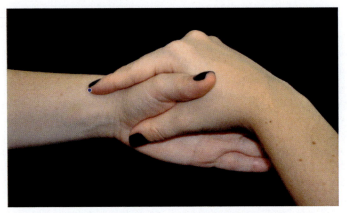

FIGURA 3   Posição empunhadura "boca de tigre" para determinação do ponto P7.

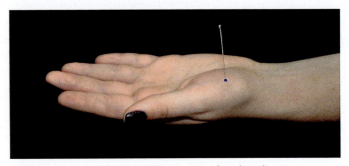

FIGURA 4   Ponto P10 na parte mais alta da eminência tenar da palma da mão.

entre o polegar e o dedo indicador. Com a flexão, a ponta do polegar indica o ponto (Figura 6).

Mantendo a mão reta, o paciente deve pressionar o polegar contra o dedo indicador. Com isso, o músculo adutor do polegar empurrará o músculo interósseo dorsal da mão para cima (Figura 7). Inserir agulha no ponto mais saliente da proeminência muscular produzida e, em seguida, relaxar outra vez a mão, rapidamente, e empurrar a agulha para a frente em direção à superfície inferior do segundo osso metacarpal. Este é o método mais utilizado para a localização do ponto.

Indicação

Ponto principal para tratamento das dores (anestesia com acupuntura), como todas as dores de cabeça e pescoço, incluindo odontalgias, paralisia facial e demais problemas odontológicos, analgesia dental. Artrite da ATM.

Ponto IG20
Como localizar

Localizar a margem lateral da asa do nariz e seguir por ela até o sulco nasolabial. O sulco nasolabial se torna mais pronunciado se o examinador solicitar que o paciente sorria.

A agulha de acupuntura atravessa a pele e o tecido celular subcutâneo. Relaciona-se com os ramos do nervo facial e com o nervo infraorbital (Figuras 8, 9 e 10).

Indicação

Tratamento de paralisia facial e analgesia da região de incisivos e caninos superiores.

Meridiano do estômago

Ponto E6
Localização

Com a mandíbula firmemente fechada, no ponto mais saliente da proeminência muscular do músculo masseter, a cerca de um dedo transverso (dedo médio) anterior e acima do ângulo da mandíbula.

A agulha de acupuntura atravessa a pele e o tecido celular subcutâneo e atinge o músculo masseter. Relaciona-se superficialmente com o ramo marginal da mandíbula e profundamente com o nervo massetérico.

Como localizar

Pedir ao paciente para morder com força fechando a mandíbula; com isso, evidencia-se uma proeminência muscular do músculo masseter.

O ponto E6 localiza-se no ponto mais saliente desta proeminência muscular, um pouco anterior e acima do ângulo da mandíbula. Com o movimento de fechar a mandíbula, morder e depois abrir, ele pode ser poupado em uma depressão (Figuras 11 e 12).

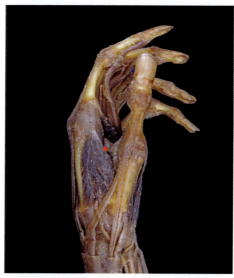

FIGURA 5 Vista anatômica do ponto IG4. Importante ponto de analgesia para odontologia.

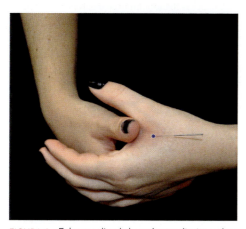

FIGURA 6 Falange distal do polegar direito sobre a prega interdigital da mão esquerda. A ponta do polegar recai sobre o ponto IG4.

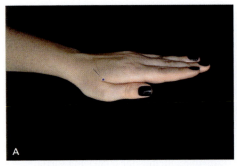
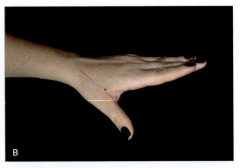

FIGURA 7 Polegar contra o indicador forma uma saliência cujo ponto mais alto na transição de cor da pele (parte mais clara com a parte mais escura) determina a localização do ponto IG4.

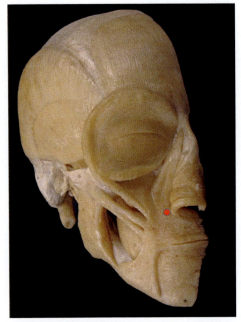

FIGURA 8 Ponto IG20, no encontro da linha inferior da asa do nariz com a linha nasolabial.

Indicação

Tratamento de paralisia facial, dor de dente, trigeminalgia, parotidite, espasmo dos músculos mentuais.

Ponto E36

Localiza-se no aspecto anterolateral da perna. O ponto fica a 3 *cun* abaixo do Dubi E35 (olho do joelho), um dedo de largura (dedo médio) da borda anterior da tíbia, sobre o músculo tibial anterior. Uma maneira mais fácil de encontrar é colocar a palma da mão sobre o joelho e o dedo médio sobre a tíbia. Com a mão aberta, onde o dedo anelar toca está o ponto E36.

A agulha de acupuntura atravessa a pele, o tecido celular subcutâneo e o músculo tibial anterior e atinge a região intertibiofibular. Relaciona-se superficialmente com os ramos do nervo cutaneossural lateral e do nervo safeno e profundamente com o nervo fibular profundo.

Como localizar

No nível do espaço articular do joelho, medir 3 *cun* para baixo e 1 *tsun* para lateral, colocando o dedo médio adjacente à crista tibial. O E36 está localizado em uma depressão, que pode ser palpada "dinamicamente" (escolha o ponto de acordo com a sensibilidade à pressão), ou palpar o limite inferior da tuberosidade tibial e "dinamicamente" localizar ST-36 1 *tsun* lateral a ele (Figura 13).

Indicação

Indigestão, gastrite, náuseas, vômitos, distensão abdominal, constipação, enterite, disenteria, rinite, faringite, dispepsia e fortalecimento geral, analgesia dental.

Meridiano do baço-pâncreas

Ponto BP6

A agulha de acupuntura atravessa a pele e o tecido celular subcutâneo, penetra entre a

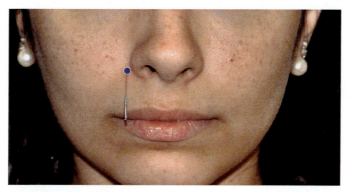

FIGURA 9   Vista frontal do ponto IG20.

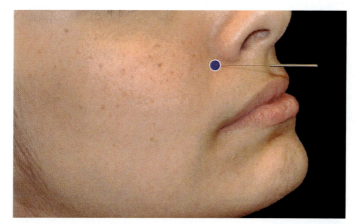

FIGURA 10   Vista lateral do ponto IG20.

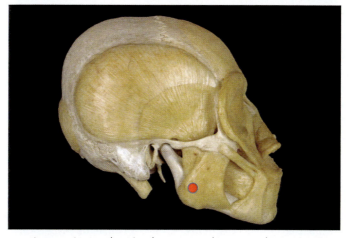

FIGURA 11   Ponto mais proeminente do músculo masseter determinando o ponto E6.

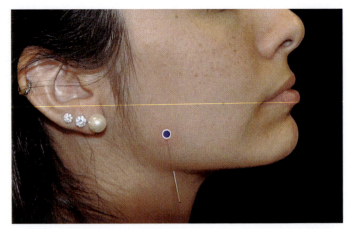

FIGURA 12   Vista lateral do ponto E6.

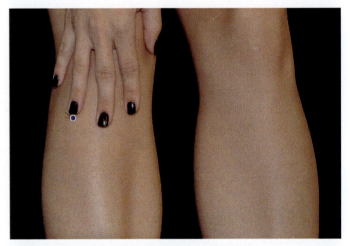

FIGURA 13   Ponto E36, lateralmente à tíbia, na ponta do dedo anelar.

margem medial da tíbia e o tendão do músculo sóleo e atinge o músculo flexor longo dos dedos e o músculo flexor longo do hálux. Relaciona-se superficialmente com os ramos do nervo safeno e profundamente com os ramos do nervo tibial.

Como localizar

Posição do paciente: em decúbito dorsal ou sentado. Na face medial do pé, procurar o ponto mais saliente do maléolo medial. A partir daí, medir 3 *tsun* (4 dedos transversos) diretamente para cima. O ponto BP6 localiza-se em uma depressão, que, em geral, pode ser facilmente palpada e que, para aquelas indicações apresentadas, costuma ser sensível à palpação. Essa depressão encontra-se na margem medial da tíbia ou, algumas vezes, mais próxima à margem anterior dela (Figuras 14 e 15).

É um ponto de acupuntura importante, pois tem ação sobre os canais de energia do baço/pâncreas, fígado e rins. Ponto de cruzamento dos três canais de energia *Yin* do pé (baço/pâncreas, fígado e rins).

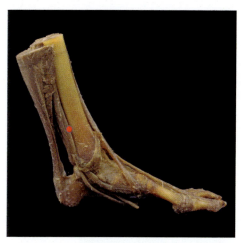

FIGURA 14 Ponto BP6. Localiza-se no aspecto medial da perna, 3 *cun* proximal à extremidade do maléolo medial, posterior à borda medial da tíbia.

Indicação

Dar energia para pacientes com doença crônica e nos idosos, com uso de moxas. Atua em casos de pressão arterial e arteriosclerose, varizes e úlceras varicosas. Dispepsia, afecções gastrointestinais, sonolência com bocejos frequentes e espermatorreia. Todos os distúrbios do aparelho genital feminino, dismenorreias, miomas, cistos de ovário, atrasos menstruais, infecção urogenital, dor ou artrite na perna e dor no pênis.

Precauções: não o estimular em mulheres grávidas, porque a concentração de energia *Yin* pode provocar aborto.

Ponto BP4

Profundidade de inserção: 0,5 a 1 *cun*, perpendicularmente.

Como localizar

Posição do paciente: em decúbito dorsal ou sentado. Sobre a face medial do pé, junto da cabeça do primeiro osso metatarso, que é bastante saliente, procurar o ponto BP3 que se localiza abaixo do primeiro osso metatarso, na linha de transição entre a "carne vermelha e a carne branca", em uma depressão facilmente palpável. Palpar, então, a partir dessa região e ao longo da linha de transição em direção ao calcâneo. O ponto BP4 localiza-se distalmente abaixo da base do primeiro osso metatarso, em uma depressão, na direção vertical do ponto mais alto do pé (Figura 16).

Indicação

Tratamento de transtornos gástricos, hérnia hiatal, perda de apetite, dispepsia com diminuição do peristaltismo, dismenorreia. Ponto mestre para diarreia.

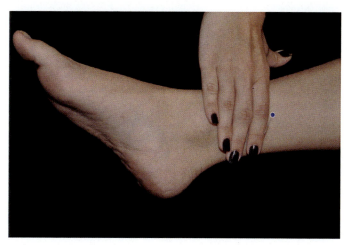

FIGURA 15 Ponto BP6. Localiza-se a 3 *cun* ou 4 dedos acima do maléolo interno.

Meridiano do coração

Ponto C3

A agulha de acupuntura atravessa a pele, o tecido celular subcutâneo e o músculo pronador redondo e atinge o músculo braquial. Relaciona-se superficialmente com o nervo cutâneo medial do braço e profundamente com os ramos musculares do nervo mediano (Figura 17).

Como localizar

Posição do paciente: em decúbito dorsal ou sentado. Para a inserção da agulha, repousar o antebraço relaxadamente; o cotovelo deve estar flexionado e a palma da mão voltada para cima. Procurar a extremidade ulnar da prega do cotovelo e palpar em direção ao epicôndilo medial. O ponto C3 localiza-se, então, em uma depressão que pode ser facilmente palpada.

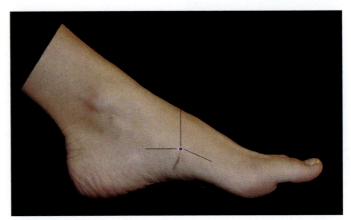

FIGURA 16 Ponto BP4. Localiza-se em uma depressão na transição entre o corpo e a base do primeiro osso metacarpo, na linha de transição entre a "carne vermelha e a carne branca" (na transição entre a planta e o dorso do pé).

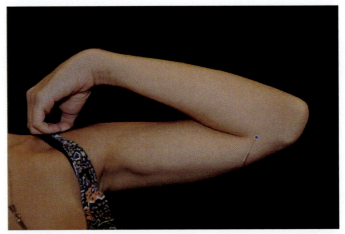

FIGURA 17 Ponto C3. Com o cotovelo flexionado, localiza-se no ponto médio da linha que liga a extremidade medial da prega do cotovelo ao epicôndilo medial do úmero.

Indicação

Tratamento de dores cardíacas acompanhadas de náuseas, vômitos, intumescimento do braço, tremor nas mãos. Estados de fraqueza e baixa resistência do jovem, tristeza e depressão.

Ponto C7

A agulha de acupuntura atravessa a pele e o tecido celular subcutâneo, penetra entre os tendões do músculo flexor ulnar do carpo e do flexor superficial dos dedos e atinge o músculo pronador quadrado. Relaciona-se superficialmente com o nervo cutâneo medial do antebraço e profundamente com o nervo ulnar.

Como localizar

Posição do paciente: em decúbito dorsal ou sentado. Repousar o antebraço relaxadamente com a palma da mão voltada para cima. Localização da prega de flexão do pulso: utilizar a prega de flexão que fica sobre a margem entre os ossos carpais e o rádio/ulna. Para uma orientação exata, deve-se palpar ulnarmente o osso pisiforme, mais saliente, que marca a fileira proximal de ossos carpais. Na maioria das vezes, esta é a prega de flexão mais distal. Com uma leve flexão do pulso, a prega de flexão correspondente e o tendão do músculo flexor ulnar do carpo podem ser mais bem visualizados. O ponto C7 localiza-se na prega de flexão radial ao tendão do músculo flexor ulnar do carpo (Figuras 18 e 19).

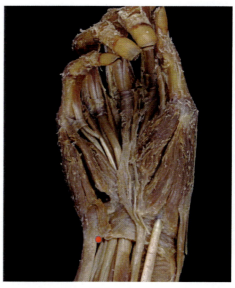

FIGURA 18 Ponto C7. Localiza-se no pulso, na extremidade ulnar da prega de flexão do pulso, do lado radial do tendão do músculo flexor ulnar do carpo.

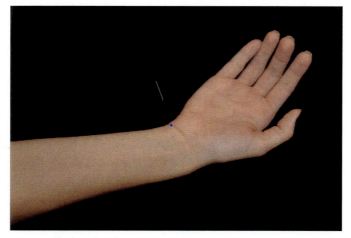

FIGURA 19 Ponto C7 agulhado.

Indicação

Tratamento de dor cardíaca em que o paciente tem desejo de tomar bebidas geladas, calor na palma da mão e calafrios de longa duração. Insônia, pesadelos, taquicardia, hipertensão arterial, epilepsia, crise de asma e inflamação do útero.

Meridiano do intestino delgado

Ponto ID5

A agulha de acupuntura atravessa a pele, o tecido celular subcutâneo, o retináculo e o tendão extensor ulnar do carpo; relaciona-se com o ramo dorsal do nervo ulnar.

Como localizar

Movendo o pulso de forma relaxada, o espaço articular do pulso pode ser palpado no lado ulnar. O ponto ID5 está localizado diretamente distal ao processo estiloide da ulna, em uma linha que corre ao longo da borda ulnar da mão e continua até o pulso (Figuras 20 e 21).

Indicação

Tratamento de inflamações na região do pescoço e mandíbula, dor no punho e na região lateral do antebraço e doenças febris, hemorroidas, gengivite, estomatite em bebês, dores laterais no peito e para lucidez mental.

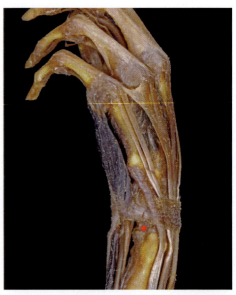

FIGURA 20 Pontos ID5. Localiza-se na extremidade ulnar da prega de flexão do pulso, na depressão entre o processo estiloide ulnar e o pisiforme.

Ponto ID18

A agulha de acupuntura atravessa a pele, o tecido celular subcutâneo e o músculo zigomático. Relaciona-se superficialmente com os ramos cutâneos do nervo facial e profundamente com os ramos musculares dos nervos facial e infraorbital, este proveniente do nervo trigêmeo.

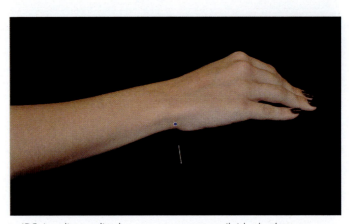

FIGURA 21 Ponto ID5. Localiza-se distalmente ao processo estiloide da ulna.

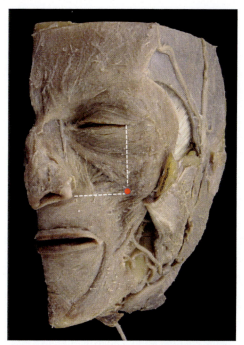

FIGURA 22   ID18. Localiza-se na face, diretamente abaixo do ângulo externo do olho, imediatamente abaixo do arco zigomático.

Como localizar

Posição do paciente: em decúbito dorsal ou sentado. A partir do ângulo lateral do olho, seguir perpendicularmente até a margem inferior do osso zigomático (na altura da parte lateral da asa do nariz). O ponto ID18 localiza-se em uma depressão nesta perpendicular, junto à margem inferior do osso zigomático e à margem anterior do músculo masseter (Figuras 22 e 23).

Indicação

Tratamento de paralisia facial, nevralgia do trigêmeo, odontalgia, espasmo palpebral, afonia, trismo e dores nas mãos.

Meridiano da bexiga

Pontos B2

A agulha de acupuntura atravessa a pele e o tecido celular subcutâneo e atinge o músculo frontal e o músculo corrugador; relaciona-se com os ramos do nervo frontal proveniente do nervo trigêmeo e do nervo facial.

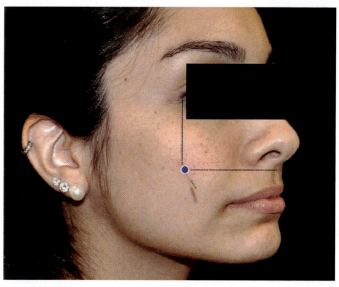

FIGURA 23   Ponto ID18 localizado na face.

Como localizar

Como a localização da sobrancelha pode variar, o canto medial do olho deve ser usado para referência. Palpar para uma depressão geralmente sensível à pressão nesta área da crista orbital. Atenção: exceto em casos raros, o B2 não está localizado no forame supraorbitário (principalmente localizado mais lateralmente), mas na área onde a artéria supratroclear e o nervo supraorbital emergem (Figuras 24 e 25).

Indicação

Tratamento de paralisia facial, nevralgia do trigêmeo, cefaleia e glaucoma.

Ponto B60

A agulha de acupuntura atravessa a pele e o tecido celular subcutâneo, penetra pela margem posterior dos tendões dos músculos fibulares curto e longo e atinge o tendão do músculo flexor longo do hálux; relaciona-se com o nervo lateral e, profundamente, com o nervo tibial (Figuras 26 e 27).

Como localizar

Localizar a maior proeminência do maléolo lateral. A partir deste local, palpar horizontalmente em direção ao tendão de Aquiles e localizar o B60 em uma depressão anterior ao tendão.

Indicação

Tratamento de todas as dores no corpo ("ponto aspirina"), sangramento nasal, hemorroidas e vertigem.

Meridiano do rim

Ponto R7

A agulha de acupuntura atravessa a pele e o tecido celular subcutâneo, penetra entre a mar-

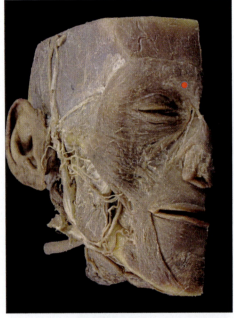

FIGURA 24 Pontos B2. Localiza-se na face, na extremidade medial da sobrancelha, logo abaixo da extremidade medial do arco do supercílio do osso frontal, na linha vertical da comissura interna do olho.

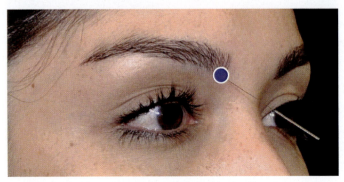

FIGURA 25 Ponto B2 agulhado, na extremidade medial da sobrancelha.

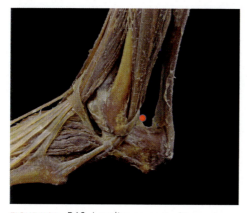

FIGURA 26 B60. Localiza-se posteriormente ao maléolo lateral, no meio da distância entre o ápice do maléolo externo e o tendão de Aquiles.

gem medial da tíbia e o tendão do calcâneo e atinge o músculo flexor longo do hálux. Relaciona-se superficialmente com os ramos do nervo sural e com os ramos cutâneos mediais do nervo safeno e profundamente com o nervo tibial.

Como localizar

Primeiro, no nível da maior proeminência do maléolo medial, posteriormente, na depressão entre o maléolo e o tendão de Aquiles encontra-se o R3. A partir do R3, medir 2 *cun* em uma direção proximal (em direção à articulação do joelho) e localizar R7 em uma depressão na borda anterior do tendão de Aquiles (Figuras 28 e 29).

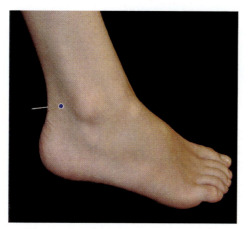

FIGURA 27 Ponto B60 punturado, distalmente ao ápice do maléolo externo.

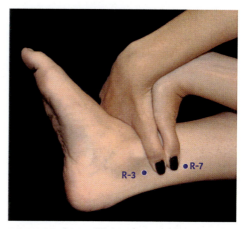

FIGURA 28 Ponto R7. Localiza-se no aspecto medial da pena, 2 *cun* acima de Taixi (R3), anterior ao tendão de Aquiles.

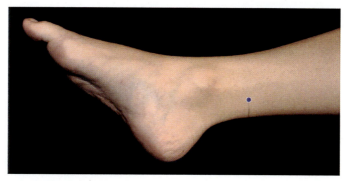

FIGURA 29 Ponto R7 agulhado.

Indicação

Tratamento de dores nos dentes e gengivas, língua seca, nefrite, sudorese noturna, lombar, infecção do trato uterino, edema, paralisia das pernas, hemorroida, sensação de calor ou frio nos ossos.

Ponto R10

A agulha de acupuntura atravessa a pele e o tecido celular subcutâneo, penetra entre os tendões dos músculos semitendíneo e semimembranáceo e atinge as partes moles posteromediais do joelho; relaciona-se superficialmente com os ramos cutâneos do nervo cutâneo posterior da coxa e profundamente com os ramos articulares do nervo tibial.

Como localizar

Com o joelho flexionado a menos de 90°, pedir ao paciente para pressionar o calcanhar para trás para que o vinco poplíteo entre os dois tendões se torne mais pronunciado. A partir de uma direção mediana, o R10 está localizado em um pequeno espaço anterior ao tendão mais proeminente do músculo semitendíneo e posterior ao tendão menos definido do músculo semimembranáceo (Figura 30).

Indicação

Tratamento de salivação abundante, retenção urinária, infecção do trato urinário, impotência, micção noturna, hérnia inguinal e doenças na porção medial do joelho.

Meridiano da circulação-sexo ou pericárdio

Ponto CS7

A agulha de acupuntura atravessa a pele e o tecido celular subcutâneo, penetra entre os tendões dos músculos flexor radial do carpo e palmar longo, penetra pelo lado ulnar do tendão do músculo flexor longo do polegar e atinge a cápsula da articulação radiocarpiana; relaciona-se superficialmente com o ramo palmar do nervo mediano e com o ramo cutâneo medial do antebraço e profundamente com o nervo mediano.

Como localizar

Posição do paciente: em decúbito dorsal ou sentado, mantendo o antebraço repousado relaxadamente e com a palma da mão voltada para cima. Localização da prega de flexão do pulso: utilizar a prega de flexão que fica sobre a margem entre os ossos carpais e o rádio/ulna. Para uma orientação exata, deve-se palpar ulnarmente o osso pisiforme mais saliente, que marca a fileira proximal de ossos carpais. Na maioria das vezes, esta é a prega de flexão mais distal. Com uma leve flexão do pulso, a prega de flexão correspondente e os tendões dos músculos palmar longo e flexorradial do carpo podem ser mais

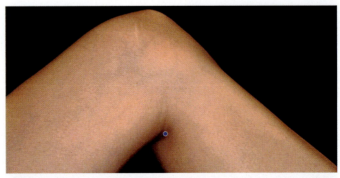

FIGURA 30 Ponto R10. Localiza-se no aspecto medial da prega poplítea, entre os tendões dos músculos semitendíneo e semimembranáceo quando o joelho está flexionado, na metade da distância entre Ququan (F8) e Weizhong (B40).

bem visualizados. O ponto CS7 localiza-se no ponto médio (Figuras 31, 32 e 33).

Indicação

Tratamento de halitose, hipotensor quando sedado, distúrbios emocionais, taquicardia, dor de garganta, urina vermelha com sangue e desordem na bainha tendínea do punho.

Ponto CS8

A agulha de acupuntura atravessa a pele e o tecido celular subcutâneo, penetra entre os tendões dos músculos flexores superficiais do terceiro e do quarto dedos e atinge os músculos interósseos; relaciona-se superficialmente com o ramo palmar do nervo mediano e profundamente com os nervos digitais palmares comuns dos nervos mediano e ulnar.

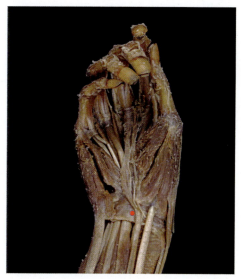

FIGURA 31 Localização anatômica do ponto CS7.

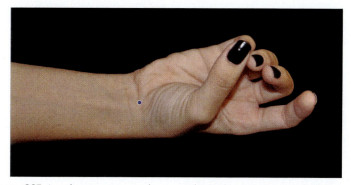

FIGURA 32 Ponto CS7. Localiza-se no meio da prega do punho, entre os tendões do músculo palmar longo e do músculo flexor e radial do carpo.

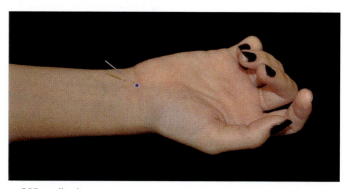

FIGURA 33 Ponto CS7 agulhado.

Como localizar

Ao fazer um punho solto, a ponta do dedo médio vai descansar em CS8, entre os ossos metacarpiano 2 e 3, ligeiramente mais perto do terceiro osso metacarpo. O CS8 está localizado mais radialmente, entre o quarto e o quinto ossos metacarpianos (Figuras 34, 35 e 36).

Indicação

Tratamento de halitose, úlceras bucais em geral, doenças inflamatórias bucais, febre com delírio verbal e aumenta o vigor sexual. Estado de coma, convulsões infantis, distúrbios mentais, afasia histérica, epilepsia, estomatite, suor excessivo na palma da mão, parestesia e tremores dos dedos, tristeza, perda de controle emocional.

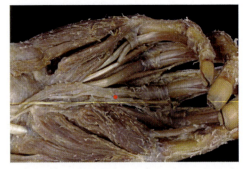

FIGURA 34 Ponto CS8. Localiza-se no centro da palma da mão entre o segundo e o terceiro ossos metacarpo, onde a ponta do dedo médio toca a palma, quando se fecha a mão.

Meridiano do triplo aquecedor

Ponto TA2

A agulha de acupuntura atravessa a pele e o tecido celular subcutâneo e atinge o tecido interósseo; relaciona-se superficialmente com os ramos dorsais do nervo ulnar e profundamente com os nervos palmares comuns do nervo ulnar.

Como localizar

Este ponto é mais bem localizado ao fazer um punho solto. Localizar a prega entre o dedo mínimo e o dedo anelar (quarto e quinto dedos) e localizar o TA2 proximal à sua margem (Figuras 37 e 38).

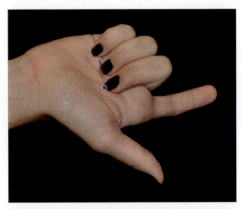

FIGURA 35 Ponto CS8 (também chamado de "palácio do trabalho ou do cansaço ou das fadigas", pois quando estimulado melhora disposição geral).

Indicação

Tratamento de dores nos dentes e na gengiva, gengivite, cefaleia, surdez, quatro membros gelados, malária, dor e dormência nos dedos e dor nas mãos e nos braços.

Ponto TA21

A agulha de acupuntura atravessa a pele e o tecido celular subcutâneo e penetra o tecido da fossa infratemporal; relaciona-se superficialmente com o nervo auricular temporal e profundamente com o nervo mandibular.

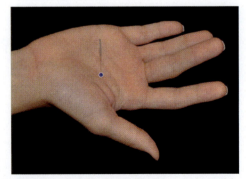

FIGURA 36 Ponto CS8 agulhado, no centro da palma da mão.

Como localizar

Posição do paciente: em decúbito dorsal ou lateral ou sentadol. A boca deve ficar ligeiramente aberta. Palpar a depressão localizada em frente ao trago, na altura da incisura anterior da orelha (Figuras 39 e 40).

Indicação

Tratamento de dor de dentes, artrite na ATM, otite média, surdez e zumbido.

Meridiano da vesícula biliar

Ponto VB2

A agulha de acupuntura atravessa a pele, o tecido celular subcutâneo e a glândula parótida e atinge a bainha da artéria carótida externa, relaciona-se superficialmente com o nervo auricular maior e ramos do nervo facial e profundamente com o tronco do nervo facial.

Como localizar

Posição do paciente: em decúbito dorsal ou sentado; a boca deve ser mantida ligeiramente aberta. Palpar a depressão localizada em frente ao trago, na altura da incisura intertrágica (Figuras 41 e 42).

Indicação

Tratamento de enfermidades odontológicas, nevralgia do trigêmeo e afecções auditivas.

Ponto VB34

A agulha de acupuntura atravessa a pele e o tecido celular subcutâneo, penetra os músculos fibular longo e extensor longo dos dedos e atinge a membrana interóssea; ao se aprofundar mais a agulha, atinge-se o músculo tibial posterior; relaciona-se superficialmente com os ramos do nervo cutâneo-sural lateral e profundamente com os ramos articulares do nervo fibular comum.

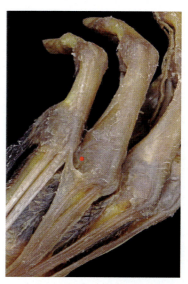

FIGURA 37 Ponto TA2. Localiza-se no dorso da mão entre o quarto e o quinto dedos, na junção da pele da palma e do dorso da mão.

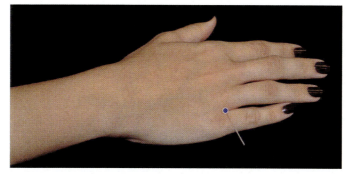

FIGURA 38 Ponto TA2 agulhado, na prega interdigital do quarto e do quinto dedos.

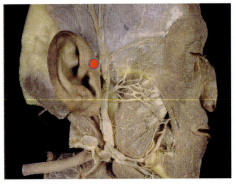
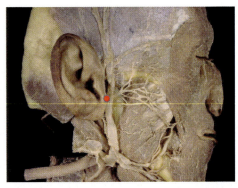

FIGURA 39 Ponto TA21. Localiza-se na face, acima do trago, na frente da incisura superior, na depressão atrás da borda posterior do processo condiloide da mandíbula.

FIGURA 41 Ponto VB2. Localiza-se na face, anterior à incisura intertrágica, na depressão posterior ao processo condiloide da mandíbula quando a boca está aberta.

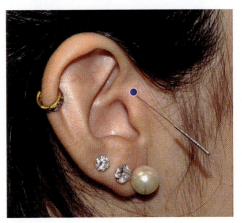
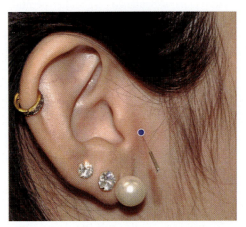

FIGURA 40 Ponto TA21 agulhado.

FIGURA 42 Ponto VB2 agulhado.

Como localizar

Posição do paciente: em decúbito dorsal ou, preferencialmente, sentado. Para facilitar a localização, o joelho pode ser levemente flexionado. Procurar a cabeça da fíbula na região onde, em geral, fica a costura da calça e mantê-la entre os dedos indicador e médio. A partir dela, deslizar ambos os dedos para baixo; dessa forma, o dedo indicador tocará em uma depressão diretamente em frente e abaixo da cabeça da fíbula (Figura 43).

Indicação

Tratamento de enfermidades da vesícula biliar e vias biliares (colecistites, colelitíases), dor na articulação do joelho, hemiplegia, hemiparesias decorrentes de enfermidades cerebrovasculares. Ponto mestre dos músculos, é utilizado no tratamento de DTM.

Meridiano do fígado

Ponto F2

A agulha de acupuntura atravessa a pele e o tecido celular subcutâneo e penetra entre as cabeças do primeiro e do segundo ossos do metatarso; relaciona-se com a bifurcação do nervo dorsal e ramos digitais dorsais (ramos do nervo fibular profundo).

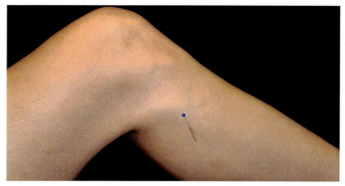

FIGURA 43   Ponto VB34. Localiza-se na lateral da perna, na depressão anterior e inferior à epífise fibular.

Como localizar

Posição do paciente: em decúbito dorsal ou sentado e com a planta dos pés totalmente em contato com o chão. Procurar a margem superior da prega interdigital, entre o primeiro e o segundo osso metatarsal. O ponto F2 localiza-se a aproximadamente 0,5 *tsun* (uma largura do dedo mínimo) proximal a esta área; para as indicações apontadas, ele é, com frequência, sensível à palpação (Figuras 44 e 45).

Indicação

Tratamento de paralisia facial, menorreia, cefaleia, insônia, doenças mentais, hemorragias durante a menstruação, diabetes, palpitação cardíaca e diarreia.

Ponto F3

A agulha de acupuntura atravessa a pele e o tecido celular subcutâneo, penetra entre os tendões dos músculos extensor curto e extensor longo do hálux e atinge o músculo interósseo; relaciona-se com o nervo fibular profundo e profundamente com o nervo plantar medial (nervo tibial).

Como localizar

Posição do paciente: em decúbito dorsal ou sentado e com a planta dos pés totalmente em contato com o chão. Com o dedo indicador, palpar entre o primeiro e o segundo osso metatarsal, a partir das articulações metatarsofalân-

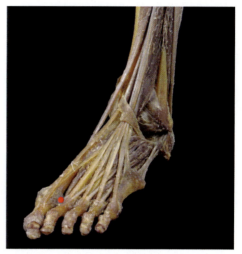

FIGURA 44   Ponto F2. Localiza-se no dorso do pé, entre o primeiro e o segundo artelhos, na transição da pele do dorso para a plantar.

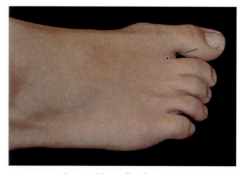

FIGURA 45   Ponto F2 agulhado.

gicas, em sentido proximal. Na região próxima a estes dois ossos, pode-se palpar uma depressão que, com frequência, é sensível ao toque; o ponto F3 encontra-se a aproximadamente 1,5-2 *tsun* (de dois dedos transversos a duas larguras do polegar) da margem posterior da prega interdigital (Figuras 46 e 47).

Indicação

Tratamento de cefaleia, vertigem, hipertensão, menstruação irregular, mastite, vômitos de sangue, náuseas, uretrite, hematúria, epilepsia, dores no braço, ombro e coluna vertebral, diarreia e constipação com sangue nas fezes. Ação calmante quando associado ao IG4.

ACUPUNTURA NA ODONTOPEDIATRIA

Os acupontos em crianças localizam-se, evidentemente, nos mesmos locais anatômicos dos adultos. No entanto, em função do comportamento inquieto das crianças e da não aceitação do tratamento realizado com agulhas de acupuntura, uma técnica frequentemente empregada em várias situações clínicas é a auriculoterapia.

A auriculoterapia pode ser definida como uma medicina complementar, na qual a orelha é considerada um microssistema, ou seja, uma parte do corpo que representa o todo, assim como os pés, as mãos, a língua, o nariz e a cabeça. Esta também é uma técnica de diagnóstico e tratamento realizada no pavilhão auricular, no entanto, está baseada na reflexologia e não em conceitos da medicina chinesa. Diferentemente da auriculoterapia, a acupuntura auricular é um dos métodos utilizados dentro da medicina tradicional chinesa que, além de tratar disfunções e promover analgesia por meio de estímulos em pontos reflexos no pavilhão auricular, é utilizada no diagnóstico das diferentes doenças, levando em consideração todo o conhecimento milenar em relação aos meridianos e conceitos da medicina chinesa.

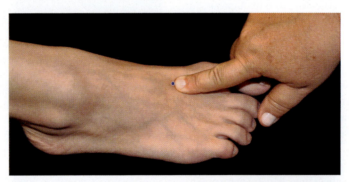

FIGURA 46   Ponto F3. Localiza-se no dorso do pé, na extremidade proximal do primeiro espaço interósseo metatarsiano.

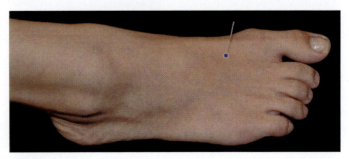

FIGURA 47   Ponto F3 agulhado.

Historicamente, a auriculoterapia é relatada desde a época de Hipócrates, que tratava e curava impotência sexual com pequenas sangrias na orelha, bem como outros médicos ao longo dos séculos relataram tratamentos semelhantes para diversas doenças.

No entanto, foi somente a partir de 1950, quando médicos franceses começaram a receber pacientes com cauterizações no pavilhão auricular e aliviados de nevralgia isquiática, que a auriculoterapia começou a ser estudada e pesquisada. O mais famoso médico francês e considerado o pai da auriculoterapia é o dr. Paul Nogier, que, intrigado, começou a fazer experimentações em casos de dor no nervo isquiático, a mesma cauterização que parecia tão eficaz, e se surpreendeu com os resultados, pois a sedação era quase imediata. Assim, o dr. Nogier continuou sua pesquisa, partindo da coluna vertebral que se localizava toda no anti-hélix e tratando de dores em várias partes do corpo por meio de estímulos em pontos distintos da orelha, e comprovou a eficácia do seu método de tratamento, a auriculoterapia.

Depois de muitas pesquisas, o dr. Nogier mapeou a orelha e descobriu que os pontos de acupuntura na orelha formam o contorno de um ser humano em miniatura e, desta forma, a orelha tem um formato de feto invertido.

O pavilhão auricular possui inervação abundante obtida por meio dos nervos trigêmeo, facial e vago, os auriculares maiores e os occipitais maiores e menores. Assim, quando uma região da orelha é estimulada por agulhas, pressão de sementes ou esferas, ou mesmo na aplicação de uma luz (*laser* de baixa potência), estes estímulos são levados ao cérebro (tronco cerebral, córtex, cerebelo). Como cada ponto da orelha está relacionado com um ponto cerebral que por sua vez está ligado pela rede do sistema nervoso a um órgão específico, esta relação ponto auricular-cérebro-órgão faz com que a auriculoterapia seja um tratamento altamente eficiente nas mais diversas patologias, tanto físicas quanto psíquicas (Figura 48).

O pavilhão auricular é composto de 14 áreas anatômicas, como descrito na Figura 49.

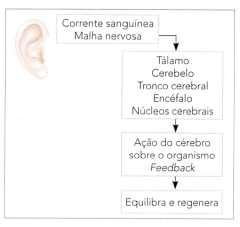

FIGURA 48 Mecanismo de ação da auriculoterapia.

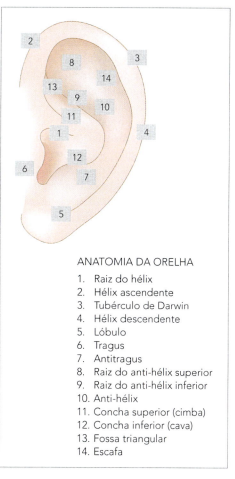

ANATOMIA DA ORELHA

1. Raiz do hélix
2. Hélix ascendente
3. Tubérculo de Darwin
4. Hélix descendente
5. Lóbulo
6. Tragus
7. Antitragus
8. Raiz do anti-hélix superior
9. Raiz do anti-hélix inferior
10. Anti-hélix
11. Concha superior (cimba)
12. Concha inferior (cava)
13. Fossa triangular
14. Escafa

FIGURA 49 Pavilhão auricular.

Existe correlação das áreas anatômicas da parte anterior do pavilhão auricular com os órgãos e membros do corpo humano. Assim, o lóbulo da orelha corresponderia à cabeça (feto invertido), ou seja, os pontos dos olhos, da maxila e da mandíbula, do ouvido interno, da língua e dos dentes, entre outros, podem ser tratados nesta região do lóbulo. O anti-hélix corresponde à coluna vertebral, e todas as suas vértebras estão sequencialmente dispostas, sendo que a coluna cervical está localizada próxima ao lóbulo e as vértebras lombares e o isquiático estão na raiz do anti-hélix inferior. Na concha cava estão localizados os pontos correspondentes aos órgãos do tórax e abdome, e na concha cimba os órgãos abdominais estão relacionados. A raiz superior do anti-hélix e a escafa compreendem a parte cinética do corpo humano, pés, pernas, joelhos, quadril, membros superiores, clavícula, ombro e suas articulações. Assim, qualquer parte do corpo humano afetada principalmente com sintomatologia dolorosa pode ser tratada com auriculoterapia e, sendo seu mecanismo de ação por reflexologia, o alívio da dor é praticamente imediato.

As principais indicações na odontologia são para o tratamento de bruxismo, odontalgias, DTM, drenagem de abcessos, controle do comportamento de crianças hiperativas, bem como para o tratamento de ansiedade e medo frente ao tratamento odontológico. Nos casos de cirurgias, como exodontias, pode-se fazer a analgesia utilizando-se pontos sistêmicos associados aos pontos auriculares. Assim como nos casos de paralisia facial e nevralgia do trigêmeo, é indicada esta associação. Dessa forma, são muitas as indicações da auriculoterapia na odontologia, no entanto, as pesquisas científicas são escassas e há necessidade de incrementar a investigação deste tipo de tratamento uma vez que as poucas pesquisas existentes confirmam a sua eficácia.

AGRADECIMENTOS

Gostaríamos de manifestar nossos agradecimentos ao Prof. Dr. João Paulo Mardegan Issa pelo convite de escrever este capítulo; aos especialistas do Laboratório de Anatomia da Faculdade de Odontologia de Ribeirão Preto (FORP-USP), Paulo Batista de Vasconcelos e Luiz Gustavo de Sousa, pela presteza e gentileza em colaborar com o manejo das peças anatômicas e também ao sr. Hermano Teixeira Machado, pela gentileza, paciência e colaboração com as fotografias das peças anatômicas para a realização deste capítulo de livro; à FORP-USP, em nome da diretora Profa. Dra. Léa Assed Bezerra da Silva, e em especial ao Laboratório de Anatomia, em nome da responsável Profa. Dra. Simone Cecilio Hallak Regalo. Agradecemos também às voluntárias que permitiram gentilmente a concessão das imagens para que esta obra pudesse ser realizada.

REFERÊNCIAS BIBLIOGRÁFICAS

1. Cricenti SV. Acupuntura e moxabustão: localização anatômica dos pontos. Barueri: Manole; 2001. 55 p.
2. Melzack R, Wall PD. Pain mechanisms: a new theory. Science. 1965;150(3699):971-9.
3. Dundee JW, Chestnutt WN, Ghaly RG, Lynas AG. Traditional chinese acupuncture: a potentially useful antiemetic? British Medical Journal (Clinical research ed.). 1986;293(6547):583-4.
4. Oda H. Livro-texto Ryodoraku: terapia Ryodoraku do sistema nervoso autonomo. São Paulo: 2004.
5. Kao Frederick fentigen K, John J. Acupuncture therapeutics: an introductory text. New York: Garden City; 1973. 98 p.
6. Sivin N. Traditional medicine in contemporary China. Science, Medicine, and Technology in East Asia. U OF M Center for Chinese Studies; 1987. 584 p.
7. Yamamura Y. Acupuntura tradicional: a arte de inserir. 2.ed. São Paulo: Roca; 2004. 919 p.
8. De Sousa RA, Semprini M, Vitti M, Borsatto MC, Regalo SCH. Electromyographic evaluation of the masseter and temporal muscles activity in volunteers submitted to acupuncture. Electromyogr Clin Neurophysiol. 2007;47(4-5):243-50.
9. White JFA. Acupuntura médica: um enfoque científico do ponto de vista ocidental. São Paulo: Roca; 2002. 556 p.
10. Hammerschlag RSG. Acupuntura clínica. Barueri: Manole; 2005. 259 p.
11. Nogier R, Boucinhas J. Auriculoterapia e auriculomedicina. Natal: AMARN; 1995.

12. Reichman BT. Auriculoterapia: fundamentos de acupuntura auricular. 4. ed. Curitiba: Tecnodata; 2008.
13. Souza MP. Tratado de auriculoterapia. Brasília: Fisioterapia Integrada de Brasília (FIB); 2001.
14. Karst M, Winterhalter M, Münte S, Francki B, Hondronikos A, Eckardt A, et al. Auricular acupuncture for dental anxiety: a randomized contolled trial. Anesth Analg. 2007;104(2):295-300.
15. Michalek-Sauberer A, Gusenleitner E, Gleiss A, Tepper G, Deusch E. Auricular acupuncture effectively reduces state anxiety before dental treatment: a randomized contolled trial. Clin Oral Investig. 2012; 16(6):1517-22.
16. Yamamura Y. Acupuntura tradicional: a arte de inserir. 2.ed. São Paulo: Roca; 1995.
17. Bontempo M. Medicina natural. São Paulo: Nova Cultural; 1999.

Índice remissivo

A

Abertura
   coronária 162, 164
   interoclusal 50
   craniana 13
Abóbada craniana 209
Abrasão 214
Acesso
   de Risdon 232
   mandibular 233
   pré-auricular 233
   extrabucal 232
   submandibular 232
   Weber-Ferguson 234
Acupuntura 235
   na odontopediatria 258
Adrenalina 132
Ajustes oclusais 157, 158
Alar 182
Alodinia 136
Alterações do crescimento 210
Anatomia 1
   comparativa 199
   da base do crânio 205
   em radiografia
      lateral de crânio 114
      panorâmica 114
      posteroanterior de crânio 114
      posteroanterior de Waters 114
      extrabucal 111
      submentovértice (Hirtz) 117
      da articulação temporomandibular 117
      da mandíbula 105
      da maxila e da mandíbula 105
      intrabucal 104
   topográfica 1
Anestesia
   aplicada às especialidades 125
   infiltrativa 125
   palatina em crianças 129
   por infiltração mandibular 130
   pulpar 126
Ângulo da boca 40, 54
Antimeria 6
Antropologia forense 173
Aparelho estomatognático 160
Apicectomia 167
Ápice radicular 167
Aposição e reabsorção 200
Aproximação facial forense 181, 183
Arco 11
   maxilar 212
Artéria(s)
   alveolar inferior 70
   alveolar superior posterior 71
   auricular profunda 70
   carótida externa
      ramo medial 69
      ramos posteriores 69
      ramos terminais 69
   carótida externa 68
      ramos anteriores 68
   carótida interna 73
   carótidas comuns 67
   cerebral anterior 73
   cerebral média 73
   comunicante posterior 73
   corióidea anterior 73
   do canal pterigóideo 72
   esfenopalatina 72
   facial 68
   incisiva 71
   infraorbital 71
   lingual 68
   maxilar 70
   meníngea média 70
   mentual 71
   nasais posteriores laterais 72
   nasopalatina 72
   oftálmica 73
   palatina ascendente 69
   palatina descendente 71
   palatina maior 72
   palatina menor 72
   septal posterior 72
   submentual 69
   timpânica anterior 70
Arterite temporal 143
Articaína 133
Articulação temporomandibular 44
   cápsula articular 47
   características particulares 45
   dinâmica 49
   disco articular 46
   elementos constituintes 45
   elementos ósseos 45
   irrigação e inervação 49
   ligamentos 48, 49
   membrana sinovial 48
   revestimento articular 45
Artrite
   reativa 141
   reumatoide 141
Asa do nariz 42
Assoalho

da órbita 213
do seio maxilar 224
Astério 172
Avaliação radiológica extrabucal do crânio 111
Axônios motores 91

B

Bainha carotídea 67
Base do crânio 16, 206
Biopulpectomia 165
Bloqueio
    de dor 236
    do nervo
        alveolar inferior 129, 130
        alveolar superior anterior 129
        alveolar superior posterior 128
        incisivo 130
        palatino maior 129
    regional 126
    do nervo 126
Bochecha 54
Borda ondulada 9
Bordo inferior da mandíbula 218
Bregma 12, 172
Bruxismo 214
Bulbo 84
    radicular 163
Bupivacaína 133

C

Cabeça óssea 11
Câmara
    coronária 162
    pulpar 162
Canal(is)
    acessório 167
    cementário 165
    colateral 165, 166
    dentinário 165
    lateral 167
    nutrientes 199
    principal 165, 166
    radicular 162, 167
    recorrente 167
    secundário 167
Caninos 162

inferior 169
superior 168
Cantilévers 153
Cápsula articular 47
Capsulite 141
Cárie 161, 162
Carregamento imediato dos implantes 155
Cartilagem 201
    articular 44
    em processo de ossificação 192
Carúncula sublingual 59
Caudal ou inferior 5
Cavidade
    nasal 14
    oral 53, 58
    orbital 14
    pulpar 161, 162
    supradiscal 48
Cavo radicular 165
Cefaleia 141
Cefalometria 200
    lateral 114
    radiográfica 197
Células
    da glia 82
    de revestimento ósseo 9
Células-tronco mesenquimais 161
Cemento 160
Chanfradura sigmoide 218
Cíngulo 167
Círculo arterial cerebral (Willis) 73
Cirurgia
    bucomaxilofacial 132, 229
        principais acessos cirúrgicos 230
    ortognática 132
    parentodôntica 167
Clareamento interno 164
Clima e efeito sazonal 195
Colo da mandíbula 45
Colo mandibular 32
Complicações de implantes dentários 227
Componente celular do sistema nervoso 81
CompuDent/Wand 127

Condições dolorosas craniofaciais 140
Condíleo 172
Côndilo 11, 45
    da mandíbula 45
    direito 51
    esquerdo 51
    mandibular 50
Construção corpórea 6
Contatos oclusais 158
Corno 11
Coroa anatômica 160, 162
Corpo
    adiposo de Bichat 55
    carótico 67
Córtex cerebral 86
Cortical óssea 102
Coto
    apical 166
    pulpar 166
Cranial ou superior 5
Craniometria 171
Crescimento
    áreas 212, 216
    condilar 217
    condilomandibular 203
    condrocraniano 203
    craniofacial 190, 200
    da mandíbula 215
    da maxila 211
    desmocraniano 203
    do crânio 203, 206
    em "V" 202
    mandibular 200
    mecanismo 192
    perióstico 203
    sutural 203
    tipos 191
Crista 11
Cúspides de contenção cêntrica 158

D

Dácrio 172
Dados sobre o crescimento 195
Delta apical 167
Dente(s) 174
    birradiculado 169
    inferiores 169
    não erupcionado 103

naturais 150
   versus implantes osseointegráveis 149
   permanentes 167
   superiores 167
   unirradiculares 163
Dentição
   decídua 56
   natural 149
Dentina 102, 160
   secundária 162
Desenvolvimento craniofacial 190
Deslizamento 193
Deslocamento 193
   do complexo nasomaxilar 201
   primário 193
   secundário 194
Determinação de espécie 174
Determinantes protéticos e biomecânicos 149
Diafanização 165
Diencéfalo 85
Diferenças
   biofisiológicas entre dentes naturais e implantes osseointegráveis 150
   morfológicas entre os crânios masculinos e femininos 19
Dimorfismo sexual 176
   acidentes anatômicos 175
Direções de crescimento das superfícies 203
Disco articular 46
Disfunção temporomandibular 137, 140
Distal 6
Disto lingual 170
Distúrbios neurovasculares 137
Divisão
   mandibular 97
   maxilar 97
   oftálmica 95
Dor 135, 162
   crônica 136
   da mucosa bucal 145
   de cabeça 137

   gengival 144
   intraoral 137
   neuropática 137, 143
   orofacial
      classificação 140
   orofacial 137
   periodontal 144
   referente à mucosa bucal 145
Dorsal ou posterior 5
Drenagem da cabeça e do pescoço
   linfática 77
   venosa 75
Ducto
   da glândula submandibular 59
   de Bartholin 65
   de Rivinus 65
   de Wharton 59, 64
   parotídeo 54

E

Ectocanto 182
Eixo 3
   longitudinal ou craniocaudal 3
   planos do corpo humano 3
   sagital ou anteroposterior 3
   transversal ou laterolateral 3
Elementos dentais 56
Embriogênese da maxila 211
Embriologia e evolução esquelética do crânio 205
Eminência articular 45
Encéfalo 82, 84, 85
Endocanto 182
Endocardite infecciosa 160
Endodontia
   anestesia 125
Epicôndilo 11
Erosão dentária 214
Esfíncter oral 42
Esmalte 102, 160
Espinhas mentonianas 111
Esqueleto
   cefálico 11

   craniofacial
      biomecânica 29
Estefânio 172
Estimativa
   da ancestralidade 177
   de estatura 180
   de idade 179
   do sexo 174
Estímulos nociceptivos 136
Estômio 182
Estratigrafia 7
Estrutura óssea e carregamentos 153
Estudos genéticos 200
Etnia 195
Êurio 173
Exame radiográfico
   extrabucal 111, 114
   interproximal 104
   intrabucal 111
   oclusal 104
   odontológico 102
   panorâmico 114
   periapical 104
Exames somatoscópicos 177
Exercício 195
Exérese de ameloblastoma 233
Expressão facial 40
Extensão de cantiléveres 152
Extração dos terceiros molares
   anestesia 132

F

Fáscias musculares 33
Fatores
   epigenéticos 203
   socioeconômicos 195
Feixe vasculonervoso 166
Fenda sináptica 81
Fibras musculares 33
Filtro labial 54
Fissura 11
   labial 53
Fluido dentinário 162
Fontanela
   anterior 12
   posterior 12
Forame 11
   apical 165

mandibular 130, 218
Formação
   do esqueleto 10
   óssea endocondral 191
Fórnice do vestíbulo 54
Fossa 11
   craniana 14, 16
      anterior 205
      média 205
      posterior 205
   glenoide 172
   infratemporal 17
   mandibular 50
      do osso temporal 45
   pterigopalatina 17
   temporal 16
Fotogrametria 183
Fóvea
   de Stieda 58
   palatina 58
   pterigóidea 45
Fratura Le Fort I 30
Freio
   labial superior 56
   lingual 59
Furca 163

G

Gânglio trigeminal 161
Generalidades dos ossos 8
Gengiva 55
Gengivite ulcerativa necrosante aguda 145
Glabela 172
Glândula(s)
   incisivas 66
   labiais 65
   linguais 65
   palatinas 65
   parótida 54
   salivares 61, 66
      menores 65
   sublingual 65
   submandibular 64
Gônio 172

H

Hereditariedade 195
Hidróxido de cálcio 161
Hiperalgesia 136
Hipotálamo 85

I

Identificação
   de ancestralidade por ângulos faciais 179
   de cadáveres 173
   humana 183
   odontológica 184
Imagem
   axial 113
   radiográfica
      de forame mentoniano 110
      do canal mandibular 111
      periapical com segundo pré-molar inferior não erupcionado 103
Impactação alimentar 145
Implantes 151
   dentários 147
   osseointegráveis 150
Incisivo 162
   central superior 167
   lateral inferior 169
   lateral superior 168
Incisura 11
Inclinação de cúspides 156
Índice de Carrea 180
Infecções 227
Infiltração
   local 126
   no ápice dental 128
   supraperiosteal 126, 129
      na prega mucovestibular 128
Inflamação 144
   sinusal 226
Infradental 172
Infraoclusão 150
Injeção
   intraligamentar 131
   intraóssea 128
   intrapulpar 127
   intrasseptal 126
   no ligamento periodontal 127
   supraperiosteal 126
Intermédio 5
Interna 5
Interneurônios 82
Investigação de ancestralidade 178
Involução do processo maxilar 214
Irrigação da cabeça e do pescoço 67

J

Jugular 172
Junção amelocementária 160

L

Lábios 54, 182
   inferior 54
   superior 54
Lacunas de Howship 9
Lambda 12
Lateral 5
Lesão
   endoperiodontal 226
   periapical 161
Lidocaína 133
Ligamento
   esfenomandibular 48
   estilomandibular 48
   temporomandibular 48
Lima endodôntica 166
Linfonodos
   cervicais profundos 79
   cervicais superficiais 79
   mastóideos 79
   occipitais 78
   parotídeos 79
   retroauriculares 79
   submandibulares 79
   submentonianos 79
Língua 59
Linha cervical 160
Linhas transversas de parada de crescimento 199
Líquido sinovial 44, 48
Longilíneo 3

M

Macróglia 82
Malar 172
Mandíbula 28
   anestesia 124
   aos raios X 103
Marcadores naturais 198
Materiais restauradores 156

Matriz funcional 201
  capsular 202
  periostal 202
Maturação 191
Maxila
  anestesia 123
Máxima intercuspidação
  habitual 148
Meato 11
Mecanismo de formação
  óssea 191
Mediano 5
Medidas relativas de polegadas do paciente 238
Mediolíneo 3
Membrana
  mucosa da bochecha 54
  receptora 81
Mento 219
Mentoniano 172
Mepivacaína 133
Meridiano 237
  da bexiga 249
  da circulação-sexo ou
    pericárdio 252
  da vesícula biliar 255
  do baço-pâncreas 242
  do coração 246
  do estômago 241
  do fígado 256
  do intestino delgado 248
  do intestino grosso 239
  do pulmão 238
  do rim 250
  do triplo aquecedor 254
Mesencéfalo 84
Mesiolingual 169
Mesiovestibular 168, 169
Metameria 6
Método
  de pontuação de Demir-
    jian 180
  longitudinal 195
  de estudo de crescimento
    ósseo 196
Migrânea 142
Miofibrila 33
Modelo digitalizado do crânio 183
Modelos em articulador
  semiajustável 158

Molares 162
Movimento(s)
  de abertura bucal 50
  de Bennett 51
  habituais de fala e masti-
    gação 51
  mandibulares 50
Mucosa alveolar do vestíbulo
  55
Musculatura
  lisa 33
  mímica 92
Músculo(s)
  abaixadores da mandíbula
    51
  auxiliares da mastigação
    91
  bucinador 54
  condroglosso 61
  da língua 60
  da mímica 40
  digástrico 38
  do epicrânio 43
  elevadores da mandíbula
    51
  esterno-hióideo 39
  esternotireóideo 39
  estiloglosso 38, 61
  estilo-hióideo 38, 39, 50
  estriado cardíaco 34
  estriado esquelético 33
  faciais 39
  genioglosso 61
  gênio-hióideo 38
  hioglosso 61
  infra-hióideos 39, 50, 51
  inframandibulares 38
  levantadores da mandíbu-
    la 91, 92
  levantador do lábio supe-
    rior e da asa do nariz
    40
  liso 34
  longitudinal inferior 60
  longitudinal superior 59,
    60
  masseter 34
  mastigatório 34
  mentual 42
  milo-hióideo 39
  nasal 42

omo-hióideo 39
orbicular
  da boca 42
  do olho 42
palatoglosso 58, 61
prócero 42
pterigóideo 51
  lateral 37, 51
  medial 36
risório 40
supra-hióideos 38
temporal 36
tireo-hióideo 39
transverso da língua 61
vertical da língua 60
zigomático 40

N
Násio 172
Nasoespinal 172
Necrose pulpar 164
Nervo(s)
  alveolar inferior 98
  anestesia 125
  auriculotemporal 49
  facial 92
    parte motora branquial
      91
    partes motora visceral,
      aferente geral e afe-
      rente especial 98
  glossofaríngeo 92
    parte motora branquial
      92
    partes motora visceral,
      aferente geral e afe-
      rente especial 99
  hipoglosso 95
  lacrimal 96
  laríngeo 95
  lingual 98
  mandibular 91, 98
  massetérico 91
  maxilar 97
  mentual 98
  milo-hióideo 91, 98
  nasal 96
  nasociliar 96
  petroso 98
  pterigóideo
  palatinos 97

supraorbital 95
supratroclear 95
trigêmeo 161
   divisão 96
   núcleo motor 90
   parte motora branquial 90
   parte sensitiva 95
vago
   partes motora visceral, aferente geral e aferente especial 100
Neuralgia
   do trigêmeo 143
   pós-herpética 143
Neurocrânio 11
Neurônios 81
   pseudounipolar 82
   bipolares 82
   pseudounipolares 161
Nociceptores 161
Nodo linfático jugulodigástrico 80
Nutrição 195

O
Obélio 172
Oclusão 157
   bilateral balanceada 149
   em relação cêntrica 148
   lingualizada 149
   mutuamente protegida 149
Odontoblástica 161
Odontologia Legal 171
Odontopediatria 126, 128
Ófrio 172
Orbital 182
Organização
   celular 8
   morfológica 8
Órgão dental 160
Ossificação
   do esqueleto 10
   endocondral 10, 191
   intramembranosa 10, 192
   mista 192
Osso(s) 174
   descrição morfológica 19
   alveolar 161
   cranianos 12

do neurocrânio 19
do viscerocrânio 19
endocondral 191
esfenoide 13, 22
   com maxila 13
etmoide 14, 23
frontal 20
hioide 29, 51, 68
lacrimal 24
mandíbula 14, 28
maxila 14, 25
nasal 25
occipital 13, 20
palatino 14, 25, 58
parietal 21
temporal 13, 21
vômer 24
zigomático 25
Osteoartrite 141
Osteoblastos 8
Osteócito 8
Osteoclastos 9
Osteogênese 191
Osteoide 10
Osteometria
   dinâmica 197
   estática 197
Osteotomia 230
Óstio 11
Overdentures 149

P
Palato
   desenvolvimento e formação 212
   duro 58
   mole 58
Paquimeria 6
Parafunções 156
Parede(s) 162
   cervical 163
   distal 162
   incisal 162
   lingual 162
   mesial 162
   oclusal 162
   vestibular 162
Perda dos dentes 214
Perfuração da membrana sinusal 224
Pericoronarite 145

Periodontal 166
Periodontia 131
Periósteo 10
Pigmentação dentinária 164
Pilar
   canino 30
   pterigoide 30
   zigomático 30
Plano
   anterior ou ventral 3
   cranial ou superior 3
   de delimitação 3, 4
   de secção 3
   frontal ou coronal 4
   laterais 3
   podálico ou inferior 3
   posterior ou dorsal 3
   sagital mediano 3
   transversal 3
Plataforma oclusal 156
Poliartrite sistêmica 141
Polígono de Willis 74
Politraumatizados 111
Polpa dentária 160, 161
Ponte 84
Pontos craniométricos 171
Pontos de acupuntura 237
   aparelhos elétricos para localização dos pontos 238
   aspectos anatômicos e histológicos 238
   importância na odontologia 238
   métodos de localização 237
   referência anatômica 237
Pório 173
Pós-aural 182
Posição
   anatômica 2
   e direção do corpo humano 4
Posicionamento mesiodistalizado da agulha anestésica 130
Pré-aural 182
Prega
   pterigomandibular 49
   sublingual 59
Pré-maxila 212

Pré-molares 162
Pré-molarização 151
Preparo
   biomecânico 166
   cavitário 162
Pressão 162
Prilocaína 133
Primeira dentição 56
Primeiro
   molar inferior 169
   molar superior 168
   pré-molar inferior 169
   pré-molar superior 168
Princípio do "V" 203
Processo
   alveolar 53, 212
   condilar da mandíbula 45
   inflamatório 162
   maxilar
      desenvolvimento e formação 212
      palatino da maxila 58, 213
         retroarticular 45
   zigomático da maxila 212
Projeção posteroanterior de Waters 114
Pró-nasal 182
Proporção entre crânio e face 204
Propriocepção 162
Próstio 172
Prótese 132, 151
   com cantilévers 152
   totais convencionais 149
   unitárias 153
Protrusão
   da língua 61
   mandibular 48
Ptério 172
Pulpite 162

Q
Queiloscopia 186

R
Radiografia
   carpal 198
   cefalométrica lateral 114
   de Hirtz 118
   lateral de crânio 116
   oclusal total de maxila e da mandíbula 105
   panorâmica 112, 115
   periapical 104, 105
      com canal mentoniano identificado 112
      com identificação das paredes laterais do canal incisivo 107
      da região de incisivos superiores 109
      da região de molar 103
      de caninos superiores 106
      de incisivos e pré-molares inferiores 108
      de incisivos superiores 106
      de molares inferiores 109
      de pré-molares e molares superiores 107, 108
   posteroanterior
      de crânio 114, 116
      de Waters 117
   transcraniana na posição de boca fechada 118
Raiz 170
   distovestibular 168
   palatina 168
Ramo(s)
   da mandíbula 91
   faríngeo 72
   glandulares 69
   meníngeo acessório 70
   tonsilar 69
Reabilitações implantossuportadas 151
Reabsorção alveolar 214
Recolocação 194
   de área 202
Reconstrução
   facial forense 173, 181
   multiplanar panorâmica 113
   tridimensional 113
      em tomografia computadorizada de feixe cônico de mandíbula 110
   volumétrica tridimensional 121
Redução oclusal 151
Região
   encefálica 75
   nasal 213
Relação
   cêntrica 148
      entre os arcos dentais 158
      maxilomandibular dinâmica 149
      estática 148
Remodelação 194
Resina acrílica 156
Resposta inflamatória 144
Rima bucal 53
Rínio 172
Rugas palatinas 185
Rugoscopia 185

S
Segundo
   molar inferior 170
   molar superior 168
   pré-molar inferior 169
   pré-molar superior 168
Seio(s)
   carotídeo 67
   maxilar 18, 105, 221
      anatomia 222
      desenvolvimento 223
      projeções 225
      variações anatômicas 225
   da abóbada craniana 75
   da base 75
   da dura-máter 75
   doenças associadas 18
   frontais 18
   maxilar 185
   paranasais 17, 213, 221
Sensibilidade
   da laringe 100
   de dor e temperatura 99
   dolorosa 135
      orofacial 137
   geral das pregas vocais 100
   gustatória 99
Septo

da língua 60
inter-radicular 168
Sincondrose 207
    da base do crânio 207
Síndromes
    da ardência bucal 144
    dolorosas de origem dental 144
Sínfise 219
Sinóvia 44, 48
Sinovite 141
Sinusite 18, 226
Sinusopatias 226
Sistema
    de canais radiculares 162, 165
    estomatognático 90
    nervoso
        autônomo 88
        central 82
        divisões funcionais 88
        periférico 87
        somático 88
    trigeminal 138
    venoso vertebral 76
Soalho da câmara coronária 163
Sobreposição de imagens 105
Sub-aural 182
Subnasal 182
Sulco 11
Superposição com ideias de individualidade 196
Suporte periodontal 150
Supra-aural 182
Suturas 12, 200
    palatina mediana 213
    palatina transversa 213
    sagital 12

T
Tabela de mineralização em relação à idade 180
Tálamo 85
Tamanho da família e ordem de nascimento 195
Tato 162
Tecidos retrodiscais 46
Técnicas
    de aproximação facial 182
    extrabucais mais utilizadas 114
Telerradiografia 197
Temperatura 162
Tendências seculares 195
Teorias de crescimento 200
Terceiro molar
    incluso 111
    inferior 170
    superior 169
Terço médio do lábio superior 54
Terminações nervosas livres 161
Terminal pré-sináptico 81
Terminologia anatômica 1
Termos de posição e direção 5
Tomografia computadorizada
    de feixe cônico 117, 119
    da maxila 108
Tonsila palatina 58
Trágio 182
Trajetória
    alveolar 31
    basilar 31
    mentual 31
    temporal 32
Traumas 164
Traumatismos 232
Trichion 182
Trígono
    retromolar 125, 219
    vagal 100
Trismo 111
Tronco encefálico 84, 86
Tubérculo
    articular anterior 45
    articular posterior 45
    ou eminência 11
Tuberosidade
    maxilar 212
    óssea 11
Túbulos dentinários 162, 164

U
Úvula palatina 58

V
Variação anatômica 2
Variáveis que atuam sobre o crescimento 195
Vasos linfáticos 80
Veias
    da face 76
    diploicas 76
    emissárias 76
    encefálicas 76
    meníngeas 76
Ventral ou anterior 5
Vértex 182
Vestíbulo bucal 53, 55
Viscerocrânio 11
Vistas do crânio 12
Volume do dente em relação à polpa 180

Y
Y invertido de Ennis 105

Z
Zígio 182
Zona citoplasmática 9
Zonas
    de maior resistência
        na mandíbula 31
        na maxila 30
    de menor resistência
        na mandíbula 32
        na maxila 30